U0642512

病原生物与免疫

BINGYUAN SHENGWU YU MIANYI

主　编　熊　操　范双莉

副主编　闫文超　马兴梅　王　丹

　　　　万从碧

编　者（排名不分先后）

　　　　王　强　任振蘂　李　静

　　　　肖述稳　张梦思　赵　玮

中南大学出版社
www.csupress.com.cn
·长沙·

图书在版编目（CIP）数据

病原生物与免疫 / 熊操，范双莉主编． — 长沙：
中南大学出版社，2019.9
ISBN 978-7-5487-3751-3

Ⅰ.①病… Ⅱ.①熊… ②范… Ⅲ.①病原微生物—
高等职业教育—教材 ②医学—免疫学—高等职业教育—教
材 Ⅳ.① R37 ② R392

中国版本图书馆 CIP 数据核字（2019）第 204336 号

病原生物与免疫

熊　操　范双莉　主编

□责任编辑　谢新元
□责任印制　易红卫
□出版发行　中南大学出版社
　　　　　　社址：长沙市麓山南路　　　　邮编：410083
　　　　　　发行科电话：0731-88876770　　传真：0731-88710482
□印　　装　定州启航印刷有限公司

□开　　本　787×1092　1/16　□印张 16.5　□字数 377 千字
□版　　次　2019 年 9 月第 1 版　□ 2019 年 9 月第 1 次印刷
□书　　号　ISBN 978-7-5487-3751-3
□定　　价　48.00 元

前言

本教材的编写坚持"三基五性""必需，够用"的原则，满足护理类专业教育的人才培养标准和技术技能要求，体现护理教育的特色，符合国家大健康产业发展的需求。本书编写结合全体编者的教学体会，编写团队对内容及编排顺序等进行了反复的论证，以期能为护士执业所必需的医学理论知识和护理技术技能奠定必备的病原生物与免疫学基础。

本教材共分三篇，第一篇为免疫学基础，第二篇为病原微生物学基础，第三篇为人体寄生虫学基础，包含绪论和二十六章内容。其中绪论、第六、十三、二十二章由熊操编写，第一、十四、十七章和第十章第四节由闫文超编写，第二、十二、二十四章由马兴梅编写，第三、九、十六章由王丹编写，第四、二十、二十一章和第十章第一、二、三节由范双莉编写，第五、十五、十九章由万从碧编写，第七章由王强编写，第八、二十六章由任振巍编写，第十一、十八章由李静编写，第二十三、二十五章由赵玮编写。

本教材坚持"系统性、科学性、先进性"的同时，注重"启发性与适用性"相结合，由浅入深、循序渐进进行编排。同时邀请疾控中心医生和医院主任护师参与编写和审核，使教材的内容更接近临床应用，更加适合病原生物与免疫课程教学，较常规教材有以下变化：①案例导学，强化知识的临床应用；②简化内容，删减了护理专业应用较少的有关内容，如超抗原、免疫球蛋白血清型等内容；③在微生物学检查内容的编排上，注重标本采集与送检，突出学生的知识运用，体现护理学专业的特色；④配备学习检测，帮助巩固所学知识；⑤知识拓展内容丰富，扫二维码即可获得图文并茂的拓展知识，满足不同层次读者的学习需求。

在教材编写过程中，我们参考、借鉴了相关教材的成果，得到了各参编单位领导和同仁以及许多专家、学者和朋友们的大力支持，在此对他们表示崇高的敬意和衷心的感谢！

由于编者的水平有限，加上时间仓促，以及病原生物与免疫学理论应用技术等发展日新月异，错漏之处在所难免，恳请广大师生和专家批评指正。

熊操　范双莉

目录

绪论　1

　　第一节　病原生物学与免疫学概述　2

　　第二节　微生物与人类的关系　3

　　第三节　病原生物学与免疫学的发展与展望　3

第一篇　免疫学基础

第一章　抗原　6

　　第一节　抗原的特性和分类　7

　　第二节　决定抗原免疫原性的条件　8

　　第三节　抗原的特异性与交叉反应　9

　　第四节　医学上重要的抗原物质　10

第二章　免疫球蛋白　14

　　第一节　免疫球蛋白的结构　15

　　第二节　抗体的生物学活性　17

　　第三节　五类免疫球蛋白的特性和功能　18

第三章　补体系统　21

　　第一节　补体系统的组成与性质　22

　　第二节　补体系统的激活与调节　23

　　第三节　补体系统的生物学功能　28

第四章　主要组织相容性复合体　30
　　第一节　MHC 与 HLA 复合体及产物　31
　　第二节　HLA 分子　32

第五章　免疫系统　36
　　第一节　免疫器官　37
　　第二节　免疫细胞　38
　　第三节　免疫分子　41

第六章　免疫应答　44
　　第一节　免疫应答概述　45
　　第二节　B 细胞介导的体液免疫应答　46
　　第三节　T 细胞介导的细胞免疫应答　49

第七章　超敏反应　52
　　第一节　Ⅰ型超敏反应　53
　　第二节　Ⅱ型超敏反应　56
　　第三节　Ⅲ型超敏反应　58
　　第四节　Ⅳ型超敏反应　60

第八章　免疫缺陷病和自身免疫病　63
　　第一节　免疫缺陷病　64
　　第二节　自身免疫性疾病　67

第九章　免疫学应用　70
　　第一节　免疫学诊断　71
　　第二节　免疫学防治　75

第二篇　病原微生物

第十章　细菌的基本特性　79
　　第一节　细菌的形态与结构　80

第二节　细菌的生理　87

第三节　细菌的遗传与变异　94

第四节　细菌的分布与消毒灭菌　96

第十一章　细菌的感染与免疫　104

第一节　细菌的致病性　105

第二节　机体的抗菌免疫　107

第三节　感染的来源与类型　109

第四节　医院感染　110

第十二章　球菌　112

第一节　葡萄球菌属　113

第二节　链球菌属　115

第三节　肺炎链球菌　117

第四节　奈瑟菌属　118

第十三章　肠道杆菌　121

第一节　肠道杆菌的共同特点　122

第二节　埃希菌属　123

第三节　志贺菌属　124

第四节　沙门菌属　126

第十四章　厌氧性细菌　130

第一节　厌氧芽胞梭菌　131

第二节　无芽胞厌氧菌　135

第十五章　其他常见病原菌　139

第一节　结核分枝杆菌　140

第二节　动物源性细菌　142

第三节　其他细菌　144

第十六章　其他原核细胞型微生物　147

第一节　螺旋体　148

第二节 立克次体 151

第三节 衣原体 154

第四节 支原体 156

第五节 放线菌 158

第十七章 真菌 159

第一节 真菌概述 160

第二节 主要病原性真菌 163

第十八章 病毒学概论 167

第一节 病毒的基本性状 168

第二节 病毒的感染与免疫 172

第三节 病毒感染的检查方法与防治原则 174

第十九章 呼吸道病毒 177

第一节 流行性感冒病毒 178

第二节 麻疹病毒 180

第三节 其他呼吸道病毒 181

第二十章 肠道病毒 183

第一节 脊髓灰质炎病毒 184

第二节 急性胃肠炎病毒 186

第三节 其他肠道病毒 187

第二十一章 肝炎病毒 189

第一节 甲型肝炎病毒 190

第二节 乙型肝炎病毒 191

第三节 丙型肝炎病毒 197

第四节 其他肝炎病毒 198

第二十二章 其他常见病毒 201

第一节 人类免疫缺陷病毒 202

第二节 虫媒病毒 207

第三节 疱疹病毒 210

第四节 狂犬病病毒 212

第三篇　人体寄生虫学基础

第二十三章　人体寄生虫学概述 215

第二十四章　医学蠕虫 221

第一节 线虫纲 222

第二节 吸虫纲 228

第三节 绦虫纲 231

第二十五章　医学原虫 237

第一节 孢子虫纲 238

第二节 根足虫纲 240

第三节 鞭毛虫纲 242

第二十六章　医学节肢动物 247

第一节 医学节肢动物概述 248

第二节 常见医学节肢动物 250

参考文献 253

绪论

学习目标

1. 掌握微生物与病原微生物的概念及三类微生物的主要特点。

2. 熟悉病原生物学与免疫学的发展过程。

3. 了解病原生物学与免疫学在维护人类健康状态中的重要地位。

学习导入

患儿，男，6岁，14天前被狗咬伤，咬伤部位位于右小腿和右眼。于被咬当日、第3日、第7日接种3次狂犬病疫苗。昨日出现发热、畏光、咽部不适，进入医院后病情加重，出现呕吐粉红色泡沫痰，心率下降、呼吸暂停，直至心跳呼吸停止，抢救无效死亡。

思考

1. 该患儿死亡是因为什么疾病？引起该病的物质基础是什么？

2. 被狗咬伤后应该如何处理？基于什么医学原理？

大千世界，万物生存，微生物是其中的重要成员，从远古到今天，在人类存在的漫长历程中，微生物始终伴随着人类。人类生活在这个大千世界中，经常受到微生物及其他外界不良异物的刺激和干扰，同时自身也在不断产生"垃圾"，在这样"内忧外患"的环境中，机体免疫系统的存在、免疫功能的发挥，保证了机体在复杂多变的内外环境中保持生理平衡状态，维持身体健康。

■ 第一节　病原生物学与免疫学概述

一、微生物

在自然界的生物中，除了动物和植物以外，凡是个体微小、结构简单、肉眼看不见，必须借助光学显微镜或电子显微镜放大至数百倍甚至上万倍才能观察到的微小生物，统称为微生物（microorganism）。微生物的种类繁多，按其结构、组成，可分为三大类。

1.非细胞型微生物（acellular microorganism）　这类微生物的体积最小，能通过滤菌器，无完整的细胞结构与酶系统，只能在活细胞内增殖，且只含单一核酸（DNA或RNA），如病毒。

2.原核细胞型微生物（prokaryotic microorganism）　仅有原始细胞核，无核膜、无核仁，缺乏完整的细胞器。如细菌、支原体、衣原体、立克次体、螺旋体、放线菌等。

3.真核细胞型微生物（eukaryotic microorganism）　细胞核分化程度高，有核膜与核仁，细胞器完整。如真菌。

二、病原生物学

病原生物学（pathogenetic biology）是生命科学的一个重要分支，是医学微生物学与人体寄生虫学的总称。它是研究与人类疾病有关的微生物与寄生虫的生物学特性、致病性、生命活动规律及其与人体相互作用关系的一门科学。

三、免疫与医学免疫学

1.免疫（immune）　源于拉丁文，中文直译为免除瘟疫或免除传染病之意。随着生物科学技术的深入研究，人们发现免疫不仅仅与传染病有关，许多非传染性疾病如类风湿、青霉素过敏性休克等也与免疫有关。因此，现代免疫学认为免疫是机体识别并清除各种异物，维持机体生理平衡与稳定的一种功能。

2.免疫学（immunology）　是一门新兴的生物科学。20世纪50年代以前，它以研究抗感染免疫为主，长期隶属于医学微生物学，直到60年代以后才从医学微生物学中分离出来，形成一门独立的学科。它是研究机体免疫系统的组织结构与生理功能，及其在疾病预防、诊断与治疗过程中应用的一门基础科学。

■ 第二节　微生物与人类的关系

在自然界中，微生物种类多、数量大、分布广。如在泥土、水、空气、人和动植物的体表及人和动物与外界相通的呼吸道、消化道等腔道中均有微生物的存在。这些微生物大多数对人和动、植物是有益的，而且是必须的。仅有少数微生物能引起人和动、植物的病害，称为病原微生物（pathogenic microbes）。

一、参与物质循环

自然界中，许多物质的循环要靠微生物的作用来完成。如土壤中的微生物能将死亡动物、植物的尸体、残骸以及人、畜排泄物中的有机氮化物转化为无机物，以供植物的生长需要，而植物又为人类和动物所食用。空气及环境中大量的游离氮，只有依靠固氮菌等微生物的作用后才能被植物吸收利用。从而，组成了生态体系中的食物链，净化了自然界。这是维持生态平衡及环境稳定不可缺少的重要环节。因此，没有微生物，植物就不能生长，人和动物也无法生存。

二、应用广泛

在工业方面，利用微生物发酵工程进行食品加工、酿酒、制醋、工业制革、石油勘探、废物处理等。在农业方面，利用微生物生产细菌肥料、转基因农作物、植物生长激素、生物杀虫剂。

基因工程是20世纪70年代初期在分子遗传学和分子生物学基础上发展起来的一项新兴技术。它的诞生标志着生命科学的飞跃，把生命科学推入新的、更高的阶段。1973年，Cohen等在细菌质粒研究中，将抗四环素质粒、抗新霉素质粒和抗磺胺质粒的DNA在体外重组连接成一个新质粒，然后转化大肠杆菌，成功地实现了抗药性在细菌间的转移，创立了基因工程的模式。目前，通过基因工程已能生产生长激素、尿激酶、干扰素、胰岛素和多种疫苗。

■ 第三节　病原生物学与免疫学的发展与展望

一、经验时期

病原生物学与免疫学是人类与传染病长期斗争过程中逐步发展起来的一门科学。11世纪时，北宋末年刘真人就有肺痨由虫引起之说。14～15世纪时，意大利Fracastoro认为传染病的传播有直接、间接和通过空气等几种途径传播。我国早在宋朝（公元11世纪）已有吸入天花痂粉预防天花之说。1787年英国乡村医生琴纳（Edward Jenner）观察到挤奶女工感染牛痘后不易得天花的事实，通过对牛痘疫苗人体的长期实验，确证接种牛痘疫苗后可以预防天花，并对人体无害。为人来传染病的预防开创了人工免疫的先河。

1676年荷兰商人吕文虎克（Antony Van Leeuwenhoek）首先制造出能放大40～270倍的原始显微镜，第一次从污水、牙垢中观察并记录了各种形态的微生物，从客观上证实了微生物在自然界的存在。

二、科学实验时期

从19世纪中叶至20世纪中叶，形成了以生物科学实验为基础，以发现新病原生物为导向，以研究免疫的基本原理与实验技术为突破口，以研制开发抗生素为目标，从而将医学免疫学与病原生物学推向一个科学实验时期。

（一）微生物学的主要成就

1.固体培养基的发明　1875年德国科学家郭赫（Robert Koch）创立了固体培养基，使细菌的纯培养获得成功，解决了从环境或患者排泄物等标本中分离病原体的难题。

2.抗生素的发现与应用　1929年英国细菌学家弗莱明（Alexander Fleming）首先发现污染的青霉菌能抑制固体培养基上金黄色葡萄球菌的生长。1940年，弗诺（Howard Florey）和切恩（Ernst Chain）经过提纯，首次研制出青霉素G注射液并应用于临床。

3.病毒的发现　1892年俄国学者伊凡诺夫斯基（Dmitri Ivanowski）第一个发现了烟草花叶病毒，并证实烟草花叶汁通过细菌滤器后仍保留传染性。

（二）免疫学的主要成就

1.减毒疫苗的发现　1881年法国科学家巴斯德（Louis Pasteur）应用高温培养法获得炭疽杆菌的减毒株，从而制备了炭疽菌苗。随后他又制备出狂犬病疫苗。

2.抗毒素的发现　1890年德国学者贝林格（Emil Von Behring）和日本学者北里在郭霍研究所应用白喉外毒素给动物免疫，发现在其血清中有一种能中和外毒素的物质，称为抗毒素（antitoxin）。他将这种免疫血清转移给正常动物，发现也有中和外毒素的作用。1891年贝林格和克塞特（Kitasato）应用来自动物的免疫血清成功地治疗了1例白喉患儿。

3.克隆选择学说提出　1957年澳大利亚免疫学家波里特（Burnet）以生物学及分子遗传学为基础，全面总结了免疫学的成就，在欧里克（Ehrlich）侧链学说和杰恩（Jerne）自然选择（natural selection）学说的基础上，提出了克隆选择（clonal selection）学说。

三、现代时期

随着分子生物学、分子遗传学的进展，以及电子显微镜技术、基因技术等高科技研究方法的应用，20世纪60年代以来，免疫学和病原生物学被推向飞速发展的阶段，近60年来免疫学领域硕果累累。例如，大量的新病原体被发现，如幽门螺杆菌、肝炎病毒、人类免疫缺陷病毒等的发现；对免疫细胞表面分子研究日益深入；揭示了主要组织相容性复合体及其产物在免疫调节、抗原提呈中的作用；抗原识别受体的多样性产生的机制；从分子水平阐明信号转导通路、信号类型和细胞因子对细胞增殖与分化的作用及效应机制；程序性细胞死亡途径的发现；免疫球蛋白基因结构及重排规律；单克隆抗体的制备及各种标记技术于医学研究中的广泛应用；基因工程应用在免疫领域而制备出来的DNA疫苗重组细胞因子、免疫细胞治疗及完全人源化抗体已开始应用于临床。在21世纪中免疫学对医学、生命科学的发展必将作出更大的贡献。

学习检测

一、选择题

1. 微生物是一类体形细小结构简单（　　　）。

A. 肉眼看不见的多细胞生物

B. 必须用光学显微镜才能见到的微小生物

C. 必须用电子显微镜才能见到的微小生物

D. 对人体有致病作用的微小生物

E. 是自然界中用肉眼不能直接看见的微小生物

2. 非细胞型微生物是（　　　）。

A. 衣原体 　　　　　　　　　　B. 立克次体

C. 病毒 　　　　　　　　　　　D. 放线菌

E. 支原体

3. 发现病毒的人是（　　　）。

A. 吕文虎克 　　　　　　　　　B. 伊凡诺夫斯基

C. 巴斯德 　　　　　　　　　　D. 梅契尼可夫

E. 琴纳

二、简答题

微生物按结构可将其为哪几类？各有何特点？

第一篇　免疫学基础

第一章
抗原

学习目标

1. 掌握抗原的概念和抗原的两个基本性质。掌握决定抗原免疫原性的因素和抗原特异性的决定因素。

2. 熟悉抗原的种类及医学上重要的抗原物质。

3. 了解佐剂的概念及应用。

学习导入

患者，男，14岁，几周前患上呼吸道感染，经治疗后痊愈。近几日出现晨起双眼睑及下肢水肿，尿量减少，尿液色呈洗肉水样等症状。经检查患者血压 142/100mmHg，眼睑水肿，双下肢凹陷性水肿，尿蛋白强阳性（+++）。肉眼血尿。血清抗 O 试验（ASO）滴度高。临床诊断为链球菌感染引发的急性肾小球肾炎。

思考

上呼吸道感染的链球菌，是怎么引起肾脏病变的？

抗原（antigen，Ag）是指能刺激机体产生免疫应答，并能与免疫应答产物（抗体或效应淋巴细胞）发生特异性结合的物质，如细菌、病毒等。特异性免疫应答必须在抗原的刺激下才能发生，抗原是特异性免疫应答的启动因素。

■ 第一节　抗原的特性和分类

一、抗原的特性

抗原一般具备两个重要特性：一是免疫原性，即抗原刺激机体产生免疫应答，诱导机体产生抗体或致敏淋巴细胞的能力；二是免疫反应性，即抗原能与其所诱生的抗体或致敏淋巴细胞发生特异性结合的能力。

二、抗原的分类

（一）根据抗原的基本性质分类

1.完全抗原（complete antigen）　同时具有免疫原性和免疫反应性的物质称为完全抗原。如微生物、异种血清等。

2.不完全抗原（incomplete antigen）　仅具备免疫反应性而不具备免疫原性的物质，称为不完全抗原，又称半抗原（hapten）。如大多数多糖、类脂和某些相对分子质量小的药物。半抗原若与大分子蛋白质或非抗原性的多聚赖氨酸等载体（carrier）交联或结合也可成为完全抗原。

（二）根据诱生抗体时是否需要 T 细胞辅助分类

1.胸腺依赖性抗原（thymus dependent antigen，TD-Ag）　此类抗原刺激B细胞产生抗体时依赖T细胞的辅助，故又称T细胞依赖性抗原。绝大多数天然抗原及蛋白质抗原，如病原微生物、血细胞、血清蛋白等均属 TD-Ag。它们既能引起体液免疫应答（主要产生 IgG 类抗体），也能引起细胞免疫应答和回忆反应。

2.胸腺非依赖性抗原（thymus independent antigen，TI-Ag）　与 TD-Ag不同，该类抗原刺激机体产生抗体时无需T细胞辅助，故又称T细胞非依赖性抗原。它们只能引起体液免疫应答（只产生 IgM 类抗体），不能引起细胞免疫应答和回忆反应。

（三）根据抗原与机体的亲缘关系分类

1.异嗜性抗原（heterophilic antigen）　与种属无关，存在于人、动物及微生物之间的共同抗原。异嗜性抗原最初是由 Forssman 发现的，故又名 Forssman 抗原。

2.异种抗原（heterogenetic antigen）　是指来自于另一物种的抗原性物质，如病原微生物及其产物、植物蛋白、异种动物血清及异种器官移植物等。

3.同种异型抗原（allogenic antigen）　是指同一种属不同个体间所存在的抗原。常见的有人类个体间不同的血型抗原和主要组织相容性抗原。

4.自身抗原（autoantigen） 是指能引起自身免疫应答的自身组织成分，包括修饰的自身抗原和隐蔽的自身抗原。此类抗原往往是引起自身免疫病的因素。

■ 第二节 决定抗原免疫原性的条件

一、异物性

异物性是决定抗原分子免疫原性的首要条件。异物即"非己"物质，异物性是指与自身正常组织成分有差异或胚胎期与免疫活性细胞未接触过的物质。通常抗原来源与宿主种系关系越远，免疫原性越强；反之，免疫原性越弱。异物性物质通常可分为以下三类：①异种物质，如细菌、病毒、异种动物血清等。②同种异体物质，如人类红细胞表面血型抗原（ABO、Rh血型抗原），组织相容性抗原（HLA）等。③改变的自身成分及隐蔽的自身成分的释放，如在感染、电离辐射及药物等多种因素的作用下自身正常组织结构发生改变，以及隐蔽的自身成分（如甲状腺球蛋白、眼晶状体蛋白、精子等）释放入血都可成为自身抗原。

二、一定的理化性状

（一）分子的大小

理想的抗原，其分子量在10000D以上，低于4000D者一般不具有免疫原性。相对分子质量越大的物质免疫原性越强。

（二）化学性质

天然抗原大多数都是大分子有机物。蛋白质一般是良好的抗原，糖蛋白、脂蛋白、脂多糖等都具有免疫原性，而脂类和核酸分子一般没有免疫原性，不能诱导免疫应答。

（三）化学组成和结构

免疫原性强的抗原不仅分子量大，而且具有一定的化学组成和结构。在分子量相当的有机物中，蛋白质的免疫原性最强。大分子蛋白质免疫原性的强弱取决于氨基酸的组成及蛋白质的空间结构，含有大量芳香族氨基酸尤其含有酪氨酸的蛋白质，其免疫原性明显高于非芳香族氨基酸为主的蛋白质。从结构上看，结构越复杂，其免疫原性越强。

（四）分子构象与易接近性

分子构象与易接近性是指抗原中特殊化学基团的三维结构是否与免疫细胞表面的抗原受体相吻合，两者之间相互接触的难易程度。例如抗原基团分布在表面时，易于免疫细胞抗原受体结合，则免疫原性强；若在分子内部，则不表现免疫原性。如果将抗原分子构型改变，那么抗原的免疫原性就会减弱或消失。

机体对抗原的免疫应答的能力是受基因控制的。不同种类、同种不同个体对同一抗原产生应答的程度不同。宿主的年龄和健康状态也影响机体对抗原应答的强弱。

此外，决定抗原的免疫原性的因素还与抗原进入体内的途径、剂量及是否应用佐剂等有关。

■ 第三节　抗原的特异性与交叉反应

一、抗原的特异性

抗原的特异性是指抗原刺激机体产生免疫应答及其与免疫应答产物发生反应所显示的专一性，即某一特定抗原只能刺激机体产生相应的抗体或致敏淋巴细胞，且仅能与该抗体或淋巴细胞结合。抗原的特异性表现在两个方面：一是免疫原性的特异性，二是免疫反应性的特异性。前者是指某一抗原只能刺激机体产生针对该抗原的特异性抗体和（或）致敏淋巴细胞，后者是指某一特定抗原只能与其相应的抗体和（或）致敏淋巴细胞结合而发生反应。

决定抗原特异性的基础是存在于抗原分子中的表位（抗原决定簇）。抗原的特异性是免疫应答中最重要的特点，也是免疫学诊断和免疫学防治的理论依据。

抗原分子中决定抗原特异性的特殊化学基团称为表位，又称抗原决定基或抗原决定簇。它是与TCR/BCR及抗体特异性结合的基本结构单位，一般由5～8个氨基酸、单糖或核苷酸残基组成。一种抗原决定簇只能刺激机体产生一种相应的抗体或致敏淋巴细胞。一个抗原分子上能与相应抗体分子结合的抗原决定簇的总数称为抗原结合价。一个半抗原相当于一个抗原表位，仅能与抗体分子的一个结合部位结合。能与抗体分子结合的抗原表位的总数称为抗原结合价。天然抗原一般是大分子，由多种、多个表位组成，是多价抗原，可与多个抗体分子结合。抗原的特异性是由抗原决定簇的性质、数目、位置和空间构象决定的。

二、抗原的交叉反应

大多数天然抗原表面都带有多种抗原决定簇，每种抗原决定簇都能刺激机体产生一种特异性抗体，因此复杂抗原能使机体产生多种特异性抗体。某些抗原不仅可与其诱生的抗体或致敏淋巴细胞反应，还可与其他抗原诱生的抗体或致敏淋巴细胞反应，其原因是在这些抗原分子中常带有多种抗原表位，我们把两种不同的抗原之间含有的相同或相似的抗原表位，称为共同抗原（common antigen）。存在于同一种属生物之间的共同抗原称为类属抗原，而存在于不同种属生物之间的抗原称为异嗜性抗原。抗体或致敏淋巴细胞对具有相同和相似表位的不同抗原发生的反应，称为交叉反应（cross-reaction）。

第四节 医学上重要的抗原物质

一、病原微生物及其代谢产物

病原微生物的结构虽然简单，但其化学组成却相当复杂，都是由多种成分组成的抗原复合体，具有较强的免疫原性。人体感染病原微生物后，可使机体获得免疫力，因此，用病原微生物制成疫苗作预防注射，可提高人群抗微生物疾病的能力，有效预防并控制传染病的流行。还可根据病原微生物抗原的特异性，用免疫学检测技术鉴定病原体或测定患者血清中的特异性抗体，进行临床相关疾病的诊断。细菌的代谢产物多为良好的抗原，外毒素是蛋白质，毒性很强，免疫原性也很强。外毒素经0.3%～0.4%甲醛处理后失去毒性，但仍保留免疫原性，称为类毒素，可用作预防注射。二者均可刺激机体产生特异性抗体，该抗体能中和毒素，阻止毒素与敏感细胞结合，这种抗体称为抗毒素。临床上常用类毒素作为人工主动免疫的生物制品，利用其刺激机体产生的抗毒素能中和外毒素的毒性作用来预防相应疾病，如用破伤风类毒素预防破伤风，白喉类毒素预防白喉等。

二、异种动物血清

临床常用的各种抗毒素，是将类毒素注射入马、羊等动物体内，然后从动物血清中提取的，故称动物免疫血清。临床上常用抗毒素对相应疾病进行紧急预防或特异性治疗。将这种异种动物来源的抗毒素注射人体用于临床治疗时，具有双重性：一是作为特异性抗体可中和感染者体内相应的外毒素，起到防治疾病的作用；另一方面，作为异种动物蛋白抗原，可刺激机体产生抗马血清抗体，引发某些人的超敏反应，严重者可发生过敏性休克甚至死亡，因此在使用前必须做皮肤过敏试验。

三、异嗜性抗原

异嗜性抗原是存在于不同种属动物、植物和微生物之间的共同抗原，与种属特异性无关。有些病原微生物与人体某些组织细胞之间存在共同抗原，是引起免疫性疾病的原因之一。如A族溶血性链球菌细胞壁成分与肾小球基底膜及心肌组织之间存在共同抗原，故在链球菌感染后，刺激机体产生的抗体可与具有共同抗原的心肌、肾小球基底膜发生交叉反应，导致肾小球肾炎或心肌炎；大肠埃希菌O14型的脂多糖与人结肠黏膜之间存在共同抗原，有可能导致溃疡性结肠炎。临床上还常借助于异嗜性抗原，对某些疾病做出辅助诊断。如变形杆菌某些菌株的菌体抗原与某些立克次体有共同抗原，故常用变形杆菌代替立克次体检测患者血清中的抗体水平，协助诊断立克次体病。

四、同种异型抗原

同一种属不同个体之间所存在的抗原称为同种异型抗原。这是由于遗传基因的差异，导致同一类抗原在同种不同个体之间存在差异。人体主要有红细胞血型抗原和人类主要组织相容性抗原两类同种异型抗原。

1.红细胞血型抗原 包括有ABO血型和Rh血型等40余种抗原系统。ABO血型不合的个体间相互输血，可引起严重的输血反应，因此输血前供血与受血者之间应先配血型。如母亲为Rh阴性，胎儿为Rh阳性，可引起流产或新生儿溶血。

2.人类主要组织相容性抗原 为有核细胞膜上的蛋白抗原，是人体最为复杂的同种异型抗原。除单卵双生者外，不同个体组织中的相容性抗原不完全相同。在组织器官移植时，若供、受者该抗原不同，植入的组织器官则被受者免疫细胞当作异物识别，并予以排斥，因此在器官移植时，为防止过强的移植排斥反应，应进行组织配型。

五、自身抗原

机体对自身组织细胞正常情况下不产生免疫应答，即自身耐受。但是在某些因素影响下，可诱发对自身成分的免疫应答，引起自身免疫性疾病。能诱导机体发生免疫应答的自身物质称为自身抗原。主要有以下三类。

（一）隐蔽的自身抗原

有些自身物质在正常情况下与血液和免疫系统隔绝，从未接触过免疫细胞，如甲状腺球蛋白、眼晶状体蛋白、精子等。当外伤、感染或手术不慎等原因使隐蔽抗原进入血液，则可引起自身免疫性疾病。这类物质称为隐蔽的抗原。例如，甲状腺球蛋白释放入血液，引起变态反应性甲状腺炎；眼葡萄膜色素抗原释放，引起交感性眼炎；精子抗原释放引起男性不育症等。

（二）修饰的自身抗原

正常情况下机体对自身组织细胞是不产生免疫应答的，但是在某些情况下，如病原微生物感染、电离辐射或化学药物等影响下，自身成分的分子结构可发生改变，形成新的抗原表位，成为自身抗原，刺激机体发生自身免疫性疾病。例如，某些药物可使红细胞抗原发生改变，引起自身免疫性溶血性贫血，或引起白细胞抗原结构改变，导致白细胞减少。

（三）自身正常物质

机体对自身组织细胞正常情况下表现为免疫耐受。但若体内免疫细胞异常，不能识别自己与非己，则会对自身正常物质产生免疫应答，引起自身免疫性疾病。

六、肿瘤抗原

肿瘤抗原（tumor antigens）是指细胞在癌变过程中形成的新抗原或过度表达的抗原物质。肿瘤抗原根据其特异性可分为两大类。

（一）肿瘤特异性抗原（tumor specific antigen，TSA）

TSA是肿瘤细胞表面特有的抗原。这种抗原只存在于某些肿瘤细胞表面，而不存在于正常细胞和其他肿瘤细胞表面。理化因素或某些病毒能诱发肿瘤，在肿瘤细胞表面可出现TSA，机体免疫系统能将其识别而发生免疫反应。随着技术的进步，许多肿瘤特异性抗原已被分离鉴定出来。

（二）肿瘤相关性抗原（tumor associated antigen，TAA）

TAA并非肿瘤细胞所特有的抗原，在正常细胞也能微量表达，但在细胞癌变时体内含量明显增多，无严格的特异性，只表现出量的变化，故称为肿瘤相关抗原。TAA分为两类：①与肿瘤有关的病毒抗原。例如，鼻咽癌组织中有EB病毒基因及抗原，宫颈癌细胞内有人类单纯疱疹2型病毒基因及抗原。肿瘤患者血清中常能查到较高滴度的相关病毒抗体。②胚胎性抗原。例如，甲胎蛋白（alphafetoprotein，AFP）原是胎儿肝细胞合成的一种糖蛋白，出生后至成年血清中AFP含量极微。原发性肝癌患者血清中AFP含量多在300 ng/mL以上。虽然孕妇及其他肿瘤患者血清中AFP含量也可增多，但很少超过100 ng/mL。目前，AFP检测试验已广泛用于原发性肝癌的辅助诊断和普查。

【知识拓展】

佐剂

预先或与抗原同时注入体内，可增强机体对该抗原的免疫应答或改变免疫应答类型的非特异性免疫增强性物质，称为佐剂（adjuvant）。

学习检测

一、选择题

1.抗原表面与抗体结合的特殊化学基团称为（　　）。

A.抗原结合价　　　　　　　　B.独特型决定基

C.抗原识别受体　　　　　　　D.抗原决定基

E.以上均不对

2.甲、乙两种物质都能与某一抗体发生结合反应，这两种物质相互称为（　　）。

A.半抗原　　　　　　　　　　B.完全抗原

C.共同抗原　　　　　　　　　D.TD-Ag

E.TI-Ag

3. 兄弟姐妹间进行器官移植引起排斥反应的物质是（　　　）。

A. 自身抗原　　　　　　　　　　B. 同种异型抗原

C. 异种抗原　　　　　　　　　　D. 异嗜性抗原

E. 感染的微生物抗原

4. 接种牛痘疫苗可以预防天花病毒感染，反映了这两种抗原分子的（　　　）。

A. 化学结构复杂　　　　　　　　B. 交叉反应性

C. 分子量大　　　　　　　　　　D. 异种性

E. 特异性

5. 下列哪种自身物质注入自身体内后可引起免疫反应（　　　）。

A. 血小板　　　　　　　　　　　B. 血浆

C. 淋巴细胞　　　　　　　　　　D. 精液

E. 红细胞

6. 人白细胞抗原（HLA）是人类的（　　　）。

A. 同种异型抗原　　　　　　　　B. 异嗜性抗原

C. 自身抗原　　　　　　　　　　D. 肿瘤抗原

E. 佐剂

7. ABO 血型抗原属于（　　　）。

A. 自身抗原　　　　　　　　　　B. 同种异型抗原

C. 异种抗原　　　　　　　　　　D. 肿瘤相关抗原

E. 异嗜性抗原

8. 乙型链球菌与人体肾小球基底膜存在的共同抗原属于（　　　）。

A. 肿瘤相关抗原　　　　　　　　B. 同种异型抗原

C. 自身抗原　　　　　　　　　　D. 异种抗原

E. 异嗜性抗原

二、简答题

医学上重要的抗原有哪些？

第二章
免疫球蛋白

学习目标

1. 掌握免疫球蛋白及抗体的概念、抗体的生物学作用、五类免疫球蛋白的特性与功能。

2. 熟悉免疫球蛋白的结构、功能分区及水解片段。

3. 了解免疫球蛋白的抗原特异性。

学习导入

患者，女，50岁，腰痛6个月余，因近日腰背部及骶髂关节疼痛，行动不便，并常伴有头晕、乏力、心悸等症状入院。体检：面色、口唇苍白，骶髂关节叩击痛、压痛明显，四肢神经反射存在。骨骼X线检查：胸腰椎骨质疏松，髂骨有多个圆形穿凿样缺损，边缘清晰，周围无新骨形成现象。骨髓检查：浆细胞明显增生，形态异常。尿液检查：尿蛋白阳性（正常为阴性），尿本周蛋白阳性（正常为阴性）。实验室检查：血红蛋白60 g/L（正常值110～150 g/L），血清球蛋白84.5 g/L（正常值20～30 g/L），γ球蛋白55.6%（正常值9%～18%），IgG 97 g/L（正常值7.6～16.6 g/L）。

思考

1. 该患者临床诊断应是什么？
2. 简述该疾病的发生机制。

抗体（antibody，Ab）是B淋巴细胞接受抗原刺激后活化、增殖分化为浆细胞，由浆细胞合成和分泌的一类能与相应抗原发生特异性结合的球蛋白。具有抗体活性或者化学结构与抗体相似的球蛋白称为免疫球蛋白（immunoglobulin，Ig）。抗体是生物学功能上的概念，而免疫球蛋白是化学结构上的概念。

【知识拓展】

抗体的发现

1890年德国学者Von Behring和日本学者Kitasato用白喉杆菌外毒素免疫动物，在免疫动物血清中发现能中和白喉外毒素的组分，并称之为抗毒素，这是在血清中发现的第一种抗体，这种含有抗体的血清即免疫血清。

■ 第一节　免疫球蛋白的结构

免疫球蛋白分子是由两条相同的重链（H链）和两条相同的轻链（L链）通过链间二硫键连接，形成对称的Y形四肽链结构。

一、免疫球蛋白的基本结构

所有免疫球蛋白都具有四条多肽链组成的基本结构，称为免疫球蛋白的单体，是由两条相同的重链和两条相同的轻链构成，分子式表达为H2L2。四条多肽链是由氨基酸组成的，其两端是游离的氨基或者羧基，它们方向一致，分别命名为氨基端（N端）和羧基端（C端）。

1. 重链（H链）　每条重链的分子量约为50～70 kD，由450～550个氨基酸残基组成，链间通过二硫键连接可将免疫球蛋白的重链分为五类，分别为α链、γ链、μ链、δ链、ε链，由它们组成的免疫球蛋白分别为IgA、IgG、IgM、IgD和IgE。

2. 轻链（L链）　每条轻链分子量约为25 kD，由214个氨基酸残基组成。轻链通过二硫键与重链的氨基端（N端）相连接。根据轻链的结构和抗原特异性的不同，可将其分为两型，分别是κ型和λ型。根据λ链恒定区个别氨基酸的不同，又可分为λ1、λ2、λ3和λ4四个亚型。

3. 连接链（J链）　是由合成IgA或者IgM的浆细胞产生的一条多肽链，主要功能是将两个或两个以上的免疫球蛋白单体分子连接形成二聚体、五聚体或多聚体。分泌型IgA（SIgA）是由两个单体IgA经J链连接形成的二聚体，IgM经J链通过二硫键将5个单体相互连接形成五聚体（图2-1）。

4. 分泌片（SP）　是分泌型IgA（SIgA）分子上的一个辅助成分，由黏膜上皮细胞合成和分泌的一种含糖多肽链。分泌片具有保护IgA的铰链区免受蛋白水解酶降解的作用，并介导IgA二聚体从黏膜下通过黏膜上皮细胞到黏膜表面的转运。

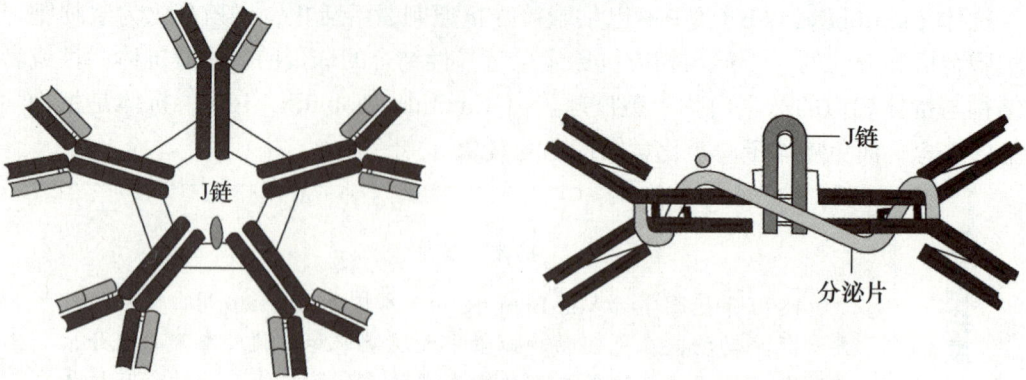

图 2-1　IgM 和分泌型 IgA 的结构

二、免疫球蛋白的功能区

每个Ig分子连接将肽链折叠成若干个球形结构域，每个球形结构域称为免疫球蛋白功能区。

1. 可变区（V区）　是抗体与抗原结合的部位。重链和轻链的可变区分别用VH和VL表示。VH和VL各有3个区域的氨基酸的组成和排列顺序特别容易变化，这些区域称为超变区（HVR）或者称为互补决定区（CDR），是抗体与抗原结合的具体部位。

2. 恒定区（C区）　重链和轻链的恒定区分别用CH和CL表示。不同类Ig的CH长度不一，IgG、IgA和IgD的CH有3个，包括CH1、CH2和CH3；IgM和IgE的CH有4个，包括CH1、CH2、CH3和CH4。

3. 铰链区（HR）　在重链CH1和CH2之间存在一个可以自由折叠的区域，称为铰链区。该区域含有丰富的脯氨酸，不易形成氢键且多二硫键，因此具有弹性、伸展性和可转动性，而且易被木瓜蛋白酶、胃蛋白酶等水解。

三、免疫球蛋白的水解片段

在一定条件下，Ig分子的铰链区易被某些蛋白酶（如木瓜蛋白酶、胃蛋白酶）水解产生不同的水解片段（图2-2）。

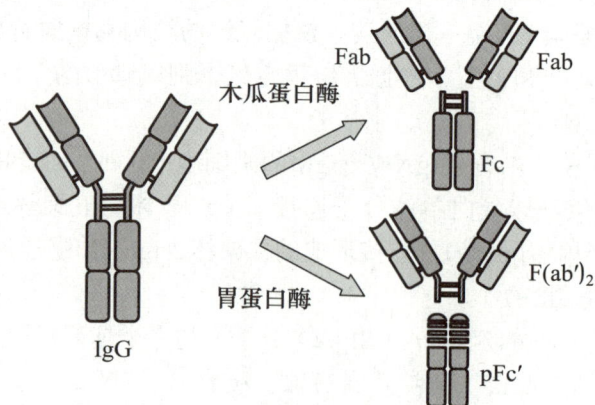

图 2-2　免疫球蛋白的水解片段

1. **木瓜蛋白酶水解片段**　用木瓜蛋白酶水解IgG，可获得三个水解片段。其中有两个完全相同的片段，每一个片段都能与抗原结合，称为抗原结合片段（Fab段），另一个片段称为可结晶片段（Fc段）。

2. **胃蛋白酶**　用胃蛋白酶水解IgG，可获得大小两个片段。大片段是由两个Fab和铰链区组成，能与两个抗原决定簇发生特异性结合，故称为F（ab'）₂片段。小片段能被继续水解形成小分子多肽碎片，不再具有任何生物学活性，称为pFc'片段。

免疫球蛋白的
抗原特异性

■ 第二节　抗体的生物学活性

抗体是体液免疫应答中最主要的免疫分子，具有多种生物学活性，其功能是由分子中不同结构的特点所决定的。抗体可与相应的抗原特异性结合是由V区完成的；而C区可激活补体，穿过胎盘及黏膜和结合某些细胞表面Fc受体从而发挥调理作用，ADCC作用和超敏反应等。

一、免疫球蛋白 V 区的功能

抗体最主要的作用是能与相应抗原特异性结合，这种特异性是由免疫球蛋白V区氨基酸组成及空间构型所决定的。抗体与相应抗原特异性结合时，其V区必须与抗原决定簇吻合，这是抗原抗体特异性结合的结构基础，两者的结合具有互补性和高度特异性。抗体与抗原特异性结合后，在体内可引起多种生理或者病理效应，如中和外毒素、阻止病毒侵入易感细胞和免疫炎症等；在体外可引起抗原抗体反应，这种反应是可逆的，并受非共价结合力、pH、电解质浓度、温度以及抗体结构完整性等影响。

二、免疫球蛋白 C 区的功能

1. **激活补体**　IgG和IgM与相应抗原特异性结合后，其构型发生改变而使补体C1q结合点（IgG的CH2、IgM的CH3区）暴露，与补体成分C1q发生结合，从而通过经典途径激活补体系统，产生多种免疫效应功能。其中，IgM激活补体的能力最强。

2. **与细胞表面Fc受体结合**　不同细胞表面具有不同Ig的Fc受体（FcR），当Ig经V区与相应抗原结合后，其Fc段能与具有相应Fc受体的细胞结合，从而产生多种不同的生物学效应。

（1）调理作用：IgG的Fc段与中性粒细胞、单核巨噬细胞表面的Fc受体结合，从而增强吞噬细胞对抗原的吞噬作用。

（2）抗体依赖的细胞介导的细胞毒性作用（antibody dependent cell-mediated cytotoxicity，ADCC）：IgG与含有相应抗原的靶细胞结合后，表达Fc受体的细胞（如中性粒细胞、单核巨噬细胞、NK细胞），可与IgG的Fc段结合，而直接杀伤被IgG包被的靶细胞。NK细胞是介导ADCC作用的主要细胞。

（3）介导I型超敏反应：IgE为亲细胞抗体，IgE的Fc段能与肥大细胞和嗜碱性粒细胞表面受体结合，使机体处于致敏状态，若机体再次接触到相同变应原时，可促使这些细胞合成和释放组胺等生物活性物质，引起I型超敏反应。

3. 穿过胎盘和黏膜 在人类，IgG是唯一能从母体通过胎盘转移到胎儿体内的免疫球蛋白。IgG穿过胎盘的作用是一种重要的天然被动免疫机制，对新生儿具有抗感染保护作用，但也可导致新生儿溶血症。另外，双聚体的IgA（SIgA）可通过黏膜上皮细胞进入消化道和呼吸道等黏膜表面，在黏膜局部发挥重要的免疫作用。

第三节 五类免疫球蛋白的特性和功能

免疫球蛋白是体液免疫应答的主要效应分子。五类免疫球蛋白都有结合抗原的共性，但是它们在分子结构、血清水平及生物学功能等方面又各具特点。

一、IgG

IgG主要由脾脏和淋巴结中的浆细胞合成，易透过毛细血管，可广泛分布于血清和细胞外液中，是血清和细胞外液中含量最高的Ig，占血清免疫球蛋白总量的75%～80%。IgG在新生儿出生后3个月开始合成，3～5岁接近成人水平，40岁后逐渐下降。IgG通常以单体形式存在于血液和细胞外液中，分为IgG1、IgG2、IgG3、IgG4四个亚类，经典途径激活补体的能力依次为IgG3>IgG1>IgG2，IgG4只能通过替代途径激活补体。在五类Ig中，IgG分子质量最小，在免疫反应过程中出现较晚，消失较慢，半衰期最长，为20～23天，故临床使用丙种球蛋白进行人工被动免疫时，以每2～3周注射1次为宜。由于IgG含量高、分布广、半衰期长，又是再次免疫应答的主要抗体，因此，IgG是机体抗感染的主要抗体，可发挥中和毒素、抗病毒、抗细菌的作用。IgG是唯一能通过胎盘的Ig，在新生儿抗感染免疫中发挥重要作用，也是发生新生儿溶血症的重要因素。另外，某些自身抗体，如抗核抗体、抗甲状腺球蛋白抗体，以及引起Ⅱ型、Ⅲ型超敏反应的抗体也属于IgG。

二、IgM

IgM主要是由脾脏中的浆细胞合成，不能透过血管壁，主要存在于血清中，占血清Ig总量的10%。IgM是个体发育过程中最早合成与分泌的抗体，在胚胎发育晚期的胎儿已能合成，不能通过胎盘，所以新生儿脐带血中出现高浓度IgM时，提示胎儿有宫内感染。IgM为五聚体，由5个单体通过一个J链和若干个二硫键连接而成，半衰期短（约5天），是分子量最大的Ig，又称为巨球蛋白。IgM具有较高的抗原结合价，就单个分子而言，其凝集抗原、激活补体、促进杀菌与溶菌及调理吞噬作用的能力都强于IgG，但是中和毒素、中和病毒的能力比IgG弱。机体受到感染后，血清中最早出现的抗体也是IgM，因此血清中特异性IgM类抗体含量升高，常提示有近期感染，可用于早期和近期感染的诊断。若人体缺乏IgM，可出现致死性败血症。天然ABO血型抗体、冷凝集素、类风湿因子等均为IgM类抗体。IgM也参与Ⅱ、Ⅲ型超敏反应。单体IgM可存在于B细胞膜上，以膜结合型（mIgM）表达于B细胞表面，构成B细胞抗原受体（BCR），是未成熟B细胞的标志。

三、IgA

IgA分为两型：血清型IgA和分泌型IgA。根据IgA恒定区免疫原性的不同又可将其分为IgA1和IgA2两个亚类。IgA不能通过经典途径激活补体，但其聚合物可经旁路途径激活补体。IgA具有抗菌、抗病毒、中和毒素和调理吞噬等作用。

1. 血清型IgA　主要由肠系膜淋巴组织中浆细胞产生，多为单体，主要存在于血清中，含量仅次于IgG，占血清Ig总量的10%~15%，其免疫作用较弱。

2. 分泌型IgA（SIgA）　是由呼吸道、消化道、泌尿生殖道等处黏膜固有层中浆细胞合成，为二聚体，由两个IgA单体、一个J链和一个分泌片组成，主要存在于唾液、泪液、初乳、胃肠液、支气管分泌液等外分泌液中。SIgA具有抗菌、抗病毒和中和毒素等多种作用，通过与相应病原微生物（如细菌、病毒等）结合，能阻止这些病原微生物由黏膜侵入机体，是黏膜局部抗感染的主要抗体。婴儿可从母亲初乳中获得SIgA，这是一种重要的自然被动免疫，对抵抗呼吸道和消化道病原微生物感染具有重要意义，因此母乳喂养法可为婴儿提供胃肠道的保护性免疫。

四、IgD

IgD主要由脾脏和扁桃体中的浆细胞产生，可在个体发育的任何时期合成，以单体形式存在，在血清中含量很低，占血清Ig总量的1%以下。五类Ig中，IgD的铰链区较长，易被蛋白酶水解，故半衰期很短（仅3天）。IgD分为两型：血清型IgD和膜结合型IgD（mIgD）。血清型IgD的生物学功能尚不清楚，但表达于B细胞表面的mIgD可作为B细胞分化发育成熟的表面标志，未成熟B细胞仅表达mIgM，成熟B细胞，即初始B细胞可同时表达mIgM和mIgD，活化的B细胞或记忆B细胞表面的mIgD逐渐消失。

五、IgE

IgE可通过其Fc段与肥大细胞、嗜碱性粒细胞膜上相应的IgE Fc受体结合，引起I型超敏反应。IgE产生的部位与SIgA相似，主要由扁桃体、鼻咽部、支气管、胃肠道等黏膜固有层中浆细胞产生，在个体发育过程中合成最晚，为单体结构。IgE是正常人血清中含量最低的Ig，仅占血清Ig总量的0.002%。此外，针对寄生虫抗原产生的IgE类抗体也可介导NK细胞的ADCC作用，对机体抗寄生虫感染具有一定的意义。

五类免疫球蛋白的主要理化特性和生物学功能

学习检测

一、选择题

1. 抗体与抗原结合的部位是（　　　）。

A. CH1　　　　　B. CH2　　　　　C. CH3　　　　　D. VH 和 VL　　　E. 铰链区

2. 木瓜蛋白酶水解 IgG 后形成（　　　）片段。

A. 1 个　　　　　B. 2 个　　　　　C. 3 个　　　　　D. 4 个　　　　E. 5 个

3. 正常人血清中含量最高的抗体是（　　　）。

A. IgG　　　　　B. IgA　　　　　C. IgM　　　　　D. IgE　　　　E. IgD

4. 唯一能通过胎盘的免疫球蛋白是（　　　）。

A. IgG　　　　　B. IgM　　　　　C. IgA　　　　　D. IgE　　　　E. IgD

5. 分子量最大、合成最早的 Ig 是（　　　）。

A. IgG　　　　　B. IgA　　　　　C. IgM　　　　　D. IgD　　　　E. IgE

二、简答题

1. 简述免疫球蛋白的基本结构。
2. 简述免疫球蛋白的生物学功能。

第三章
补体系统

1. 掌握补体的生物学活性、补体活化途径。

2. 熟悉补体的组成、命名及主要的理化特征。

3. 掌握对补体系统疾病患者的健康宣教。

学习导入

婷婷，28 岁，因眼睑、口唇部水肿，伴恶心、呕吐、腹痛就诊。查体：病变部位边界不清，压之较硬，无指压痕，皮肤色泽及温度正常，局部无疼痛及发痒等异常感觉。患者 7 年前开始发病，期间反复发作，进行性加重。患者妹妹也有类似症状，较轻。

临床诊断：遗传性血管性水肿。

病因：该病是常染色体遗传性疾病，患者血清中 C1 酯酶抑制因子减少或功能缺损，导致 C1 过度活化，C4、C2 裂解失控生成的补体片段增多以致毛细血管通透性增加，引起水肿。

思考 ....

1. 该病的发生与补体激活途径关系的分析。

2. 补体片段、补体生物学作用分析。

提到免疫，大家往往会想到抗原、抗体。其实，补体在人体的免疫防御中也发挥着重要作用。19世纪末，人们发现新鲜免疫血清中加入细菌，可将细菌溶解，将这种现象称之为免疫溶菌现象。如将免疫血清加热60 ℃ 30分钟则可丧失溶菌能力。进一步证明免疫血清中含有一种物质与溶菌现象有关，即补体。补体是与生俱来的，其发挥的免疫作用被称为天然免疫。存在于人体内的补体，经激活才能发挥作用。补体的作用发挥的恰到好处对人体有利，反之会对机体造成损伤，人体很多疾病的发病与补体激活密切相关。

第一节　补体系统的组成与性质

补体（complement，C）系统是存在于人和脊椎动物血清、组织液和细胞膜表面的一组经活化后具有酶活性的蛋白质，包括30余种可溶性蛋白和膜结核型蛋白，故称为补体系统。

一、补体系统的组成

补体系统是由补体固有成分、补体调节蛋白和补体受体组成。

（一）补体的固有成分

存在于血浆及体液中，构成补体基本组成的蛋白质成分。包括经典激活途径的C1、C2和C4，其中C1是由三个亚单位组成（图3-1），命名为C1q（图3-2）、C1r、C1s；旁路激活途径的B因子、D因子和P因子；MBL（甘露糖结合凝集素）激活途径的MBL、MBL相关丝氨酸蛋白酶（MASP）；以及补体活化的共同组分C3、C5、C6、C7、C8、C9。

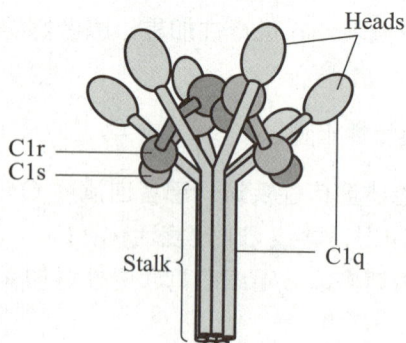

图 3-1　C1 三个亚单位的组成

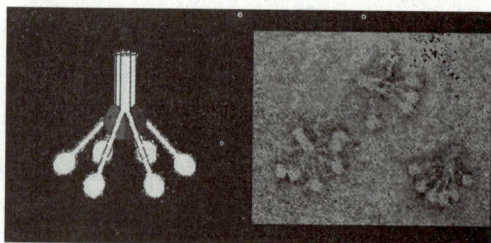

图 3-2　C1q 的结构

（二）补体调节蛋白

补体调节蛋白是指存在于血浆中和细胞膜表面，通过调节补体激活途径中关键酶而控制补体活化强度和范围的蛋白分子，包括血浆中的H因子、I因子、H因子样蛋白

（FHL）、H因子相关蛋白（FHR）；存在于细胞膜表面的衰变加速因子（DAF）、膜辅助蛋白（MCP）等。

（三）补体受体（CR）

补体受体（CR）是指存在于不同细胞膜表面、能与补体激活过程所形成的活性片段结合、介导多种生物效应的受体分子。目前已发现CRI、CR2、CR3、CR4、CR5及C4aR、C5aR、ClqR、H因子受体（HR）等。

二、补体的命名

1968年世界卫生组织（WHO）的补体命名委员会对补体进行了统一命名。把参与补体经典激活途径的固有成分按照发现的先后顺序，依次命名为C1～C9，补体旁路途径成分分别以大写英文字母标示，如：B因子、D因子、H因子、I因子和P因子。补体调节蛋白则根据其功能命名，如：C1抑制物、促衰变因子等。补体成分被激活时，则在数字或者代号上方加一短线表示，如：$\overline{C4b2b}$，$\overline{C3bBb}$是具有酶活性的补体成分，被灭活后在前面加上小写字母i，如：iC3b为无酶活性的补体成分；补体裂解片段则另加应为小写字母表示，如：C3a和C3b等，通常a为小片段，b为大片段。

三、补体的理化性质

补体分子是分别由肝细胞、巨噬细胞以及肠黏膜上皮细胞等多种细胞产生的。其理化性质及其在血清中的含量差异甚大。全部补体分子的化学组成均为多糖蛋白，各补体成分的分子量变动范围很大，其中C4结合蛋白的分子量最大，D因子分子量最小。人类某些疾病其总补体含量或单一成分含量可发生变化，因而对体液中补体水平的测定，或组织内补体定位观察，对一些疾病的诊断具有一定意义。

■ 第二节　补体系统的激活与调节

补体的固有成分以非活化形式存在于体液中，通过级联酶促反应而被激活，产生有生物活性的产物。已发现的补体激活途径有经典途径、旁路途径和MBL途径，它们具有共同的终末过程。

补体的激活
——经典途径

一、经典途径

经典激活途径是指激活物与Clq结合，顺序活化Clr、Cls、C4、C2、C3，形成C3转化酶（$\overline{C4b2b}$）和C5转化酶（$\overline{C4b2b3b}$）的级联酶促反应过程。

（一）参与成分

参与补体经典激活途径的成分依次为C1、C4、C2、C3、C5～C9。C2血浆浓度很

低，是补体活化级联酶促反应的限速步骤。C3血浆浓度最高，是三条补体活化途径的共同组分。C1通常以C1qrs复合物大分子的形式存在于血浆中。

（二）激活物

经典途径的激活物主要是与抗原结合的IgG、IgM分子。另外，C反应蛋白、细菌脂多糖（LPS）、髓鞘脂和某些病毒蛋白（如HIV的gp120）等也可以作为激活物。不同人IgG亚类活化C1q的能力由高到低依次为IgG3 > IgG1 > IgG2，IgG4无激活经典途径的能力。

（三）活化过程

1. 识别阶段 C1与抗原抗体复合物中免疫球蛋白的补体结合点相结合至C1s（C1酯酶）形成的阶段（见图3-3）。

C1是由一个C1q、两个C1r和两个C1s形成的C1qrs多聚体。C1q分子有6个能与免疫球蛋白分子上的补体结合点相结合的部位，只有当两个以上的结合部位与免疫球蛋白分子结合时，才能激活后续的补体成分。两个以上的IgG和一个IgM与抗原结合时，可发生构型变化，暴露补体结合位点，与C1q结合。C1q与补体结合点桥联后，其构型发生改变，导致C1r和C1s的

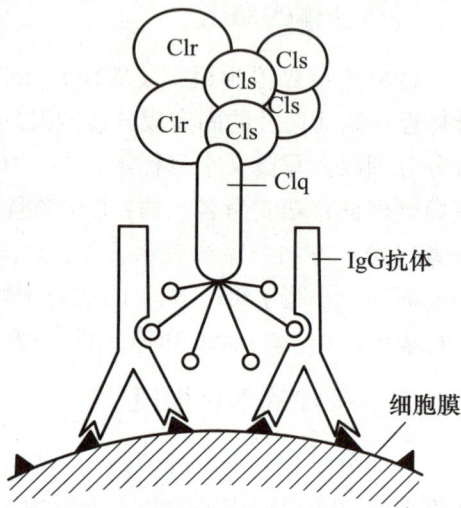

图3-3 C1q与抗体结合

相继活化。C1r在C1大分子中起着连接C1q和C1s的作用。C1q启动后可引起C1r构型的改变，活化C1r，活化的C1r使C1s的肽链裂解，其中的一个片段具有丝氨酸蛋白酶活性，称为C1s，此酶活性可被C1INH灭活。C1s的形成标志着识别阶段的完成（图3-4）。

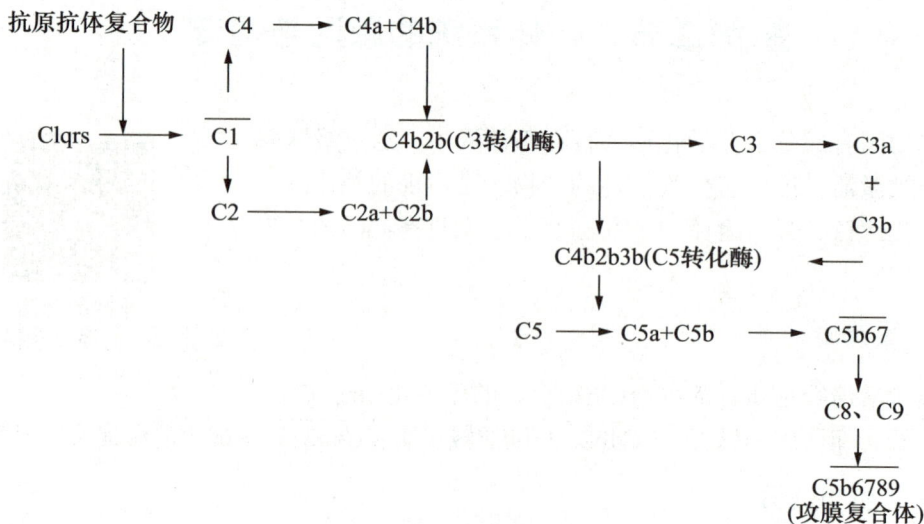

图3-4 补体经典活化途径示意图

2.活化阶段　此过程主要包括C1s对C4和C2的裂解以及C3转化酶和C5转化酶的形成。

C4是C1s的底物。在Mg^{2+}存在下，C1s使C4裂解为C4a和C4b两个片段，并使被结合的C4b迅速失去结合能力。C2也是C1s的底物。C2在Mg^{2+}存在下被C1s裂解为两个片段C2a和C2b，当C4b与C2b结合成$\overline{C4b2b}$即为经典途径的C3转化酶。

C3被C3转化酶裂解为C3a和C3b两个片段，新生的C3b可与$\overline{C4b2b}$中的C4b结合形成C5转化酶$\overline{C4b2b3b}$。随后进入终末过程。另外，C3b还可以进一步被裂解为C3c、C3dg、C3d等片段，其中的C3d可参与适应性免疫应答。

3.膜攻击阶段　膜攻击阶段即补体活化的末端效应阶段，此阶段形成攻膜复合体（MAC），最终导致细胞受损、细胞崩解。三种补体激活途径的终末过程完全相同。

C5转化酶裂解C5产生出C5a和C5b两个片段。C5a游离于液相中，具有过敏毒素活性和趋化活性。C5b可吸附于邻近的细胞表面，但其活性极不稳定，易于衰变成iC5b。

C5b虽不稳定，当其与C6结合成C5b6复合物则较为稳定，但此C5b6并无活性。C5b6与C7结合成三分子的复合物C5b67时较稳定，不易从细胞膜上解离。C5b67即可与附近的细胞膜非特异性结合，并插入细胞膜的磷脂双层结构中。C5b67的分子排列方式有利于吸附C8形成C5b678。C8是C9的结合部位，因此继而形成C5b6789，即补体的攻膜复合物MAC（图3-5），MAC可使细胞膜穿孔受损。插入细胞膜的MAC通过破坏局部磷脂双层而形成"渗漏斑"，或形成穿膜的亲水性孔道，最终导致细胞崩解（图3-6）。

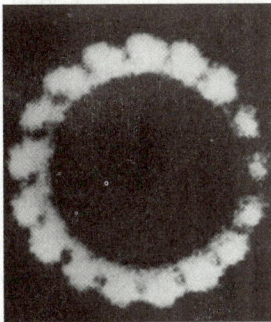

图 3-5　MAC 的电镜结果

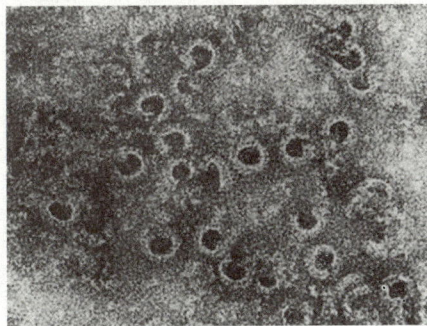

图 3-6　补体诱导的红细胞膜破裂

二、旁路激活途径

旁路激活途径与经典激活途径不同之处在于其不依赖抗体，激活时越过了C1、C4、C2三种成分，而由微生物等外源异物直接激活C3，继而完成C5至C9各成分的连锁反应，由B因子、D因子和P因子参与，形成C3转化酶和C5转化酶的级联酶促反应。旁路激活途径在细菌感染早期尚未产生特异性抗体时即可发挥重要的抗感染作用。

（一）激活物

为补体激活提供保护性环境和接触表面的成分，如某些细菌、内毒素、酵母多糖、葡聚糖等。

（二）活化过程

1.生理情况下的准备阶段　在生理条件下，血清中C3可缓慢持久地自发降解产生低水平的C3b，若未与固相结合，在液相中很快被水解灭活。这为旁路途径的启动和激活提供了必要的基础条件，一旦激活物出现，有了使补体激活连锁反应得以进行的接触表面，旁路途径可很快被激活。

2. C3转化酶（$\overline{C3bBb}$）的形成　当激活物质（例如细菌脂多糖、肽聚糖，病毒感染细胞，肿瘤细胞，痢疾阿米巴原虫等）出现时，使旁路激活途径过渡到正式激活的阶段。自发产生的C3b与血清中的B因子结合，生成C3bB，血清中的D因子可将结合状态的B因子裂解成Ba和Bb。Ba游离于液相中，大片段的Bb和C3b结合成$\overline{C3bBb}$复合物，此即旁路途径的C3转化酶。$\overline{C3bBb}$的半衰期甚短，极易迅速降解，而当其与血清中的P因子结合后，可形成$\overline{C3bBbP}$，使之半衰期可延长，这样可以获得更为稳定的、活性更强的C3转化酶。

3. C5转化酶（$\overline{C3bBb3b}$）的形成　$\overline{C3bBb}$（或$\overline{C3bBbP}$）与其裂解C3所产生的C3b可进一步形成多分子复合物C3bBb3b。C3bBb3b像经典途径中的C5转化酶一样，也可使C5裂解成C5a和C5b。后续的C6～C9各成分与其相互作用的情况与经典途经相同。

（三）激活效应的扩大

C3在两条激活途径中都占据着重要的地位。C3是血清中含量最多的补体成分，当C3被激活物质激活时，其裂解产物C3b又可在B因子和D因子的参与作用下合成新的C3bBb。后者又进一步使C3裂解。由于血浆中有丰富的C3，又有足够的B因子和Mg^{2+}，

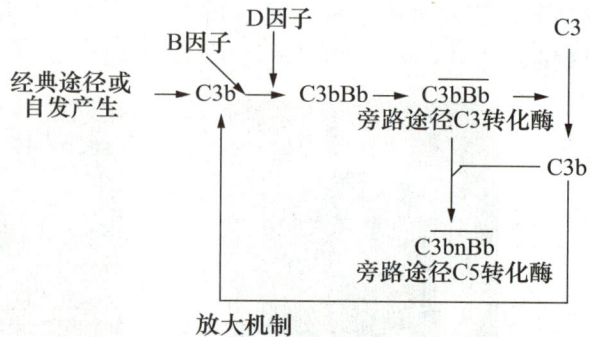

图 3-7　补体旁路途径激活示意图

因此这一过程一旦被触发，就可能激活的产生显著的扩大效应。有人称此为依赖C3Bb的正反馈途径，或称C3b的正反馈途径（图3-7）。

三、MBL途径

MBL途径又称凝集素途径，是指由血浆中甘露糖结合凝集素（MBL）直接识别多种病原微生物表面的N氨基半乳糖或甘露糖，进而形成C3转化酶和C5转化酶。

1.激活物　MBL途径的激活物质比较广泛，主要为多种病原微生物表面的N氨基半乳糖或甘露糖。

2.活化过程　在Ca^{2+}存在的情况下，MBL可与多种病原微生物表面的N氨基半乳糖或甘露糖结合，并发生构型改变，导致MBL相关的丝基酸蛋白酶活化。MASP有两种：MASP1和MASP2，活化的MASP2能类似于C1s的方式裂解C4和C2，生成类似经典途径

的C3转化酶$\overline{C4b2b}$，进而激活后续补体成分；活化的MASP1能直接裂解C3生成C3b，形成旁路途径C3转化酶$\overline{C3bBb}$，参加并加强旁路途径正反馈环路。因此补体激活的MBL途径对经典途径和旁路途径具有交叉促进作用。C3b3B结合C3b形成MBL途径的C5转化酶$\overline{C3bBb3b}$（C3bnBb），进而进入终末途径。

四、三条补体激活途径的比较

补体是一种相对独立的固有免疫防御机制，在种系进化过程中，三条激活途径出现的先后顺序是旁路途径、MBL途径和经典途径。三条途径起点各异，但存在相互交叉，并具有共同的终末过程。表3-1列出了三条途径激活途径的比较。

表 3-1　补体活化三条途径激活途径的比较

比较项目	经典途径	旁路途径	MBL 途径
激活物	IgM、IgG 与抗原形成的免疫复合物	细菌的脂多糖等	病原体甘露糖
补体固有成份	C1～C9	C3、B、D、P 因子和 C5～C9	MBL、MASP、C2～C9
所需离子	Ca^{2+}、Mg^{2+}	Mg^{2+}	Ca^{2+}
C3 转化酶	$\overline{C4b2b}$	$\overline{C3bBb}$	$\overline{C4b2b}$
C5 转化酶	$\overline{C4b2b3b}$	$\overline{C3bBb3b}$	$\overline{C4b2b3b}$
生物学作用	在抗体形成后起作用，参与适应性免疫应答	在感染早期发生作用，参与固有免疫应答	在感染早期发生作用，参与固有免疫应答

五、补体系统的调节

机体通过一系列的复杂的因素，调节补体系统的激活过程，使之反应适度。例如经C3b的正反馈途径即可扩大补体的生物学效应。但补体系统若过度激活，不仅无益地消耗大量补体成分，使机体抗感染能力下降，而且在激活过程中产生的大量生物活性物质，会使机体发生剧烈的炎症反应或造成组织损伤，引起病理过程。这种过度激活及其所造成的不良后果，可通过调控机制而避免。这种调控机制包括补体系统中某些成分的裂解产物易于自行衰变以及多种灭活因子和抑制物的调节作用。

（一）自行衰变调节

某些补体成分的裂解产物极不稳定，易于自行衰变，成为补体激活过程中的一种自控机制。例如$\overline{C4b2b}$复合物中的C2b自行衰变即可使$\overline{C4b2b}$不再能持续激活C3，从而限制了后续补体成分的连锁反应。

（二）体液中灭活物质的调节

血清中含有多种补体成分的抑制或灭活特定的补体成分。

1. C1抑制物　C1抑制物（C1INH）可与C1不可逆地结合，使后者失去酯酶活性，不再裂解C4和C2，即不再形成$\overline{C4b2b}$（C3转化酶），从而阻断或削弱后续补体成分的反应。

2. C4结合蛋白　C4结合蛋白能竞争性地抑制C4b与C2b结

遗传性血管性水肿

合，因此能抑制C4b2b（C3转化酶）的形成。

3. I因子　I因子又称C3b灭活因子能裂解C3b，使其成为无活性的iC3b，因而使C4b2b及C3bBb失去与C3b结合形成C5转化酶的机会。

4. H因子　H因子能促进I因子灭活C3b的速度，更能竞争性地抑制B因子与C3b的结合，还能使C3b从C3bBb中置换出来，从而加速C3bBb的灭活。由此可见，I因子和H因子在旁路途径中，确实起到重要的调节作用。

5. S蛋白　S蛋白能干扰C5b67与细胞膜的结合。

6. C8结合蛋白　C8结合蛋白（C8bp）又称为同源性限制因子。可阻止C5678中的C8与C9的结合，从而避危及自身细胞膜的损伤作用。C8分子与C8bp之间的结合有种属特异性，即C5678中的C8与同种C8bp反应；据报道C8bp也能抑制NK细胞和Tc细胞的杀伤作用，值得注意。

■ 第三节　补体系统的生物学功能

补体系统是人和某些动物种属，在长期的种系进化过程中获得的非特异性免疫因素之一，它也在特异性免疫中发挥效应，它的作用是多方面的。补体系统的生物学活性，大多是由补体系统激活时产生的各种活性物质（主要是裂解产物）发挥的。

一、细胞毒及溶菌、杀菌作用

补体能溶解红细胞、白细胞及血小板等。当补体系统的膜攻击单位C5~C9均结合到细胞膜上，细胞会出现肿胀和超微结构的改变，细胞膜表面出现许多直径为8~12 mm的圆形损害灶，最终导致细胞溶解。

补体还能溶解或杀伤某些革兰阴性菌，如霍乱弧菌等，革兰阳性菌一般不被溶解，这可能与细胞壁的结构特殊或细胞表面缺乏补体作用的底物有关。

二、调理作用

补体裂解产物C3b与细菌或其他颗粒结合，可促进吞噬细胞的吞噬，称为补体的调理作用。C3裂解产生出的C3b分子，一端能与靶细胞（或免疫复合物）结合；其另一端能与细胞表面有C3b受体的细胞（单核细胞、巨噬细胞、中性粒细胞等）结合，在靶细胞与吞噬表面之间起到桥梁作用，从而促进了吞噬。

三、免疫黏附作用

免疫复合物激活补体之后，可通过C3b而黏附到表面有C3b受体的红细胞、血小板或某些淋巴细胞上，形成较大的聚合物，可能有助于被吞噬清除。

四、中和及溶解病毒作用

在病毒与相应抗体形成的复合物中加入补体，则明显增强抗体对病毒的中和作用，阻止病毒对宿主细胞的吸附和穿入。

五、炎症介质作用

炎症也是免疫防御反应的一种表现。感染局部发生炎症时，补体裂解产物可使毛细血管通透性增强，吸引白细胞到炎症局部。

1.激肽样作用　C2a能增加血管通透性，引起炎症性充血，具有激肽样作用，故称其为补体激肽。前述C1INH先天性缺陷引起的遗传性血管神经水肿，即因血中C2a水平增高所致。

2.过敏毒素作用　C3a、C5a均有过敏毒素作用，可使肥大细胞或嗜碱性粒细胞释放组胺，引起血管扩张，增加毛细血管通透性以及使平滑肌收缩等。C3a、C5a的过敏毒素活性，可被血清中的羧肽酶B（过敏毒素灭活因子）所灭活。

3.趋化作用　C3a、C5a、C5b67有趋化作用，能吸引中性粒细胞和单核巨噬细胞向炎症部位集聚，发挥吞噬作用，同时引起炎症反应，故C3a、C5a、C5b67又称趋化因子。

学习检测

一、选择题

1. 在人血清中，哪种补体成分含量最高？（　　　）
A. C1　　　　B. C4　　　　C. C3　　　　D. C5　　　　E. C2

2. 能与免疫复合物结合的补体成分是（　　　）。
A. C1q　　　　B. C1r　　　　C. C1s　　　　D. C2　　　　E. C4

3. 下列哪种补体成分在激活效应的放大作用中起重要作用？（　　　）
A. C1　　　　B. C2　　　　C. C3　　　　D. C4　　　　E. C5

4. 构成攻膜复合物（MAC）的补体成分是（　　　）。
A. C6b-9　　　　B. C4b2b　　　　C. C3bnBb　　　　D. C5b-9　　　　E. C3bBbP

5. 经典途径中激活补体能力最强的免疫球蛋白是（　　　）。
A. IgM　　　　B. IgA　　　　C. IgE　　　　D. IgD　　　　E. IgG

6. 在抗感染过程中，补体发挥作用依次出现的途径是（　　　）。
A. 经典途径—旁路途径—MBL途径　　　B. 旁路途径—MBL途径—经典途径
C. 旁路途径—经典途径—MBL途径　　　D. MBL途径—经典途径—旁路途径
E. 经典途径—MBL途径—旁路途径

二、简答题

补体系统的生物学作用有哪些？

第四章
主要组织相容性复合体 ————————————————

学习目标

1. 掌握 MHC 和 HLA 的基本概念。

2. 熟悉 HLA 分子的结构、分布和功能。

3. 了解 HLA 的基因结构、遗传特征及医学意义。

学习导入

患者，男，38 岁，3 年前诊断为肾衰竭，一直做血液透析维持一般状况。近日病情加重入院治疗，医生建议进行肾移植手术，还建议肾源首先在直系亲属（兄弟姐妹、父母子女）中寻找，这样配型成功的可能性会增大一些。患者 31 岁的弟弟与其配型成功后，进行了肾移植手术。

思考 ————————————

1. 器官移植为什么要做配型检查？

2. 在直系亲属中配型检查成功的可能性为什么高于其他人？

动物同种异体组织移植时，会出现移植排斥反应。引起移植排斥反应的同种异型抗原称为组织相容性抗原。组织相容性抗原是一个复杂的抗原系统，其中能引起强而迅速排斥反应的抗原称为主要组织相容性抗原系统，在移植排斥反应中起决定作用。编码主要组织相容性抗原的基因是一组紧密连锁的基因群，称为主要组织相容性复合体（major histocompatibility complex，MHC）。现已证实，MHC不仅在组织器官移植排斥中起重要作用，而且具有控制免疫应答和参与某些病理反应等其他复杂功能。

人类的主要组织相容性抗原首先在人类外周血的白细胞表面发现且含量最高，因此被称为人类白细胞抗原（human leukocyte antigen，HLA），人类的MHC又称为HLA复合体，其编码的基因产物被称为HLA分子或HLA抗原。人和动物均有MHC（表4-1）。

表 4-1　人和部分动物的 MHC 名称

种属	人	小鼠	大鼠	黑猩猩	恒河猴	牛	狗	兔
名称	HLA	H-2	RT1	ChLA	RhLA	BOLA	DLA	RLRLA

■ 第一节　MHC 与 HLA 复合体及产物

MHC结构非常复杂，其多样性由多种基因性和多态性两方面构成。多基因性是指复合体由紧密相连的多个基因座位所组成，编码产物具有相同或相似的功能。

组成MHC的各基因传统上分为Ⅰ类、Ⅱ类和Ⅲ类。由于大量非经典MHC基因的发现，近年来倾向于以两种类型加以概括：一是经典的MHCⅠ类和Ⅱ类基因，它们的产物具有抗原提呈功能，并显示极为丰富的多态性，直接参与T细胞的激活和分化，调控特异性免疫应答。二是免疫功能相关基因，包括经典的Ⅲ类基因，以及新近确定的多种基因，它们主要参与调控固有免疫应答，不显示或仅显示有限的多态性。

一、经典的 MHC Ⅰ类和Ⅱ类基因

HLA复合体位于人类第6号染色体的短臂上，全长3600kb，共有224个基因座位，是迄今已知的人体最复杂的基因系统。

（一）经典的 HLA-Ⅰ类基因

经典的HLA-Ⅰ类基因集中在远离着丝点的一端，由近及远依次为B、C、A　3个座位，其产物称HLA-Ⅰ类分子。但实际上，Ⅰ类基因仅编码Ⅰ类分子中的重链，轻链为β_2微球蛋白（β_2m），其编码基因位于第15号染色体。

（二）经典的 HLA-Ⅱ类基因

经典的HLA-Ⅱ类基因位于近着丝点一端，由DP、DQ和DR三个亚区组成，每一亚区又包括两个或两个以上的功能基因座位，由其编码的产物称HLA-Ⅱ类分子。

二、HLA 复合体的遗传特征

（一）单倍型遗传

单倍型是指HLA基因在一条染色体上的特定组合。在遗传过程中，HLA复合体以单倍型作为一个完整的遗传单位由亲代传给子代，即为单倍型遗传。子女的HLA单倍型一条来自父亲，一条来自母亲，因此亲代和子代之间必然有一个单倍型相同，也只能有一个单倍型相同。同胞之间HLA单倍型的型别有下列3种可能：①两个单倍型完全相同的概率为25%；②两个单倍型完全不同的概率为25%；③有一个单倍型相同的概率为50%。这一遗传特点在器官移植供者的选择以及法医的亲子鉴定中得到应用。

（二）高度多态性

多态性是一个群体概念，是指一个基因座位上存在多个等位基因。对于一个基因座位，一个个体最多只能有两个等位基因，分别来自父母双方的同源染色体。而在随机婚配的群体中，同一基因座位可存在多个等位基因，编码多种产物，这种现象称为多态性。多态性反映了群体中不同个体同一基因座位上基因存在的差别。

多态性

（三）连锁不平衡

HLA复合体等位基因都有各自的基因频率，基因频率是指群体中携带某一等位基因的个体数目与携带该等位基因座位各等位基因的个体数目总和比例。由于HLA复合体各基因座位紧密连锁，若各座位的等位基因随机组合构成单倍型，则某一单倍型型别的出现频率应等于组成该单倍型各基因频率的乘积。然而很多情况下，连锁的基因并非完全随机组成单倍型，某些基因总是较多地或较少地连锁在一起出现，从而出现连锁不平衡。

■ 第二节　HLA 分子

HLA复合体的基因产物是HLA分子，也称HLA抗原。HLA分子主要包括HLA-Ⅰ类分子、HLA-Ⅱ类分子。

一、HLA 分子的分布

HLA-Ⅰ类分子广泛分布于体内有核细胞表面，包括血小板和网织红细胞表面。成熟红细胞一般不表达Ⅰ类分子。淋巴细胞表面Ⅰ类分子密度最大，其次为肾、肝及心，密度最低的是肌肉和神经组织。

HLA-Ⅱ类分子主要分布于抗原递呈细胞（如B细胞、单核巨噬细胞、树突状细胞等）表面，激活的T细胞、内皮细胞也可表达Ⅱ类分子。

HLA-Ⅲ类分子主要是一些存在于血清及体液中的可溶性分子，包括补体成分（如C2、C4、B因子）、肿瘤坏死因子（TNF）、热休克蛋白（HSP）等。

二、HLA 分子的功能

（一）参与抗原的识别和递呈

HLA分子的最主要功能之一是递呈抗原，参与免疫应答。两类HLA分子分别负责递呈不同类型抗原。外源性抗原与抗原递呈细胞内HLA-Ⅱ类分子结合，形成抗原肽-HLA-Ⅱ类分子复合物，递呈给CD_4^+T细胞；内源性抗原与靶细胞内HLA-Ⅰ类分子结合，形成抗原肽-HLA-Ⅰ类分子复合物，递呈给CD_8^+T细胞。

（二）引起移植排斥反应

HLA抗原呈现很强的免疫原性，在同种组织器官移植时，可在受者体内诱导产生相应的抗体和特异的T细胞从而攻击移植物细胞而发生排斥反应。

（三）参与 T 细胞限制性识别

在T细胞与抗原递呈细胞之间以及T细胞与靶细胞之间相互作用时，都只能识别自身HLA分子递呈的抗原肽而不能识别非己HLA分子所结合的相同的抗原肽。而且，CD_8^+T细胞必须同时识别内源性抗原肽和HLA-Ⅰ类分子才能被活化，称为HLA-Ⅰ类限制性；CD_4^+T细胞必须同时识别外源性抗原肽和HLA-Ⅱ类分子才能被活化，称为HLA-Ⅱ类限制性。

（四）参与 T 细胞分化过程

T细胞在胸腺内的发育成熟过程中，经历了阳性与阴性选择，使T细胞分化为具有自身耐受且受HLA限制的成熟T细胞。而HLA分子参与了阳性和阴性选择过程。

（五）参与免疫应答的遗传控制

机体对某种抗原能否发生免疫应答以及免疫应答的强弱是受遗传控制的，不同个体携带的HLA类型不同，对特定抗原的识别与递呈能力也不相同，从而实现机体对免疫应答的遗传控制。

三、HLA 的医学意义

（一）HLA 与疾病的相关性

1. HLA 与多种疾病相关联　某些带有特定HLA等位基因或单体型的个体易患某一疾病（阳性关联）或对某种疾病具有较强的抵抗力（隐性关联）皆称为HLA和疾病关联（association）。这一关联可通过对患者人群和健康人群作

HLA 与疾病的关联

HLA分型后用统计学方法加以判别。最典型的例子是强直性脊柱炎，患者人群中带有HLA-B27抗原的比率高达58%～97%，而在健康人群中仅为1%～8%。迄今已发现500余种疾病与HLA有关联，这些多属于病因或发病机制未知、与免疫异常有关，或有家族倾向及环境诱发因素的疾病。

2. HLA与疾病关联的机制 同一个HLA基因座位上的等位基因，在结构上可能仅有几个核苷酸之差，却可造成对疾病易感和抵抗完全不同的结果。从基因构—效关系上进行分析，有助于阐明该疾病发生的分子免疫学基础。

（二）HLA异常表达与疾病的关系

HLA表达异常即细胞表面HLA分子质与量的异常，可参与疾病发生。

1. HLA-Ⅰ类分子表达异常 在小鼠及许多人类肿瘤衍生的细胞株中均已发现MHC Ⅰ类抗原表达缺失或密度降低。若将Ⅰ类基因转染给肿瘤细胞株，则恶变细胞可发生逆转，且浸润性与转移性消失或降低。这可能是由于MHC Ⅰ类抗原缺失的肿瘤细胞不能被CTL识别并攻击，从而导致肿瘤免疫逃逸。在这个意义上，MHC Ⅰ类分子的表达状态可以作为一种警示系统，如表达下降或缺失则预示着免疫系统或细胞可能发生癌变。

2. HLA-Ⅱ类分子表达异常 某些自身免疫性疾病的靶细胞可异常表达HLA-Ⅱ类分子，如1型糖尿病患者的胰岛β细胞有HLA-Ⅱ类分子异常表达。其机制可能是局部感染诱生IFN-γ，进而诱导Ⅱ类分子表达。Ⅱ类分子是抗原呈递的效应分子，一旦靶细胞异常表达Ⅱ类分子，就可能以组织特异性方式把自身抗原呈递给自身反应性T细胞，从而启动自身免疫反应。激活的自身反应性Th又可分泌大量IFN-γ，诱导更多的靶细胞表达Ⅱ类分子，加重和延续自身免疫反应，最终导致迁延不愈的自身组织损伤。

（三）HLA与器官移植

同种异体器官移植成功与否很大程度上取决于供者、受者之间HLA型别匹配的程度。二者之间错配的等位基因越多，移植效果越差，通常肾源提供配型成功率由高到低的顺序是：同卵双胞胎>同胞>亲属>无亲属关系者。因此移植手术前进行HLA配型是寻找合适供者的依据，通常先在有亲缘关系的亲属中寻找供体。建立扩大骨髓库和脐血库可扩大无亲缘关系个体间寻找合适供体的配型范围，提高适配率。

HLA 与移植排斥

（四）HLA与法医

由于HLA复合体呈高度多态性，在无关个体间表型完全相同的概率极低，且家庭内HLA以单元型方式遗传，故HLA复合体被看作是伴随个体终生的特异性遗传标记。因此HLA复合体基因型与表型检测，可用于法医上个体识别和鉴定亲子关系的重要手段。

与 HLA 相关联的
自身免疫病

学习检测

一、选择题

1. MHC 是指（　　）。
A. 染色体上编码组织相容性抗原的一组紧密连锁的基因群
B. 染色体上编码次要组织相容性抗原的一组紧密连锁的基因群
C. 染色体上编码主要组织相容性抗原的一个基因片段
D. 染色体上编码主要组织相容性抗原的一组紧密连锁的基因群
E. 染色体上一组基因群

2. 与 HLA-Ⅱ类分子结合的是（　　）。
A. CD_2 　　　　B. CD_4 　　　　C. CD_3 　　　　D. CD_5 　　　　E. CD_8

3. 对人而言，HLA 抗原属于（　　）。
A. 异种抗原 　　　　　　　　B. 改变的自身抗原
C. 隐蔽抗原 　　　　　　　　D. 同种异型抗原
E. 肿瘤相关抗原

4. 为患者做器官移植 HLA 配型时，请从下列供者中选择最佳者（　　）。
A. 患者父母 　　　　　　　　B. 患者同胞兄弟姐妹
C. 患者妻子 　　　　　　　　D. 患者同卵孪生兄弟姐妹
E. 患者子女

5. HLA-Ⅰ类分子的功能，正确的是（　　）。
A. 为 CD_8^+T 的识别分子 　　　B. 参与外源性抗原呈递
C. 参与内源性抗原呈递 　　　　D. A 和 B
E. A 和 C

6. 关于 HLA-Ⅰ类分子的叙述，正确的是（　　）。
A. 只存在于白细胞 　　　　　　B. 只存在于淋巴细胞
C. 只存在于巨噬细胞 　　　　　D. 几乎存在于所有有核细胞上
E. 只存在于红细胞上

7. 亲代与子代间必然有一个 HLA 单倍型相同是因为（　　）。
A. 单倍型遗传方式 　　　　　　B. 高度多态性现象
C. HLA 基因连锁不平衡 　　　　D. 等位基因同源染色体间的交换
E. 性连锁遗传

二、简答题

简述 HLA 复合体的遗传特征。

第五章
免疫系统 ———————————————————

学习目标

1. 掌握免疫系统的组成；中枢免疫器官和外周免疫器官的种类及功能。

2. 熟悉 T 淋巴细胞、B 淋巴细胞及其他免疫细胞的功能；白细胞介素、干扰素、肿瘤坏死因子的功能。

3. 了解 T 淋巴细胞、B 淋巴细胞的发育过程及表面标志。

学习导入

患者，男，34 岁，2 个月前无明显诱因出现腹痛、伴腹胀，有同性性行为史，入院检查发现 HIV 抗体阳性、HBsAg 阳性，CD4$^+$T 淋巴细胞计数 148 cell/ul（参考范围 706～1125 cell/ul），CD4$^+$T 淋巴细胞 /CD8$^+$T 淋巴细胞为 0.42（参考范围 1.0～2.0），腹部增强 CT 提示：胰头颈部肿块，考虑恶性肿瘤。1 个月前再次入院完善 PET-CT 提示胰头部恶性病变伴有多发转移及骨侵犯,进一步行骨穿、腹水细胞检查、骨活检，考虑淋巴瘤白血病。诊断：艾滋病、淋巴瘤白血病、慢性 HBsAg 携带。给予化疗治疗。

思考 ....

1. 患者的 CD4$^+$T 淋巴细胞为什么会减少?

2. CD4$^+$T 淋巴细胞减少对患者的免疫功能有什么影响?

免疫系统（immune system）是机体执行免疫功能的物质基础，由免疫器官、免疫细胞和免疫分子三大部分组成（表5-1）。

表 5-1　免疫系统的组成

名称	组成
免疫器官	中枢免疫器官：骨髓、胸腺
	外周免疫器官：淋巴结、脾脏、黏膜相关淋巴组织
免疫细胞	造血干细胞、T细胞、B细胞、NK细胞、单核－巨噬细胞、树突状细胞、中性粒细胞等
免疫分子	免疫球蛋白、补体、细胞因子等

第一节　免疫器官

免疫器官（immune organ）是免疫细胞产生、分化、发育、成熟、定居、增殖和产生免疫应答的场所。根据功能不同，可分为中枢免疫器官和外周免疫器官。

一、中枢免疫器官

中枢免疫器官（central immune organ）是免疫细胞产生、分化、发育和成熟的场所。人类的中枢免疫器官包括骨髓和胸腺。

中枢免疫器官

（一）骨髓

骨髓（bone marrow）位于骨髓腔中，是各类血细胞和免疫细胞发生的场所。骨髓中的多能造血干细胞分化为髓样干细胞和淋巴样干细胞。淋巴样干细胞一部分在骨髓继续分化、发育、成熟为骨髓依赖淋巴细胞（简称B细胞）和自然杀伤细胞（简称NK细胞），另一部分经血流进入胸腺。

（二）胸腺

胸腺（thymus）位于胸骨后、纵隔的上方。胸腺在出生时重15～20 g，以后逐渐增大，至青春期可达30～40 g，然后逐渐萎缩退化，到老年时基本被脂肪组织所取代。

胸腺是胸腺依赖淋巴细胞T细胞（简称T细胞）分化、发育、成熟的场所。骨髓中的一部分淋巴样干细胞经血流进入胸腺后被称为胸腺细胞。胸腺细胞在胸腺微环境的影响下，进一步分化、选择性发育为不同的T细胞亚群。在T细胞选择性发育过程中，能识别自身抗原肽的T细胞克隆发生凋亡，不能识别自身抗原肽的T细胞克隆被留下，继续发育为成熟的T细胞。T细胞的选择性发育对于建立自身耐受和维持自身稳定有重要作用。

二、外周免疫器官

外周免疫器官（central immune organ）是成熟的T细胞和B细胞定居的场所，也是机

体在抗原刺激下发生免疫应答的重要场所。外周免疫器官包括淋巴结、脾脏、黏膜相关淋巴组织。

（一）淋巴结

淋巴结（lymph nodes）是结构完备的外周免疫器官，分布在颈部、腋窝、腹股沟、纵隔和腹腔。人体全身约有500～600个淋巴结。淋巴结被膜下为皮质区，分为浅皮质区和深皮质区，浅皮质区是B细胞的定居场所，深皮质区是T细胞的定居场所。淋巴结的中心及门部为髓质区，包括髓索和髓窦。髓索内主要有B细胞和浆细胞。髓窦内有大量的巨噬细胞。

淋巴结的主要功能：①T细胞和B细胞定居的场所。②过滤淋巴液、捕获抗原：淋巴液从输入淋巴管进入淋巴结，最后经输出淋巴管离开。淋巴结中的巨噬细胞能有效的吞噬和清除淋巴液中的细菌等抗原异物。③免疫应答发生的场所：抗原随淋巴液进入淋巴结后，巨噬细胞等捕获与处理抗原，引起特异性免疫应答。

（二）脾脏

脾脏（spleen）是人体最大的外周免疫器官。脾脏的表面由被膜包绕，脾实质分为白髓、红髓、边缘区三部分。白髓主要由脾内小动脉周围淋巴鞘和淋巴小结构成。动脉周围淋巴鞘由大量T细胞和少量巨噬细胞构成，淋巴小结主要由B细胞构成。红髓占到了脾实质的三分之二，由脾索和脾窦两部分组成。脾索是B细胞的聚集区，脾窦则充满了血液，窦壁外侧有较多的巨噬细胞。红髓和白髓的交界处为边缘区，含有较多的巨噬细胞、T细胞、B细胞。

脾脏的免疫相关功能：①过滤血液：脾脏内有大量巨噬细胞，可以吞噬清除血液中的细菌等抗原异物、衰老红细胞等。②T细胞和B细胞定居的场所。③免疫应答发生的场所，脾脏是机体对血源性抗原产生免疫应答的主要场所。

（三）黏膜相关淋巴组织

黏膜相关淋巴组织主要是指呼吸道、胃肠道及泌尿生殖道黏膜固有层和上皮细胞下散在的无被膜淋巴组织，以及某些带有生发中心的器官化的淋巴组织，如扁桃体、小肠的派氏集合淋巴结（PP）及阑尾等。这些组织中分布有一定量的淋巴细胞和巨噬细胞，可产生SIgA，SIgA可被转运到呼吸道、胃肠道及泌尿生殖道黏膜表面，在黏膜局部发挥免疫作用。

■ 第二节　免疫细胞

免疫细胞是指参与免疫应答或与免疫应答有关的细胞，主要包括造血干细胞、淋巴细胞、单核-巨噬细胞、树突状细胞、中性粒细胞、嗜酸性粒细胞、嗜碱性粒细胞、肥大细胞等，其中淋巴细胞包括T细胞、B细胞和NK细胞。

一、T细胞

在外周血中，T细胞约占血液淋巴细胞的75%；在淋巴结中，T细胞约占75%。

（一）T细胞表面分子

T细胞在发育的不同阶段，细胞表面表达不同的糖蛋白分子，其中主要的有以下几种。

1.T细胞抗原受体（T cell antigen receptor，TCR）　TCR是T细胞特异性抗原识别受体，为所有T细胞特征性标志。TCR识别与MHC分子结合的抗原肽。TCR与CD_3分子结合成TCR-CD_3复合物，此复合物是T细胞识别抗原和转导活化信号的主要单位。

2.细胞因子受体（cytokine receptor，CK-R）　T细胞表面可表达多种细胞因子受体。这些受体与相应的细胞因子结合可促进或诱导T细胞活化、增殖、分化。

3.白细胞分化抗原（CD抗原或CD分子）　CD分子是T细胞在分化过程中产生的抗原，在细胞的不同发育阶段其表达不完全相同。其中主要的有：

（1）CD_3分子：与TCR结合成TCR-CD_3复合物，可将TCR识别抗原所产生的活化信号传递到细胞内。

（2）CD_4和CD_8分子：分别表达于不同亚群的T细胞表面。CD_4分子识别MHC-Ⅱ类分子，CD_8分子识别MHC-Ⅰ类分子，可增强T细胞与抗原提呈细胞或靶细胞之间的相互作用并辅助TCR识别抗原，同时使T细胞识别抗原分别受到自身MHC-Ⅰ类分子和MHC-Ⅱ类分子的限制。

4. MHC分子　MHC-Ⅰ类分子分布于所有T细胞表面，MHC-Ⅱ类分子分布于激活的T细胞表面。

（二）T细胞亚群及功能

根据细胞表面表达的CD分子不同，T细胞可分为CD_4^+T细胞和CD_8^+T细胞。

1. CD_4^+T细胞　主要是辅助性T细胞（helper T cell，Th）。根据Th细胞分泌的细胞因子及功能不同，可分为Th1和Th2两类。Th1细胞与抗原接触后，可释放多种细胞因子，参与细胞免疫应答，引起炎症反应或迟发型超敏反应，故Th1细胞又称炎性T细胞。Th2细胞主要通过分泌多种细胞因子，辅助B细胞活化、分化为浆细胞产生抗体。

2. CD_8^+T细胞　主要包括细胞毒性T细胞（cytotoxic T cell，CTL或Tc）和抑制性T细胞（suppresser T cell，Ts）。Tc细胞识别抗原后可活化、增殖产生大量效应Tc细胞，特异性杀伤靶细胞。效应Tc细胞是细胞免疫应答的主要效应细胞。杀伤靶细胞的机制主要为分泌穿孔蛋白等直接杀伤靶细胞或通过Fas/FasL途径诱导靶细胞凋亡。Ts细胞可分泌抑制因子减弱或抑制免疫应答。

二、B细胞

在外周血中，B细胞占血液淋巴细胞的10%～15%；在淋巴结中，B细胞约占25%。

（一）B 细胞表面分子

1. B细胞抗原受体（B cell antigen receptor，BCR）　　BCR为膜表面免疫球蛋白（mIg），能与抗原特异性结合，是B细胞的特征性标志。

2. 细胞因子受体（cytokine receptor，CK-R）　　B细胞表面可表达多种细胞因子受体。这些受体与相应的细胞因子结合对B细胞活化、增殖、分化有调节作用。

（二）B 细胞亚群及功能

B细胞分为B1细胞和B2细胞两大类。B1细胞主要位于腹腔、胸腔以及肠壁的固定层，产生低亲和力抗体IgM，参与固有免疫。B2细胞即通常所指的B细胞，其主要功能是识别抗原后分化为浆细胞产生抗体，介导体液免疫应答，此外B细胞还能提呈抗原、分泌细因子参与免疫调节。

三、吞噬细胞

吞噬细胞有大、小两种，小吞噬细胞是中性粒细胞，大吞噬细胞是单核-巨噬细胞。

（一）中性粒细胞

中性粒细胞（neutrophil）是外周血中含量最多的白细胞，占白细胞总数的60%～70%。寿命短暂，可存活1～3天，更新迅速。中性粒细胞对趋化因子比较敏感，当有病原菌入侵时，在趋化因子的作用下，能迅速逸出血管，到达感染部位，吞噬病原菌。

（二）单核-巨噬细胞

血中的单核细胞（mono-cyte）和多种器官、组织中的巨噬细胞（macrophage），两者构成单核-巨噬细胞系统。外周血中单核细胞占白细胞总数的1%～3%。单核细胞在外周血中数小时后可穿过毛细血管内皮移行至肝、脾、淋巴结及全身结缔组织等，发育为巨噬细胞。巨噬细胞体形较大，寿命较长，可在组织中存活数月或数年。单核-巨噬细胞的主要功能是：①吞噬作用，吞噬各种病原微生物、肿瘤细胞、体内衰亡细胞等；②提呈抗原、启动免疫应答；③分泌细胞因子，参与免疫应答的调节。

吞噬细胞的吞噬

四、其他免疫细胞

1. 自然杀伤细胞（natual killer cell，简称NK细胞）　　自然杀伤细胞是第三类淋巴细胞。来源于骨髓淋巴样干细胞，主要分布于外周血和脾脏，在外周血中占淋巴细胞总数的5%～10%。NK细胞不表达特异性抗原受体，不需要抗原刺激就可直接杀伤靶细胞。另外，NK细胞表面具有IgG Fc受体，当抗体与靶细胞结合时，NK细胞的Fc受体与抗体的Fc端结合，从而杀伤靶细胞，这种在抗体的协助下NK细胞对靶细胞的杀伤作用称为ADCC。

2. 树突状细胞（dendritic cell，简称DC） 树突状细胞因其表面伸出许多树突样或伪足样突起而得名。来源于骨髓髓样干细胞和淋巴样干细胞，在骨髓形成后进入外周血，并随血流分布于脑以外的全身各组织。分布于不同组织的DC名称各有不同，如分布于皮肤、黏膜的DC称为朗格汉斯细胞（LC），分布于心、肺、肝、肾等器官结缔组织中的DC称为间质DC，分布于淋巴样器官T细胞区的DC称为并指状DC等。DC的主要功能是提呈抗原。DC能够显著刺激初始T细胞增殖，是体内功能最强大的抗原提呈细胞。

3.嗜碱性粒细胞（basophil）和肥大细胞（mast cell） 嗜碱性粒细胞和肥大细胞胞质内含有嗜碱性颗粒，其中含有大量肝素、组胺等。嗜碱性粒细胞分布于外周血，肥大细胞主要分布于黏膜和皮下疏松结缔组织中。二者均是参与Ⅰ型超敏反应的重要细胞。

五、抗原提呈细胞

抗原提呈细胞（antigen-presenting cell，APC）是指能摄取和加工处理抗原，并将抗原信息提呈给抗原特异性淋巴细胞的一类免疫细胞。主要的抗原提呈细胞包括树突状细胞、单核-巨噬细胞、B细胞等。

APC能对抗原进行加工和处理，并以抗原肽-MHC分子复合物的形式表达在细胞表面，T细胞和B细胞能识别该复合物，从而被活化并产生适应性免疫应答。

第三节 免疫分子

免疫分子分为膜型和分泌型两类，膜型免疫分子主要包括细胞膜表面的各种受体、MHC分子、CD分子等。分泌型免疫分子主要包括抗体、补体、细胞因子等。抗体和补体在其他章节已介绍，本节主要介绍细胞因子。

一、细胞因子的概念及共同特性

细胞因子（cytokine，CK）是由免疫细胞和非免疫细胞分泌的在细胞间发挥生物学效应的一类低分子量可溶性多肽或蛋白质的统称。CK具有调节固有免疫和适应性免疫应答、促进造血以及刺激细胞活化、增殖和分化等功能。

二、细胞因子的种类及作用

根据功能将细胞因子分为六大类，即白细胞介素、干扰素、肿瘤坏死因子、集落刺激因子、生长因子、趋化性细胞因子。

（一）白细胞介素

白细胞介素（interleukin，IL）最初是指由白细胞产生，在白细胞间发挥作用的细胞因子。后来发现IL的产生细胞和作用细胞并非局限于白细胞，但这一名称仍被沿用。目前发现的IL有38种。

（二）干扰素

干扰素（interferon，IFN）具有干扰病毒感染和复制的能力。根据来源和理化性质，可将干扰素分为α、β和γ三种类型。IFN-α/β主要由白细胞、成纤维细胞和病毒感染的组织细胞产生，称为Ⅰ型干扰素。IFN-γ主要由活化T细胞和NK细胞产生，称为Ⅱ型干扰素。干扰素主要的功能是抗病毒、抗肿瘤和免疫调节。

【知识拓展】◆

干扰素治疗慢性乙型肝炎

1976年Greenberg等首先报道用人白细胞干扰素治疗4例慢性活动性乙型肝炎患者，治疗后有2例HBeAg消失。随后几十年，干扰素的生产工艺不断改进，目前可供临床选用的干扰素种类很多。干扰素已广泛应用于慢性乙型肝炎的治疗，疗效显著。但是干扰素治疗周期长、价格相对昂贵，且不良反应较多，如发热、寒战、头痛、乏力、肌肉疼痛、失眠、脱发、食欲减退等。

（三）肿瘤坏死因子

肿瘤坏死因子（tumor necrosis factor，TNF）是一类能引起肿瘤组织出血坏死的细胞因子。肿瘤坏死因子分为TNF-α和TNF-β两种，前者主要由活化的单核-巨噬细胞、NK细胞、T细胞产生，亦称恶病质素；后者主要由活化的T细胞产生，又称淋巴毒素。

（四）集落刺激因子

集落刺激因子（colony stimulating factor，CSF）是指能够刺激多能造血干细胞和不同发育分化阶段造血干细胞增殖分化在半固体培养基中形成相应细胞集落的细胞因子。主要包括：干细胞生成因子（SCF）、巨噬细胞集落刺激因子（M-CSF）、粒细胞集落刺激因子（G-CSF）、粒细胞-巨噬细胞集落刺激因子（GM-CSF）和促红细胞生成素（EPO）。

（五）生长因子

生长因子（growth factor，GF）是具有刺激细胞生长作用的细胞因子。包括转化生长因子-β、表皮生长因子、血管内皮生长因子、成纤维细胞生长因子、神经生长因子等。

（六）趋化性细胞因子

趋化性细胞因子（chemokine）简称趋化因子，是一组由70～90个氨基酸组成的小分子量的蛋白质，主要由白细胞和造血微环境中的基质细胞分泌。趋化因子的主要功能是召集血液

主要的细胞因子

中的中性粒细胞、淋巴细胞、单核细胞等进入感染部位。

学习检测

一、选择题

1. 属于中枢免疫器官的是（   ）。

A. 阑尾　　　　　　　　　　　　B. 淋巴结

C. 脾脏　　　　　　　　　　　　D. 骨髓

E. 扁桃体

2. T 细胞发育成熟的场所是（   ）。

A. 胸腺　　　　　　　　　　　　B. 淋巴结

C. 脾脏　　　　　　　　　　　　D. 骨髓

E. 扁桃体

3. 属于外周免疫器官的是（   ）。

A. 胸腺、淋巴结、脾脏　　　　　　B. 骨髓、淋巴结、脾脏

C. 骨髓、脾脏、黏膜相关淋巴组织　　D. 胸腺、脾脏、黏膜相关淋巴组织

E. 淋巴结、脾脏、黏膜相关淋巴组织

4. 识别抗原后能分化为浆细胞产生抗体的细胞是（   ）。

A. T 细胞　　　　　　　　　　　B. B 细胞

C. 中性粒细胞　　　　　　　　　　D. 巨噬细胞

E. 树突状细胞

5. 不需要抗原刺激就可直接杀伤靶细胞的免疫细胞是（   ）。

A. Th1 细胞　　　　　　　　　　B. Th2 细胞

C. NK 细胞　　　　　　　　　　D. B 细胞

E. Tc 细胞

二、简答题

1. 简述免疫系统的组成。

2. 简述 T 淋巴细胞亚群及功能。

第六章
免疫应答

1. 掌握免疫应答、体液免疫、细胞免疫的概念。

2. 掌握抗体产生的一般规律及意义。

3. 熟悉免疫应答的概念、类型、基本过程及生物学作用。

4. 了解免疫调节和免疫耐受的意义。

学习导入

　　李 × 是一名小学六年级的学生，星期六在家帮妈妈做家务时翻到了自己的预防接种手册。从出生开始家长就按照计划免疫程序为自己进行预防接种，手册上记载着：卡介苗接种 2 次，乙肝疫苗接种 3 次，三价脊髓灰质炎疫苗服用 3 次，百白破三联疫苗 3 次，麻疹疫苗 1 次等。

思考 ·······················

　　1.李 × 接种的疫苗是哪种类型的抗原？推测接种后至免疫力产生的体内过程。

　　2.上述大部分疫苗为什么要进行多次接种？

免疫应答（immune response，Ir）是指机体免疫系统对抗原刺激所产生的以排除抗原为目的的生理过程，包括了抗原呈递、免疫细胞活化、免疫分子形成及免疫效应发生等一系列的反应。机体通过有效的免疫应答维护内环境的稳定。

第一节　免疫应答概述

一、免疫应答的类型

根据免疫应答识别的特点及效应机制，免疫应答分为非特异性免疫应答和特异性免疫应答。通常提到的免疫应答指的是特异性免疫应答。

根据在免疫应答中起主要作用的免疫活性细胞的不同，特异性免疫应答分为T细胞介导的细胞免疫和B细胞介导的体液免疫。

根据抗原进入体内的次数及间隔时间的不同，分为初次应答和再次应答。

根据免疫应答是否表现出效应，分为正免疫应答和负免疫应答。正免疫应答即机体接受抗原刺激后产生抗体或效应T细胞，导致免疫效应发生。负免疫应答又称免疫耐受，即机体接受抗原刺激后，特异性不发生免疫效应。

二、特异性免疫应答的基本过程

特异性免疫应答的基本过程可分为三个阶段：

1.抗原提呈和识别阶段　是指抗原提呈细胞（antigen presenting cell，APC）对抗原的摄取、处理和提呈，以及免疫活性细胞对抗原的识别。

2.活化、增殖和分化阶段　是指T细胞和B细胞接受抗原刺激后，活化、增殖和分化，产生抗体和效应T细胞的阶段。

3.效应阶段　是指抗体和效应T细胞与相应抗原发生特异性结合，发挥清除抗原的阶段。

三、特异性免疫应答的特征

1.特异性　抗原只活化具有相应抗原受体的免疫活性细胞克隆，而免疫活性细胞所形成的免疫效应物质（效应T细胞和抗体）也只能与相应抗原发生反应。这种高度特异性是由淋巴细胞表面的特异性受体决定的。

2.记忆性　T、B细胞在活化、增殖、分化的过程中产生寿命较长的免疫记忆细胞，当机体再次接触相同抗原时，由免疫记忆细胞发生迅速、高效的免疫应答。

3.MHC限制性　T细胞与抗原提呈细胞或与靶细胞相互作用时，不但要识别细胞表面抗原决定簇，还需识别细胞上的MHC分子，具有同一MHC表型才能有效地相互作用，称为MHC限制性。

4.多样性　机体内有众多带有不同抗原受体的淋巴细胞克隆，可针对环境中各种各样的抗原，分别产生不同的特异性免疫应答。免疫应答的多样性是由淋巴细胞抗原受体的抗原结合位点结构的多样性决定的。

第二节　B 细胞介导的体液免疫应答

B 细胞介导的特异性免疫应答主要通过抗体发挥免疫效应，因为抗体存在于体液中，故称为体液免疫。TD 抗原和TI 抗原均可刺激B 细胞活化诱发体液免疫应答，但是两类抗原激发机体产生免疫应答的机理不同。B细胞对TD-Ag的应答需要Th 细胞的帮助，对TI-Ag则直接产生应答。

B 细胞介导的免疫应答可分为抗原识别、B 细胞活化增殖与分化、合成分泌抗体并发挥效应三个阶段。

一、B 细胞对 TD 抗原的免疫应答

（一）抗原识别提呈阶段

TD 抗原在体内出现后被抗原提呈细胞APC 捕获经加工处理，TD 抗原以抗原肽-MHC Ⅱ类分子复合物形式表达于APC表面供CD_4^+ T 细胞识别，CD_4^+ T 细胞识别抗原时受MHC 限制。

（二）活化、增殖与分化阶段

1. Th 细胞的活化　首先是CD_4^+ Th 细胞通过表面的TCR 与APC 上的抗原肽结合，Th 细胞表面的CD_4 分子与APC 细胞表面的MHC-Ⅱ类分子结合，这是CD_4^+ Th 活化的第一信号；其次是APC 表面的黏附分子同时分别与Th 表面的某些黏附分子相应配体结合后产生第二信号，在双信号刺激及有关细胞因子作用下，Th 才能活化、增殖、分化（图6-1）。

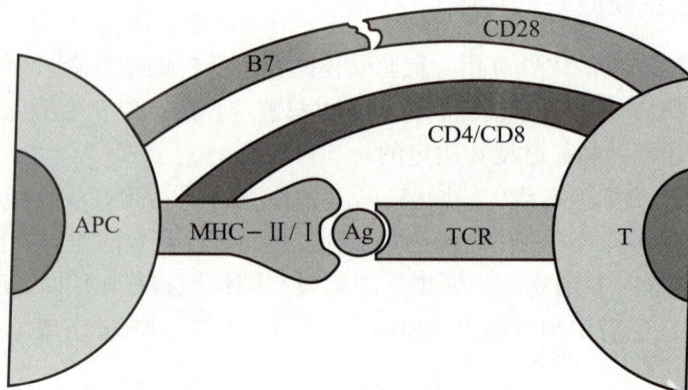

图 6-1　T 细胞活化的双信号

　　除上述双信号外，T细胞的充分活化还有赖于细胞因子参与。活化的APC和T细胞可分泌IL-1、IL-2、IL-6、IL-12等多种细胞因子，活化的Th细胞表面还可以表达$CD_{40}L$，它们在T、B细胞激活中发挥重要作用。

　　2. B 细胞的活化　激活B细胞也需要两个信号和多种细胞因子参与。B细胞表面的抗原受体（BCR）与特异性抗原表位结合，启动第一信号。激活B细胞的第二信号（协同刺激信号）由表达于B细胞表面的CD_{40}和表达于活化的CD_4^+Th细胞表面的$CD_{40}L$及多个黏附分子对的相互作用所提供，其中最重要的是CD_{40}与$CD_{40}L$。只有在双信号的作用下B细胞才能活化、增殖，最终分化成浆细胞（图6-2）。

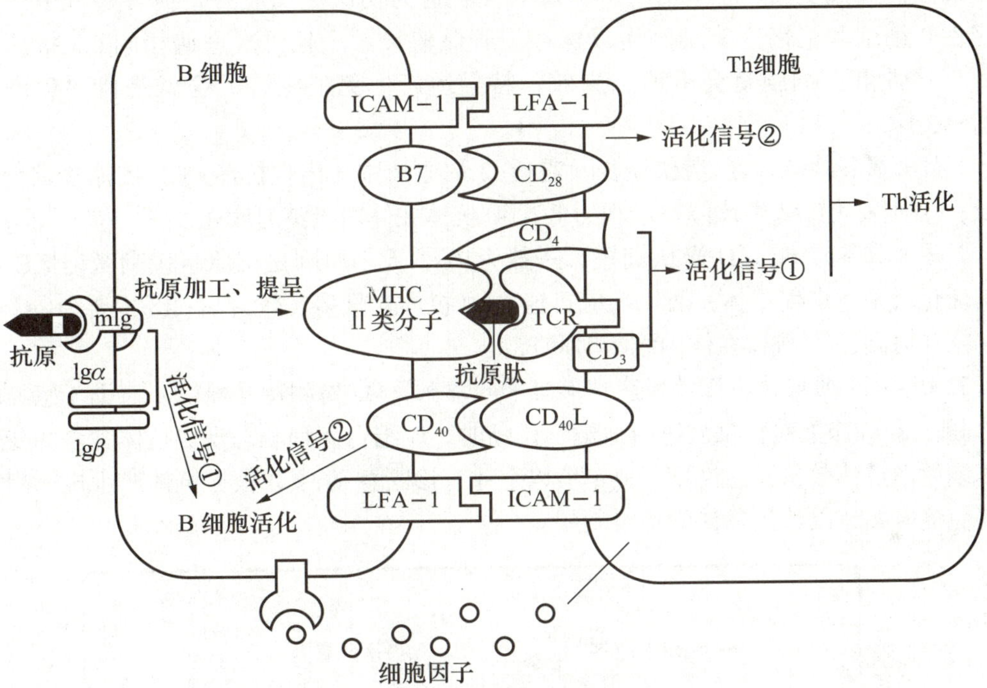

图6-2　Th细胞与B细胞的相互作用

　　在此阶段，有部分淋巴细胞T、B淋巴细胞中途停止分化，成为静止状态的记忆细胞，当它们与同一抗原再次相遇时，可迅速增殖分化为效应淋巴细胞，发挥特异性免疫应答。

　　（三）效应阶段

　　效应阶段是浆细胞分泌抗体发挥免疫效应的阶段。浆细胞产生抗体的类别与分化过程中受到不同细胞因子（其中重要的是白细胞介素）的影响有关。

　　二、B 细胞对 TI 抗原的应答

　　TI抗原引起的体液免疫应答无须Th细胞的辅助，可直接激活B细胞产生IgM类抗体。

　　根据结构特点的不同，TI抗原分为TI-1和TI-2。TI-1抗原主要是细菌的细胞壁成分，如革兰阴性（G⁻）菌的脂多糖。TI-1 抗原具有有丝分裂原成分，能与 B 细胞表面的丝裂原受体结合，非特异性的激活多克隆 B 细胞产生抗体。TI-2 抗原主要是细菌的荚膜多糖和聚合鞭毛素，它们具有许多重复性的抗原决定簇。TI-2 抗原通过其重复性抗原决定簇与 B 细胞表面 BCR 交联结合而诱导并刺激 B 细胞活化。

B 细胞对 TI 抗原的应答为机体提供了抗某些重要病原体的快速反应，由于 B 细胞对 TI 抗原的应答过程不形成记忆细胞，因此无再次应答反应，产生的抗体为 IgM 类抗体。

三、抗体产生的一般规律

机体初次接受 TD 抗原刺激所引发的应答称为初次免疫应答，应答过程中产生的记忆性 T 细胞和记忆性 B 细胞得以保存，寿命较长。一旦再次遭遇相同 TD 抗原的刺激，记忆性淋巴细胞就会迅速、高效、特异地产生免疫应答，这就是再次免疫应答（图6-3）。

1.初次应答特点 ① 潜伏期长，需1～2 周血清中才出现抗体；② 抗体含量少、效价低；③ 主要为 IgM 类抗体，亲和力低；④ 抗体在体内维持时间短。

2.再次应答特点 ① 潜伏期短，一般为1～2 天，原因是抗原直接刺激记忆 B 细胞使其活化增殖，产生抗体，所以反应迅速；② 抗体含量多、效价高；③主要为 IgG 类抗体，亲和力高；④ 抗体在体内维持时间长。

3.抗体产生的规律在医学实践中有重要的意义 ① 检测特异性 IgM 有助于感染的早期诊断；② 临床上对传染病进行血清学诊断时，应结合病程动态观测抗体含量的变化，恢复期血清抗体效价比急性期增高4 倍以上才有诊断意义；③ 根据抗体产生规律制定合理的免疫方案，以达到最佳的免疫效果。

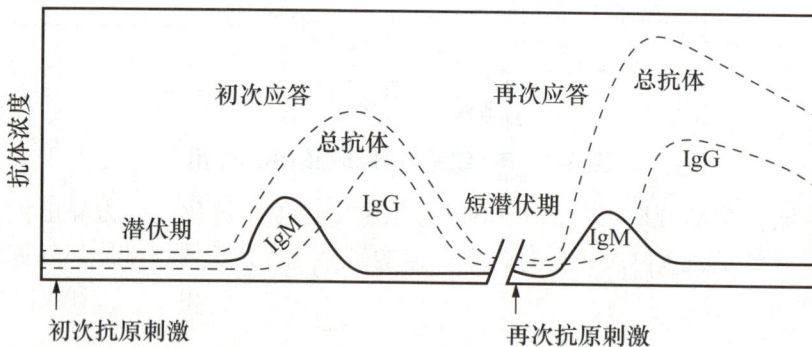

图 6-3 抗体产生的一般规律

四、体液免疫应答的效应

体液免疫应答是通过特异性抗体发挥效应的，它主要通过如下机制发挥效应。

1.中和作用 细菌外毒素与相应抗体特异性结合后，不能与相应受体结合从而使毒素失去毒性。某些激素和酶类与相应抗体结合也可失去活性。病毒与相应抗体结合后，可阻断病毒进入易感细胞使病毒失去感染能力。抗体中和毒素、中和病毒的作用均为中和作用。

2.调理吞噬作用　抗体与相应病原微生物结合后不能直接杀伤病原微生物，但可以通过抗体的Fc段与吞噬细胞结合，促进吞噬细胞对病原微生物的吞噬，发挥调理作用。

3.激活补体　IgG1、IgG2、IgG3和IgM类抗体与抗原结合形成免疫复合物，可通过经典途径激活补体系统进而发挥补体介导的溶菌溶细胞作用。

4.阻止病原体黏附细胞　SIgA能抑制病原体通过其表面的黏附素与宿主黏膜上皮细胞的黏附作用从而阻止病原体感染机体。

5.导致免疫损伤　抗体除上述对机体有利的作用外，在一定的条件下也可导致某些病理过程的发生，如抗体参与引发的超敏反应、自身免疫病。

第三节　T细胞介导的细胞免疫应答

T淋巴细胞介导的特异性免疫应答称为细胞免疫，T淋巴细胞接受抗原刺激后活化增殖为效应T细胞，通过效应T细胞的细胞毒作用及分泌细胞因子发挥细胞免疫效应。细胞免疫只能由TD抗原引起，主要针对细胞内的抗原物质发挥免疫作用，也分为3个阶段。

一、T细胞对抗原的识别

TD抗原经APC处理后形成了MHC-抗原肽复合物，T细胞只识别和结合由APC表面MHC分子所展示的抗原肽。

二、T细胞的活化、增殖与分化

T细胞活化需要双信号刺激，第一信号来自于T细胞表面的TCR与抗原提呈细胞表面的MHC-抗原肽复合物的结合，这种结合有MHC限制性，CD_8^+ T细胞识别MHC-I类分子相关的内源性抗原肽，CD_4^+ T细胞识别MHC-Ⅱ类分子相关的外源性抗原肽，第一信号确保免疫应答的特异性；CD_8^+ T细胞与抗原提呈细胞间通过表面的黏附分子间的相互作用，CD_4^+ T细胞则受活化的APC和T细胞分泌的细胞因子IL-12作用，形成T细胞活化的第二信号。T细胞受到上述两个信号的刺激后，在相应的细胞因子作用下，即可活化、增殖、分化为效应性T细胞，其中CD_8^+ T细胞活化成为CTL，CD_4^+ T细胞活化为Th1。当T细胞只有第一信号而缺乏第二信号时，T细胞处于无应答状态；只有第一信号和第二信号同时存在，T细胞才能活化。

一部分T细胞没有分化而是作为记忆性T细胞保留下来，它们能介导快速和增强再次免疫应答。

细胞因子的分泌是T细胞活化的主要表现形式。T细胞在不同性质的抗原作用下可分泌不同种类的细胞因子，产生不同的效应。

三、细胞免疫效应阶段

（一）CD$_4^+$T 细胞——Th1 的作用

Th1 细胞在接触相应的抗原活化后，可通过释放IL-2、IFN-γ和TNF-β等细胞因子、招募、激活巨噬细胞发挥细胞免疫效应，同时使局部组织产生以淋巴细胞和单核吞噬细胞浸润为主的慢性炎症反应或迟发型超敏反应。

Th1 也通过分泌细胞因子和表达CD$_{40}$L 来促进巨噬细胞的杀伤活性，活化的巨噬细胞抗原提呈功能大为增强，同时可行使杀灭胞内微生物的功能。活化的巨噬细胞也能分泌TNF、IL-1 等细胞因子诱导急性炎症反应发生。

（二）CD$_8^+$ 效应 T 细胞——CTL（Tc）的作用

CTL又称细胞毒性T 细胞，其主要作用是直接特异性结合并杀伤靶细胞，其过程为：CTL 细胞在与抗原细胞特异性结合的过程中同时识别抗原细胞表面的MHC 分子，活化的CTL 细胞通过分泌穿孔素使靶细胞裂解，分泌颗粒酶破坏靶细胞的DNA，以及通过表达FasL与靶细胞表面的Fas结合导致靶细胞凋亡。这样既可杀死靶细胞又可防止病毒在细胞内的复制，杀伤靶细胞的同时CTL自身不被损伤。CTL 细胞的杀伤作用特点为：① 特异性杀伤抗原细胞；② 有MHC 分子限制性；③ 可连续杀伤靶细胞。

四、细胞免疫应答的效应

1.抗感染　某些病原微生物在机体的细胞内寄生，存在于体液中的抗体不易对细胞内病原微生物发挥作用，所以对细胞内寄生的病原微生物，如结核分枝杆菌、麻风分枝杆菌、病毒及某些真菌等引起的感染，主要通过细胞免疫来清除这些细胞内病原微生物。

2.抗肿瘤　效应CTL 细胞可直接杀伤带有相应抗原的肿瘤细胞，CTL 细胞分泌的细胞因子可直接或间接杀伤肿瘤细胞同时增强巨噬细胞和NK 细胞的杀肿瘤效应，所以细胞免疫在抗肿瘤中起着极为重要的作用。

3.免疫损伤　细胞免疫应答在器官移植排斥反应中起主要作用，降低细胞免疫应答功能可以减轻器官移植排斥反应，另外IV 型超敏反应就是由病理性细胞免疫应答引起的。

学习检测

一、选择题

1.受 Ag 刺激后发生免疫应答的部位是（　　　　）。

A.骨髓　　　　　B.胸腺　　　　　　C.腔上囊　　　　　　D.淋巴结

2. 在免疫应答过程, 免疫记忆形成于哪一阶段? (　　　)

A. Ag 提呈阶段　　　　　　　　　　B. 活化分化阶段

C. Ag 识别阶段　　　　　　　　　　D. 效应阶段

3. 下列哪种不属于细胞免疫现象? (　　　)

A. 免疫复合物病　　　　　　　　　　B. 对胞内寄生菌的抗感染作用

C. 迟发型超敏反应　　　　　　　　　D. 抗肿瘤免疫

4. 细胞间相互作用不受 MHC 限制的是 (　　　)。

A. NK 与肿瘤细胞　　　　　　　　　B. Th 细胞与 B 细胞

C. TC 细胞与肿瘤细胞　　　　　　　D. 巨噬细胞与 Th 细胞

5. 下列哪种免疫作用在无抗体时仍可发生? (　　　)

A. ADCC　　　　B. 免疫调理作用　　　C. 经典途径激活　　　D. 中和毒素

6. 哪种细胞因子不参与迟发型超敏反应? (　　　)

A. IL-2　　　　B. IL-4　　　　C. IFN-γ　　　　D. TNF

7. 最容易诱导免疫耐受的时期是 (　　　)。

A. 胚胎期　　　　B. 幼年期　　　　C. 青年期　　　　D. 成年期

二、简答题

1. 简述适应性免疫应答的基本过程和特点。

2. 简述抗体产生的一般规律及其医学意义。

第七章
超敏反应

1. 掌握 I 型超敏反应的发生机制、代表疾病及防治原则；Ⅱ、Ⅲ、Ⅳ型超敏反应的发生机制及防治原则。

2. 熟悉Ⅱ、Ⅲ、Ⅳ型超敏反应的代表疾病。

3. 了解四种类型超敏反应之间的联系及防治原则。

学习导入

患者，女，26岁，因急性化脓性扁桃体炎给青霉素肌内注射治疗，注射数分钟后出现胸闷、口唇青紫、呼吸困难、大汗淋漓、血压下降。经抢救后，患者神志清醒、呼吸平稳，血压开始回升。

思考 ⋯⋯⋯⋯⋯⋯⋯⋯⋯⋯⋯⋯⋯⋯⋯⋯⋯⋯⋯⋯⋯⋯

1. 患者为什么会出现呼吸困难、血压下降？
2. 根据症状应采取哪些相应的措施？

超敏反应（hypersensitivity）又称变态反应（allergy），是指机体受同一抗原物质再次刺激后发生的一种以机体生理功能紊乱或组织损伤为主的特异性免疫应答。超敏反应实质上是异常的或病理的免疫应答，同样具有免疫应答的特异性和记忆性的特点。

引起超敏反应的抗原称为变应原（allergen）。变应原可以是完全抗原，也可以是半抗原。超敏反应的发生，一方面与进入机体的变应原的性质与数量有关，更重要的是取决于个体的免疫状态。

根据超敏反应的发生机制及临床特点，可将超敏反应分为4种类型：即Ⅰ型超敏反应，即速发型超敏反应；Ⅱ型超敏反应，即细胞毒型或细胞溶解型超敏反应；Ⅲ型超敏反应，即免疫复合物型或血管炎型超敏反应；Ⅳ型超敏反应，即迟发型超敏反应。

第一节　Ⅰ型超敏反应

Ⅰ型超敏反应是一种主要由特异性IgE抗体介导产生，可发生于局部，也可发生于全身的超敏反应。因为症状出现迅速，又称为速发型超敏反应。

【知识拓展】

P-K试验

1921年Prausnitz将其好友Kustner对鱼过敏的血清注入自己前臂皮内，一定时间后将鱼的提取液注入相同位置，结果注射局部很快出现红晕和风团反应，他们将引起此反应的血清中的因子称为反应素，这就是著名的P-K试验。

一、参与反应的物质

（一）变应原

进入体内诱导产生IgE类抗体，导致超敏反应发生的抗原性物质称为变应原或过敏原。临床常见的变应原主要有：植物花粉、真菌菌丝或孢子、螨、棉絮、牛奶、海鲜、肉、蛋和青霉素、普鲁卡因、有机碘等药物。

（二）IgE及其受体

IgE介导超敏反应，为亲细胞型抗体，正常人血清含量极低，过敏患者及寄生虫病患者血清含量可显著高于正常人。

IgE Fc段有两类受体，Ⅰ类受体（FcεRⅠ）只存在于肥大细胞和嗜碱性粒细胞膜上。IgE合成后迅速结合到FcεRⅠ，使机体进入特异致敏状态。Ⅱ类受体（FcεRⅡ）为低亲和力IgE受体，膜表面的FcεRⅡ与IgE结合，并通过IgE捕获抗原，可以抑制IgE型抗体的产生。

（三）细胞

1.肥大细胞和嗜碱性粒细胞　肥大细胞广泛分布于皮下结缔组织中的小血管周围，呼吸道、消化道黏膜下层及部分内脏被膜上也有存在。嗜碱性粒细胞主要分布于血流中，在全身过敏反应时迁移到反应部位发挥作用。肥大细胞和嗜碱性粒细胞胞浆中有大量的嗜碱颗粒，颗粒中含有多种参与超敏反应的生物学活性物质。

2.嗜酸性粒细胞　主要分布于呼吸道、消化道等的黏膜下层结缔组织中，外周血中有少量存在，在超敏反应发病中参与迟缓相反应，可加重超敏反应的症状。嗜酸性粒细胞也可以吞噬肥大细胞等释放的颗粒、释放组胺酶灭活组胺、释放芳基硫酸酯酶灭活白三烯、释放磷脂酶D灭活血小板活化因子而参与超敏反应的调节。

（四）生物活性介质

参与超敏反应的介质主要有组胺、激肽原酶、嗜酸性粒细胞趋化因子、前列腺素D2、血小板活化因子（PAF）和白三烯（LTs）等。组胺的释放快（数分钟）维持时间短（≤2小时），扩张血管作用强，是引起痒感的唯一介质，而白三烯的释放及发挥作用缓慢（4～6小时），但维持时间长（1～2天），可引起支气管平滑肌更强烈持久的收缩，是引起过敏性哮喘的主要介质。

二、发生机制

Ⅰ型超敏反应的发生机制分为两个阶段（图7-1）。

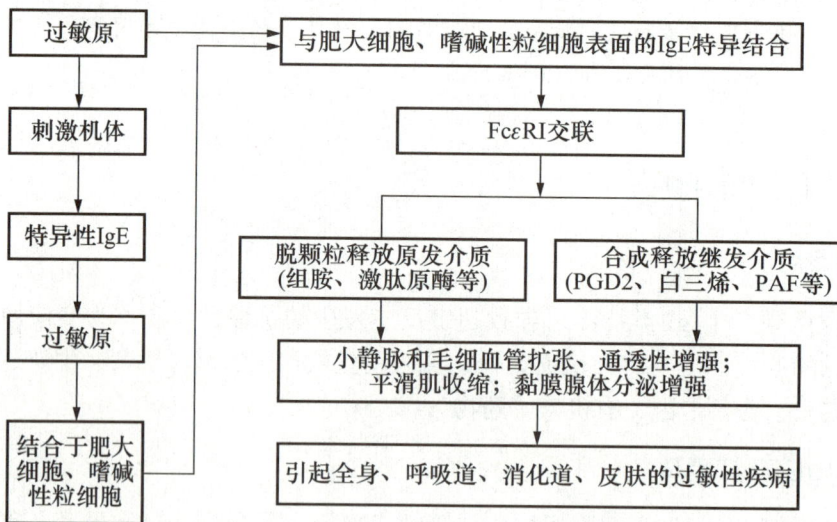

图 7-1　Ⅰ型超敏反应发生的机制

（一）致敏阶段

抗原初次进入机体，引起免疫应答，产生针对抗原的IgE类抗体，这类亲细胞的IgE抗体的Fc段与机体肥大细胞或嗜碱性粒细胞膜表面的Fc受体结合，机体即处于致敏状态。这种状态可以持续数月到数年，在此期间若无同样抗原再刺激则逐渐消失。

（二）发敏阶段

处于致敏状态的机体如再次接触相同抗原，抗原与肥大细胞或嗜碱性粒细胞表面的IgE的Fab段特异性结合，从而触发靶细胞膜一系列生化反应，使靶细胞膜通透性增强，导致细胞脱颗粒，释放多种生物活性介质，如组胺、激肽、白三烯及腺素等。

（三）效应阶段

效应阶段是指这些生物活性介质作用于靶器官，迅速引起平滑肌收缩、腺体分泌增加、毛细血管通透性增加等病理改变，这些作用发生在局部，可有鼻炎、哮喘、皮肤荨麻疹、腹痛、腹泻等表现。发生在全身可表现为过敏性休克。

三、Ⅰ型超敏反应的特点

（1）症状出现快，消退也快，因此又称为速发型超敏反应。症状可出现在局部，也可发生在全身。

（2）通常导致机体生理功能紊乱，极少引起组织损伤，也不遗留组织损伤。

（3）参与的抗体为IgE，效应细胞是肥大细胞或嗜碱性粒细胞。

（4）有明显个体差异或遗传倾向。

四、临床常见疾病

（一）过敏性休克

过敏性休克是最严重的一种超敏反应，通常在数秒到数分钟之内发生，有的患者迅速出现循环衰竭而导致严重后果。

1.药物过敏性休克　青霉素是引起过敏性休克最常见的药物，青霉素分子量小通常无免疫原性，但其分解产物青霉烯酸、青霉噻唑醛酸为半抗原，与机体组织蛋白结合成为完全抗原，从而刺激机体产生特异性IgE抗体，使机体致敏，当再次接触青霉素时，即可发生超敏反应，严重者出现过敏性休克甚至死亡。

2.血清过敏性休克　注射动物免疫血清的患者也可能发生超敏反应。如用破伤风抗毒素进行紧急预防或治疗时，可能诱发过敏性休克，称其为再次注射血清病。近年来由于使用纯化精制的抗血清，血清过敏性休克发生率已明显降低。

（二）呼吸道过敏反应

呼吸道过敏反应常因吸入花粉、尘螨、真菌或呼吸道感染所致，最常见的典型疾病有支气管哮喘和过敏性鼻炎。此类患者有明显的遗传倾向，多具有家族病史。

呼吸道过敏疾病

（三）消化道过敏反应

少数人进食鱼、虾、蛋、奶等食物或服用某些药物后，可发生胃肠过敏症，主要表

现为恶心、呕吐、腹痛、腹泻等症状，个别严重者也可出现过敏性休克。

（四）皮肤过敏反应

皮肤过敏反应主要包括皮肤荨麻疹、湿疹和神经血管性水肿，可由药物、食物、肠道寄生虫等引起。

五、防治原则

（一）查明变应原、避免接触

临床上首先通过询问患者的过敏史，往往能了解到患者对哪些物质过敏。确定变应原的方法是特异性皮肤试验法（皮试），如青霉素皮试、抗毒素血清皮试等。查明变应原并避免接触，防止发生超敏反应。

（二）脱敏疗法和减敏疗法

1.异种免疫血清脱敏疗法　适合于抗毒素皮试阳性但又必须注射者。方法是先小剂量、短间隔、多次皮下注射抗毒素。经此处理后再大剂量注射该血清时即不发生过敏反应。但这种脱敏是暂时的，经一段时间后机体又可重新致敏。

2.减敏疗法　该方法是临床使用较为广泛的Ⅰ型超敏反应治疗方法之一。用特异性变应原制成提取液，间隔一定时间给患者注射，浓度从低到高，在患者反复接触变应原后，血清中出现IgG封闭性抗体，它与变应原结合，从而阻断变应原与IgE抗体的结合。

（三）药物治疗

应用药物阻断、干扰或抑制Ⅰ型超敏反应的任何一个环节，均可达到治疗的目的。

1.抑制生物活性介质药物　阿司匹林可抑制前列腺素等介质的生成。肾上腺素、异丙肾上腺素、氨茶碱、麻黄碱可提高细胞内cAMP水平，有抑制脱颗粒的作用。色甘酸二钠有稳定细胞膜，防止肥大细胞脱颗粒的作用。

2.拮抗生物活性介质药物　苯海拉明、扑尔敏、异丙嗪能通过受体竞争拮抗组织胺；阿司匹林能拮抗缓激肽。

3.对症药物　这类药物主要是改善效应器官的反应性。肾上腺素能解除支气管平滑肌痉挛，还能使毛细血管收缩，升高血压，在抢救过敏性休克时有重要作用。钙剂、维生素C可以降低毛细血管通透性，减轻皮肤、黏膜的炎性反应。

■ 第二节　Ⅱ型超敏反应

Ⅱ型超敏反应主要是发生于细胞膜上的抗原抗体反应，其结果是使细胞或组织破坏，因此又称为细胞毒型或细胞溶解型超敏反应。该型反应中的靶细胞主要是血细胞和某些组织成分。

一、发生机制

（一）抗原

抗原存在于靶细胞表面。可以是细胞本身成分，如异型血细胞表面的抗原成分；也可以是正常细胞被修饰后，使自身细胞表面形成新的抗原决定簇。如病毒感染、某些药物使用后使自身细胞抗原性发生改变。

（二）抗体

介导Ⅱ型超敏反应的主要是IgG和IgM类抗体。

（三）靶细胞损伤

1.激活补体溶解靶细胞　抗原（靶细胞）与抗体IgG、IgM结合后形成抗原抗体复合物，经过经典途径激活补体，在靶细胞膜上形成膜攻击复合体（MAC），导致靶细胞溶解破坏。

2.吞噬细胞介入发挥调理作用　巨噬细胞表面有IgG的Fc受体和补体C3b的受体，进而通过调理作用将靶细胞吞噬或杀伤。

3.抗体依赖细胞介导的细胞毒作用（ADCC）　抗原（靶细胞）和抗体结合后，激活NK细胞，通过ADCC效应杀伤靶细胞。

二、Ⅱ型超敏反应的特点

（1）参与的抗体主要为IgG、IgM。
（2）导致的结果是靶细胞溶解、破坏，因此又称细胞毒型超敏反应。
（3）有个体差异。

三、临床常见疾病

（一）药物过敏性血细胞减少症

临床上应用某些药物，通过Ⅱ型超敏反应可导致某种血细胞减少。如红细胞减少导致的溶血性贫血、粒细胞减少症、血小板减少性紫癜等。

一些药物，作为半抗原进入体内后，与血浆蛋白结合为完全抗原，刺激机体产生相应抗体，当再次使用同样药物，该药和已经形成的抗体结合为抗原抗体复合物，导致血细胞破坏。

（二）输血反应

ABO血型是人红细胞膜上最主要的系统。误输异型血后，输入的红细胞与受血者的天然血型抗体（IgM类）结合，立即就能活化补体，导致大量红细胞溶解破坏，出现严重后果。

（三）新生儿溶血症

因母子间血型不符引起。多发生在Rh^-孕妇和Rh^+胎儿之间，当Rh^-母亲首孕Rh^+胎儿，分娩时胎儿Rh^+红细胞经胎盘剥离的创面和损伤的产道进入母体，刺激母体产生IgG型血型抗体；当再次怀孕Rh^+胎儿时，该类抗体可通过胎盘进入胎儿体内，与胎儿红细胞上的相应抗原结合，激活补体后红细胞被溶解。因Rh^-血型的人较少，此种溶血不多见，但是后果较为严重。

（四）自身免疫性溶血性贫血

药物、感染、代谢异常、肿瘤等原因均可使自身红细胞抗原性发生改变，成为自身抗原，刺激机体产生自身抗体，该种抗体与具有自身抗原的红细胞结合后，红细胞即被溶解破坏，引起贫血。

■ 第三节　Ⅲ型超敏反应

Ⅲ型超敏反应抗原为可溶性抗原，抗体主要是IgG、IgM类。抗原进入体内刺激产生抗体后，二者结合形成免疫复合物（immune complex，IC），在某些条件下，免疫复合物未能及时清除，沉积于毛细血管壁等组织，激活补体，吸引中性粒细胞及其他细胞，引起血管及其周围炎性反应和组织损伤，故又称为免疫复合物型超敏反应。

一、发生机制

（一）免疫复合物（IC）的形成及去向

抗原与相应抗体在体内结合，因二者比例不同可形成大小不同的IC：①小分子可溶性IC，易被肾小球滤过而排出体外；②大分子不溶性IC，易被吞噬细胞清除，因此以上两者均无致病作用；③中等大小可溶性IC，这种IC不易被机体清除，可长期存在于血液循环中，随血流至特定的部位沉积，引起Ⅲ型超敏反应。

（二）沉积部位

中等大小可溶性IC常沉积于静脉压较高且血流湍急的毛细血管，肾小球和滑膜毛细血管就属于此种类型。因此，肾小球基底膜、关节滑膜就成了免疫复合物最常沉积的部位。

（三）IC沉积引起的组织损伤

免疫复合物沉积后并不直接损伤组织，主要通过：①激活补体释放出过敏毒素C3a、C5a，使肥大细胞、嗜碱细胞脱颗粒，释放生物活性介质导致局部毛细血管通透性增强，造成局部组织损伤，加重炎性反应；②C3a、C5a–C567作为趋化因子，吸引中性粒细胞聚集于免疫复合物的沉积部位，在吞噬免疫复合物的同时，也释放溶酶体酶，造成血管基底膜和邻近组织损伤；③促使血小板凝聚形成血栓并释放血管活性胺，导致局部组织充血、水肿及组织缺血、坏死等局部炎性反应。

二、Ⅲ型超敏反应的特点

（1）可溶性抗原。
（2）参与的抗体主要是IgG、IgM。
（3）由中等大小的可溶性免疫复合物沉积引起。

三、临床常见疾病

（一）免疫复合物性肾小球肾炎

某些感染过程中出现的肾小球肾炎均属于此种情况。如链球菌感染后2～3周发生的肾小球肾炎，其机制主要是链球菌感染后机体产生相应抗体，链球菌可溶性抗原与相应抗体结合，形成的IC沉积于肾小球基底膜，激活补体导致局部基底膜炎性反应。

（二）血清病

在初次大量注射异种免疫血清7～14天后，有些患者可以出现局部红肿、皮疹、关节肿痛、蛋白尿等症状称血清病。其发病原因是注入的异种血清蛋白刺激机体产生了抗体，二者结合形成免疫复合物，沉积在多种组织引发此病。

（三）系统性红斑狼疮

病因复杂，与多种因素有关。患者体内出现多种抗核抗体与核抗原形成免疫复合物，反复沉积机体的不同部位造成多种组织的损伤。

（四）类风湿关节炎

病因尚未查明。某些感染患者体内的IgG可发生变性成为自身抗原，刺激机体产生抗变性IgG的自身抗体IgM，即类风湿因子（rheumatoid factor，RF）。自身抗体与变性IgG形成免疫复合物，反复沉积于关节滑膜，聚集来的中性粒细胞在吞噬免疫复合物时释放出的溶酶体酶损伤了滑膜组织和软骨，引起关节炎。

（五）局部免疫复合物病

Ⅲ型超敏反应有的仅局部发病，相同的抗原多次经由同一部位进入体内，在抗原入侵的局部，抗原与已经产生的抗体相遇，形成免疫复合物，局部沉积造成病变。有的患者局部反复注射胰岛素时，可在注射局部出现急性炎性反应，多次注射狂犬疫苗、类毒素等生物制品时也有类似情况发生。Arthus反应：1903年Arthus用马血清皮下反复免疫家兔，数周后，当再次注射马血清时，在注射局部出现红肿、出血和坏死等剧烈炎性反应，红肿随注射次数增加而加重。这是一种动物实验性的局部过敏症。

第四节 Ⅳ型超敏反应

Ⅳ型超敏反应是由T细胞介导的免疫应答，没有抗体和补体参与所导致的组织损伤，是以单核细胞浸润为主的炎性反应。由于该型超敏反应的发生比Ⅰ型、Ⅱ型、Ⅲ型缓慢，故又称为迟发型超敏反应。

一、发生机制

Ⅳ型超敏反应与细胞免疫应答机制基本一致。前者主要引起机体组织损伤，后者则以清除病原体或异物为主，两者可以同时存在。一般来说，应答越强烈，炎症损伤越严重。

（一）致敏阶段

这一阶段需2～3周。当变应原进入机体后，刺激T细胞转化为致敏淋巴细胞：CD_4^+ Th1和CD_8^+ CTL，此时机体处于致敏状态。

（二）效应阶段

当机体再次接触相同变应原时，致敏T细胞中的CD_8^+ CTL能释放穿孔素和颗粒酶直接使靶细胞裂解或凋亡，引起组织损伤；CD_4^+ Th1能释放多种细胞因子，使病变部位出现以淋巴细胞、单核-巨噬细胞浸润为主的炎性反应，活化的单核-巨噬细胞释放溶酶体酶导致局部组织损伤。

二、Ⅳ型超敏反应的特点

（1）由T细胞介导，无须抗体或补体参与。
（2）发敏迟缓，发生缓慢（24～72小时），消退也慢，因此又称为迟发型超敏反应。
（3）病变特征是以单核细胞浸润为主的炎性反应。
（4）大多无个体差异。

三、临床常见疾病

（一）传染性超敏反应

胞内寄生菌（如结核分枝杆菌、麻风分枝杆菌、布氏杆菌等）、病毒或某些真菌在感染过程中，常伴随着Ⅳ型超敏反应性炎症，称为传染性超敏反应。结核病的干酪坏死、空洞的形成及麻风病的肉芽肿均与Ⅳ型超敏反应有关。

临床上具有诊断意义的结核菌素试验是在皮肤上做的迟发型超敏反应试验。被检者感染结核菌或接种过卡介苗，呈阳性反应。

（二）接触性皮炎

某些个体在皮肤接触某些小分子物质48～72小时后，局部皮肤出现红肿、硬结、水疱，严重者出现剥脱性皮炎。这些小分子物质作为半抗原，与患者表皮细胞内的角蛋白结合成完全抗原，刺激机体使T细胞致敏，再次接触相同物质，即可发生局部接触性皮炎。引起接触性皮炎的抗原主要有油漆、农药、染料、药物、化妆品和有毒植物等。

（三）移植排斥反应

临床上在进行同种异体组织器官移植时，由于供体与受体之间的组织相容性抗原不一致，供体组织器官进入到受体后，可刺激受体产生致敏淋巴细胞，引起Ⅳ型超敏反应，其淋巴细胞和单核细胞浸润可导致局部的炎症，甚至移植物被排斥、坏死、脱落。

上述各型超敏反应各具特征。在免疫类型方面，Ⅰ～Ⅲ型均有抗体参与，属于体液免疫，Ⅳ型超敏反应由致敏T细胞介导，属于细胞免疫；在反应速度方面，Ⅰ型最快，Ⅳ型最慢；在反应结果方面，Ⅰ型只有生理功能紊乱，一般无组织损伤，而Ⅱ型、Ⅲ型、Ⅳ型均有组织损伤。

临床遇到的超敏反应常为混合型反应，但以某一型为主。例如青霉素，它可引起Ⅰ型过敏性休克；结合于血细胞表面可引起Ⅱ型反应；如与血清蛋白质结合还可能出现Ⅲ型反应，而青霉素在局部应用也可引起Ⅳ型超敏反应。

药物的过敏反应在临床较常见，轻则产生皮肤局部反应，增加痛苦和经济负担；重则发生过敏性休克，危及患者的生命。医护人员在给患者用药时，一定要仔细询问其过敏史，对过敏体质或有过敏史的患者用药尽量选用致敏性较低的药物，避免使用已知有过敏反应或结构相似的药物。药师在发药时对易导致过敏的药物应向患者加以提示，使药物造成的危害降低到最低限度。护理人员在用药前做好"三查七对"工作，对同名异药、同药异名及药物的复方成分加以注意。

学习检测

一、选择题

1. 异型输血反应属于（　　　　）。

A. Ⅳ型超敏反应　　　　　　　　　　B. Ⅲ型超敏反应

C. Ⅱ型超敏反应　　　　　　　　　　D. Ⅰ型输血反应

2. 下列哪项不是Ⅰ型超敏反应的特点？（　　　　）

A. 发生快　　　　　　　　　　　　　B. 有IgE参与

C. 有明显的个体差异　　　　　　　　D. 有补体参与

3. 属于Ⅰ型超敏反应的疾病是（　　　　）。

A. 新生儿溶血症　　　　　　　　　　B. 类风湿性关节炎

C. 过敏性鼻炎　　　　　　　　　　D. 移植排斥反应

4. 属于Ⅲ型超敏反应的疾病是（　　　）。

A. 输血反应　　　　　　　　　　　B. 甲亢

C. Arthus 反应　　　　　　　　　　D. 迟发型超敏反应

5. 属于Ⅱ型超敏反应的疾病是（　　　）。

A. 类 Arthus 反应　　　　　　　　B. 新生儿溶血症

C. 过敏性哮喘　　　　　　　　　　D. 接触性皮炎

6. 属于Ⅳ型超敏反应的疾病是（　　　）。

A. 接触性皮炎　　　　　　　　　　B. 荨麻疹

C. 过敏性休克　　　　　　　　　　D. 类 Arthus 反应

7. 血型不合引起的输血反应属于（　　　）。

A. Ⅰ型超敏反应　　　　　　　　　B. Ⅱ型超敏反应

C. Ⅲ型超敏反应　　　　　　　　　D. Ⅳ型超敏反应

二、简答题

1. 简述青霉素过敏性休克的发生机制。

2. 简述急性风湿热的发病机理。

第八章
免疫缺陷病和自身免疫病 ——————————

> 1. 掌握免疫缺陷病的概念、分类和临床特点。
>
> 2. 熟悉原发免疫缺陷病的代表性疾病与可能的发病机制、熟悉自身免疫病诱发因素、熟悉自身免疫病的病理损伤机制。
>
> 3. 熟悉 AIDS 的发病机制与免疫学异常。
>
> 4. 了解免疫缺陷病的防治原则、了解自身免疫和自身免疫病的概念。了解自身免疫病的分类、基本特征和防治原则。

> 患者，女，29 岁。自述有 3 年静脉注射吸毒史，为同性恋者。该患者两年来体重减轻，近半年来持续低热、盗汗、乏力、腹泻等。近 1 周出现全身淋巴结肿大、口腔内膜毛状白斑。体格检查：消瘦，多汗，T: 37.7 ℃。实验室检查：抗 –HIV（＋）。临床诊断：人类获得性免疫缺陷综合征（AIDS）。
>
> **思考** ·······························
>
> 1. 判断该病是哪一类的免疫缺陷病。
> 2. 说明该病的病因。

机体的免疫系统忠实地执行着清除抗原性异物，保持机体生理平衡和稳定的功能，这种功能的实现依赖于免疫系统的完整和功能正常。在某种情况下，免疫系统中某个成员不到位或无战斗力，面对病原微生物的侵袭"视而不见"或"无能为力"，可引起以反复、严重感染为特点的免疫缺陷病。更有甚者，免疫系统中某些成员"玩忽职守"，稀里糊涂地把矛头指向自身组织细胞，对自身组织发起攻击，则引起以自身组织损伤为特点的自身免疫病。

■ 第一节 免疫缺陷病

免疫缺陷病（immunodeficiency diseases，IDD）是免疫系统因先天发育不全或后天损伤而导致的免疫成分缺失、免疫功能障碍所引起的临床综合征。IDD按发病原因不同分为原发性（先天性）免疫缺陷病和继发性（获得性）免疫缺陷病；按主要累及的免疫成分不同又可分为体液免疫（B细胞）缺陷、细胞免疫（T细胞）缺陷、联合性免疫缺陷、吞噬细胞缺陷和补体缺陷等。

一、免疫缺陷病的主要临床特点

1.易并发感染 免疫缺陷病患者对各种感染的易感性明显增加，出现反复、持续、严重的感染，难以治愈。感染是免疫缺陷病最常见的临床表现，也是患者死亡的主要原因。感染的性质和严重程度主要取决于免疫缺陷的类型，如体液免疫缺陷、吞噬细胞缺陷或补体缺陷时，患者易发生细菌性感染，以化脓性细菌感染为主；细胞免疫缺陷病患者则易发生病毒、胞内寄生菌、真菌和原虫等的感染。

2.易发生恶性肿瘤 免疫缺陷病患者易发生恶性肿瘤，尤其是T细胞免疫缺陷病的患者。恶性肿瘤的发病率比同龄正常人群高100～300倍，以白血病和淋巴系统肿瘤居多。

3.易伴发自身免疫性疾病 免疫缺陷病患者有高度伴发有自身免疫性疾病的倾向，正常人群的自身免疫性疾病的发病率仅为0.001%～0.01%，而免疫缺陷病患者的发生率高达14%，以系统性红斑狼疮和类风湿性关节炎多见。

4.多有遗传倾向 多数免疫缺陷病有遗传倾向，约1/3为常染色体遗传，1/5为性染色体隐性遗传。

二、常见类型

（一）原发性免疫缺陷病

原发性免疫缺陷病（primary immunodeficiency diseases，PIDD）是由于免疫系统遗传基因异常或先天性免疫系统发育障碍，导致机体免疫功能不全引起的疾病。多具有遗传性，常见

常见原发性免疫缺陷病

于婴幼儿，严重者会威胁生命。根据所累积的免疫细胞或免疫分子不同，可分为特异性免疫缺陷病（如B细胞免疫缺陷病、T细胞免疫缺陷病、两者联合性免疫缺陷病等）和非特异性免疫缺陷病（如补体缺陷病和吞噬细胞缺陷病等）。

1.原发性B细胞免疫缺陷病

（1）Bruton病：又称X-连锁无丙种球蛋白血症，是最常见的原发性B细胞免疫缺陷病，为X连锁隐性遗传。发病机制是位于X染色体的B细胞信号转导分子酪氨酸激酶基因突变，酪氨酸激酶合成障碍，使B细胞发育停滞于前B细胞阶段，导致成熟B细胞数目减少或缺失，体内丙种球蛋白缺乏。患儿出生半年后开始发病（因经胎盘进入胎儿体内的母体IgG基本消耗），出现反复感染，化脓性细菌感染最为常见，而对病毒、真菌及大多数细胞内寄生菌不易感染。约20%的患儿伴有自身免疫性疾病。

（2）选择性IgA缺陷病：是最常见的选择性Ig缺陷病，为常染色体隐性或显性遗传。该病确切缺陷基因尚不清楚。患者血清IgA和黏膜表面分泌型IgA（SIgA）均缺乏，多无临床症状，或表现各种病原微生物所致的慢性呼吸道、消化道、泌尿道感染，易引发自身免疫性疾病和哮喘、过敏性鼻炎等超敏反应性疾病。该病预后良好，少数患者可自行恢复合成IgA的功能。

2.原发性T细胞缺陷病

（1）先天性胸腺发育不全综合征：该病是由于第22号染色体某区域发生微缺陷，使妊娠早期第Ⅲ、Ⅳ咽囊发育障碍，致使来源于它的器官如胸腺、甲状旁腺、心血管、唇、耳等发育不全。患者体内T细胞数量重度减少，但B细胞数量正常或偏低，易发生胞内寄生菌、病毒、真菌感染。应用胚胎胸腺移植治疗有一定疗效。

（2）T细胞活化和功能缺陷：患者因T细胞表面分子或细胞内信号转导分子表达异常或缺失，导致T细胞活化和功能缺陷。机制可能有：TCR-CD$_3$分子表达缺乏，TCR-CD$_3$复合物信号转导异常，协同刺激信号表达缺失，细胞因子受体表达缺失等。

3.联合性免疫缺陷病
联合性免疫缺陷病是一类因T细胞和B细胞数量或功能缺陷导致患者的细胞免疫功能和体液免疫功能缺失引起的疾病，多见于婴幼儿。

（1）重症联合性免疫缺陷病：是由于骨髓干细胞的T细胞、B细胞发育异常所致的疾病，包括常染色体隐性遗传和X连锁隐性遗传两种类型。表现为体液免疫、细胞免疫同时缺陷，尤以T细胞免疫缺陷更为突出。患儿易患严重和持续的机会性感染，接种麻疹、卡介苗等减毒活疫苗可引起全身感染导致死亡。骨髓移植或胚胎肝移植治疗可获得一定疗效。如未接受骨髓移植，一般在1~2岁内死亡。

（2）伴血小板减少和湿疹的免疫缺陷病

4.吞噬细胞缺陷病
表现为吞噬细胞数量减少和功能障碍。临床表现为化脓性细菌和真菌反复感染。

慢性肉芽肿病是常见的吞噬细胞功能缺陷病，该病中57%为X连锁的隐性遗传，43%为常染色体隐性遗传。当中性粒细胞吞入细菌后不能将其杀死，反而随中性粒细胞游走而扩散，引起反复发作的化脓性感染，皮肤、淋巴结、骨髓、肝、脾、肺等形成慢性化脓性炎症或肉芽肿。

5.补体缺陷病　补体系统的补体固有成分、调控蛋白和补体受体中的任何成分缺陷，均可引起补体系统缺陷病。大多数补体缺陷属常染色体隐性遗传，少数为常染色体显性遗传。

（二）获得性免疫缺陷病

获得性免疫缺陷病（acquired immunodeficiency diseases，AIDD）是由后天因素造成免疫系统损伤或功能障碍而引起的免疫缺陷性疾病。可发生在任何年龄，比原发性免疫缺陷病多见。

诱发获得性免疫缺陷病的因素有：①感染，多种病毒（如人类免疫缺陷病毒、风疹病毒、巨细胞病毒等）、细菌（如结核分枝杆菌、麻风分枝杆菌等）和寄生虫（如弓形虫等）感染，均可不同程度损害机体的免疫系统。②恶性肿瘤，肿瘤本身能对免疫系统造成损伤，又因化疗、放疗等导致免疫功能下降。③营养不良，是引起获得性免疫缺陷病最常见的因素。④医源性因素，长期或大剂量使用免疫抑制剂或受到放射性损伤等，均可引起机体免疫缺陷。

【知识拓展】

AIDS

临床观察表明，获得性免疫缺陷病可以是暂时性的，当原发疾病消除后，免疫缺陷可逐渐恢复正常；也可以是持久性的，例如人类免疫缺陷病毒（HIV）引起的获得性免疫缺陷综合征（acquired immune deficiency syndrome，AIDS）。获得性免疫缺陷综合征又称艾滋病，是典型的获得性免疫缺陷病。自1981年美国发现首例艾滋病患者以来，迅速在全世界广泛蔓延。该病因HIV侵入机体，导致以CD_4^+ T细胞减少为主，引起细胞免疫功能严重缺陷，继之体液免疫功能下降，伴有机会性感染、恶性肿瘤和神经系统病变为特征的临床综合征。此病流行广泛，病死率高，至今尚无有效的治疗措施，因而受到人群的普遍关注。

三、治疗原则

1.控制感染　持续、严重的反复感染是免疫缺陷病主要的死亡原因，应用抗菌抗生素、抗真菌、抗病毒、抗原虫、抗支原体药物，以控制感染，缓解病情。

2.免疫重建　通过造血干细胞移植以补充免疫细胞，重建机体的免疫功能。

3.基因治疗　某些原发性免疫缺陷病是单基因缺陷所致，通过基因治疗可获得良好疗效。

4.免疫制剂　输入免疫分子（免疫球蛋白、细胞因子、补体）及免疫细胞可增强患者的免疫功能，这是一种替补疗法。如用混合丙种球蛋白治疗体液免疫缺陷病，减轻细菌感染；应用基因工程的单克隆抗体预防特异病原体感染。

第二节 自身免疫性疾病

一、概念

自身免疫是指机体免疫系统对自身成分发生免疫应答的现象。自身免疫可以是生理性的，也可是病理性的。正常机体的免疫系统具有识别"自己"和"非己"的能力，对非己的抗原能够发生免疫应答，对自身物质则处于无应答或微弱应答状态，即免疫耐受。在免疫耐受的状态下，一定量的自身抗体和自身反应性T细胞普遍存在于外周免疫系统中，有利于协助清除衰老、损伤的自身成分，对维持免疫系统的自身免疫稳定具有重要的生理意义。

自身免疫性疾病（autoimmune disease，AID）是指在某些因素的诱发下，机体免疫系统对自身成分产生过度而持久的异常免疫应答，造成自身组织细胞损伤或功能障碍而引起的一类疾病。

自身免疫性疾病根据发病原因不同可分为原发性AID和继发性AID两类，目前发现的自身免疫性疾病大约有数十种，临床大多数为原发性，少数为继发性。继发性AID与药物、外伤、感染等原因有关，与遗传无关，除去诱因后常能治愈。原发性AID的发生与遗传因素密切相关，常呈慢性迁延，多数预后不良。

自身免疫性疾病根据自身免疫应答针对的靶器官不同分为器官特异性AID和非器官特异性AID（即全身性AID），前者的病变部位常局限于某一特定器官，由对器官特异性抗原的免疫应答引起；后者常累及多种器官和结缔组织，又称系统性自身免疫性疾病或结缔组织（胶原）病。

二、特点

自身免疫性疾病的基本特点是：①患者血液中可检测出高效价的自身抗体和（或）自身反应性T细胞。②自身抗体和（或）自身反应性T细胞作用于表达相应抗原的自身组织细胞，能造成组织细胞损伤或功能障碍。③病情的转归与自身免疫反应的强度密切相关，使用免疫抑制剂治疗有一定效果。④病程一般较长，多呈反复发作和慢性迁延趋势。⑤易伴发免疫缺陷病或恶性肿瘤。⑥患者以女性为多见，发病率随年龄增长而增高，具有遗传倾向。

三、常见类型

自身免疫性疾病发生的主要原因是由自身抗体和（或）自身反应性T细胞介导的对自身成分发生的适应性免疫应答。其发生机制多与Ⅱ型、Ⅲ型或Ⅳ型超敏反应有关。大多数自身免疫性疾病由单一型超敏反应引起，但也有少数的自身免疫性疾病由两型或两型以上的超敏反应所致。常见的自身免疫性疾病及其损伤机制见表8-1。

表 8-1 自身免疫性疾病的常见疾病及其损伤机制

常见疾病	类型	自身抗原	病变范围
自身免疫溶血性贫血	II 型超敏反应	红细胞表面抗原或药物	器官特异性
自身免疫血小板减少性紫癜	II 型超敏反应	血小板表面抗原	器官特异性
肺出血—肾炎综合征	II 型超敏反应	基底膜抗原	器官特异性
毒性弥漫性甲状腺肿	II 型超敏反应	促甲状腺素受体	器官特异性
桥本氏甲状腺炎	II 型超敏反应	甲状腺球蛋白、过氧化酶	器官特异性
重症肌无力	II 型超敏反应	乙酰胆碱受体	器官特异性
类风湿性关节炎	III 型超敏反应	变性 IgG	系统性
系统性红斑狼疮	III 型超敏反应	DNA、组蛋白核糖体等	系统性
强直性脊柱炎	III 型超敏反应	脊柱关节抗原	系统性
胰岛素依赖性糖尿病	IV 型超敏反应	胰岛 β 细胞	器官特异性
多发性硬化症	IV 型超敏反应	髓磷脂碱性蛋白	系统性
桥本氏甲状腺炎	IV 型超敏反应	甲状腺抗原	器官特异性

四、治疗原则

目前，对自身免疫性疾病的治疗尚缺乏特效的方法。一般采用对症治疗，或者通过调节免疫应答的各环节来阻断病程。

1. 应用免疫抑制剂 是目前治疗自身免疫性疾病的有效药物。如环孢素A和他克莫司（FK-506）对多种自身免疫性疾病有明显的治疗效果，其机制是抑制IL-2基因的活化，进而抑制T细胞的分化增殖。

2. 预防和控制病原体的感染 采用疫苗和抗生素控制病原体的感染，可降低某些自身免疫性疾病的发生率。

3. 抗炎治疗 使用抗炎药物和皮质激素等可在一定程度上抑制炎症反应，从而减轻自身免疫性疾病的临床症状。

4. 应用细胞因子的抗体治疗 如TNF单克隆抗体对风湿性关节炎具有明显的疗效。

5. 重建对自身抗原的特异性免疫耐受 是治疗自身免疫性疾病的理想方法，临床已尝试口服重组胰岛素的方法来预防和治疗糖尿病。

学习检测

一、选择题

1. 自身免疫病是由于哪项免疫功能异常所致？（   ）

A. 抗原提呈   B. 免疫防御

C. 免疫监视   D. 免疫自稳

E. 免疫调节

2. 下列不属于隐蔽抗原的是（　　　　）。

A. 精子
B. 组织相容性抗原
C. 脑组织
D. 睾丸
E. 眼晶状体

3. 柯萨奇病毒感染引发糖尿病的主要机制是（　　　　）。

A. 隐蔽抗原的释放
B. 表位扩展
C. 免疫忽视
D. 分子模拟
E. 自身抗原改变

4. 下列属于自身免疫病的是（　　　　）。

A. 艾滋病
B. 白血病
C. 多发性骨髓瘤
D. 乙型脑炎
E. 胰岛素依赖型糖尿病

5. 免疫缺陷病的发生的可能原因不包括（　　　　）。

A. 骨髓干细胞发育缺陷
B. 胸腺发育不全
C. 吞噬细胞功能缺陷
D. 补体功能缺陷
E. 以上均不是

6. 下列哪种疾病属于重症联合免疫缺陷病？（　　　　）

A. CVID
B. XSCID
C. 慢性肉芽肿病
D. AIDS
E. 遗传性血管神经性水肿

7. 联合免疫缺陷病时对下列哪种病原体易感？（　　　　）

A. 细菌
B. 病毒
C. 真菌
D. 细菌、病毒、真菌、原虫
E. 以上都不是

8. 与 HIV 复制和播散有关的主要免疫细胞为（　　　　）。

A. T 淋巴细胞
B. B 淋巴细胞
C. 巨噬细胞
D. NK 细胞
E. 中性粒细胞

二、简答题

试述免疫缺陷病的共同特征。

第九章
免疫学应用

1. 掌握人工免疫类型及特点。

2. 掌握常用生物制品的特点及实际应用。

3. 熟悉常见免疫治疗、诊断方法在临床上的应用。

学习导入

患者，男，55 岁。因张口受限 2 天来诊。自述 1 周前被鱼钩刺伤右手拇指，在当地医院进行清创缝合，2 天前拆线，遂出现张口受限、颈部与腰背部疼痛。体格检查：T37℃，P112 次／分，R26 次／分，BP126/76 mmHg。神志清楚，张口度 0.3cm，咬肌和颈部肌肉张力增高，无全身抽搐；右手拇指处见刺伤愈合痕迹。初步诊断为破伤风，给予破伤风抗毒素 34500 U/d，肌内注射地西泮，鼻饲饮食。入院第 2 天交谈时见"苦笑"面容，第 3 天病情加重，不时咬伤舌前部出血，颈项强直，腰背肌抽搐，并发呼吸困难一次。随后加大抗毒素剂量（48000 U/d），加大地西泮剂量（l00 mg/d），适量给予异丙嗪、哌替啶控制肌肉抽搐。7 天后症状逐渐缓解，巩固治疗 5 天后出院。

思考

1. 患者出现咬肌和颈部肌肉张力增高，"苦笑面容"，不时咬伤舌前部出血这些症状的原因分析。

2. 抗毒素注射治疗的原则和注意事项分析。

免疫学已广泛应用于医学各个领域。在临床医学中，免疫学的应用主要包括两个方面：用免疫学理论来阐明许多疾病的发病机制和发展规律和用免疫学原理和技术来协助人们诊断和防治技术。本章主要介绍免疫学在疾病预防、诊断和治疗方面的应用。

第一节 免疫学诊断

机体在抗原诱导下发生体液免疫和细胞免疫应答，这些免疫应答不仅在体内发生，而且可用实验方法在体外加以证实。免疫学诊断是根据免疫学理论设计实验方法，通过对抗原、抗体、免疫细胞和细胞因子等进行定性或定量检测，进行免疫相关疾病的诊断、病情监测及疗效评价等。近年来随着免疫监测技术的发展，免疫学诊断的应用已从最初的传染病的诊断扩展到肿瘤、超敏反应性疾病、自身免疫性疾病的诊断以及微量蛋白质、激素和药物的测定等方面。

一、抗原抗体的检测

抗原抗体检测技术的基本原理是抗原和抗体在体外特异性结合后出现肉眼可见或借助仪器可检测出的反应现象。试验时既可用已知抗体检测标本中有无相应抗原，也可用已知抗原检测标本中有无相应抗体。

（一）抗原抗体反应的特点

1.特异性 一种抗原一般仅能与由它刺激机体所产生的相应抗体结合的专一性即为特异性。抗原抗体的结合实质上是抗原决定基与抗体可变区中抗原结合部位之间的结合。由于两者在化学结构和空间构型上呈互补性，所以抗原与抗体的结合具有高度的特异性。

2.可逆性 抗原与抗体的结合虽有高度特异性和相对稳定性，但只是表面的结合，这种结合是可逆的。在一定条件下，两者可解离。

3.适当浓度的比例 抗原一般具有多个决定基，是多价的，而抗体一般是二价的。只是在一定浓度范围内，两者比例合适时，其结合价相互饱和，相互联结成巨大网络状聚集体，才形成可见的复合物（图9-1）。

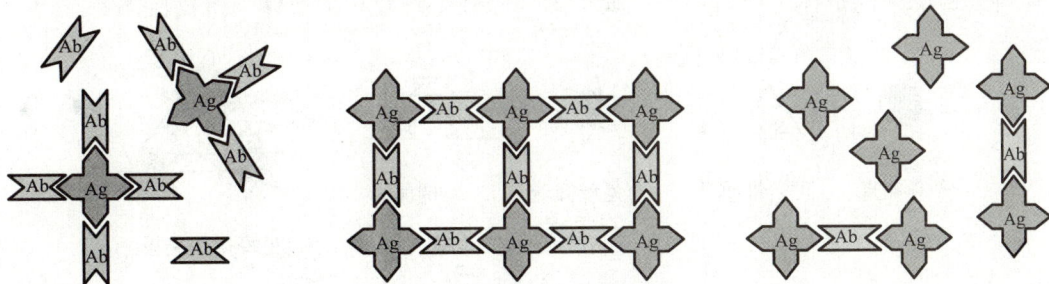

图9-1 抗原抗体反应比例性

4.阶段性 抗原与抗体的结合可以分为两个阶段:第一阶段是抗原与抗体的特异性结合阶段,这一阶段的反应快,只需几秒钟或几分钟即可完成,但不呈现肉眼可见的反应。第二阶段是抗原与抗体结合的可见反应阶段。当抗原与抗体发生特异性结合后,呈现凝集、沉淀、溶解、补体结合等可见反应,这一阶段的反应较慢,常需几分钟、几小时甚至几天。以上特异性结合和可见反应两个阶段往往不能严格分开。

(二)影响抗原抗体反应的因素

抗原抗体反应受以下因素的影响:

1.电解质 电解质使抗原抗体复合物失去电荷而凝聚,出现可见反应,故免疫学试验中多采用0.9%氯化钠溶液稀释抗原或抗体。

2.酸碱度 最适pH是6~8。超出此范围可影响抗原、抗体的理化性状,出现假阳性或假阴性。

3.温度 适当的温度可增加抗原与抗体分子碰撞的机会,加快二者结合的速度。抗体抗原反应的最适温度为37℃。

此外,适当震荡或搅拌也可促进抗原、抗体分子的接触,提高结合速度。

(三)抗原抗体反应的基本检测方法

传统的抗原抗体反应分为凝集反应、沉淀反应、补体参与的反应、中和反应等。随着免疫学技术的不断发展,现在临床上除保留少数传统方法外,多采用各种免疫标记技术及自动化仪器进行抗原抗体监测。

1.凝集反应 颗粒性抗原(如细菌、红细胞等)与相应抗体结合后形成肉眼可见的凝集团块,此类反应称为凝集反应。凝集反应可分为直接凝集反应、间接凝集反应等。

(1)直接凝集反应:将颗粒性抗原(如细菌或红细胞等)与相应抗体直接反应,出现细菌凝集或红细胞凝集现象。常用方法有:①玻片凝集反应:属于定性试验,是用已知抗体检测未知抗原,如ABO血型鉴定、细菌鉴定。②试管凝集反应:用已知抗原测定被检血清中有无抗体及其相对含量,如诊断伤寒、副伤寒的肥达试验等。

(2)间接凝集反应:将可溶性抗原先吸附于一种与免疫无关的颗粒状载体表面,成为致敏颗粒,再与相应抗体反应出现的凝集现象(图9-2)。常用的载体为人O型血红细胞、绵羊红细胞等。常用的方法有:间接凝集试验:用已知抗原(或抗体)吸附于载体再去检测未知抗体(或抗原),如检测病原微生物及相关抗体、抗核抗体等。

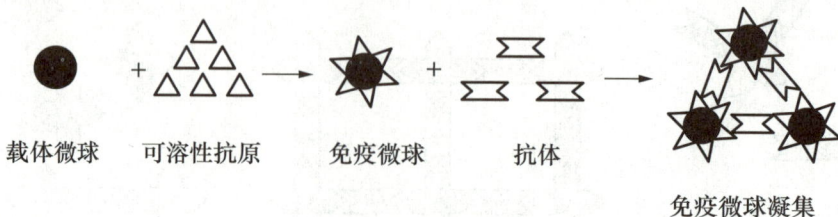

图 9-2 间接凝集试验

间接凝集抑制试验:先将可溶性抗原与相应抗体作用,然后再加入抗原致敏颗粒,如果抗体已被可溶性抗原结合，则致敏颗粒不发生凝集现象，如乳胶妊娠诊断试验，可检测尿液中绒毛膜促性腺激素，从而协助妊娠诊断（图9-3）。

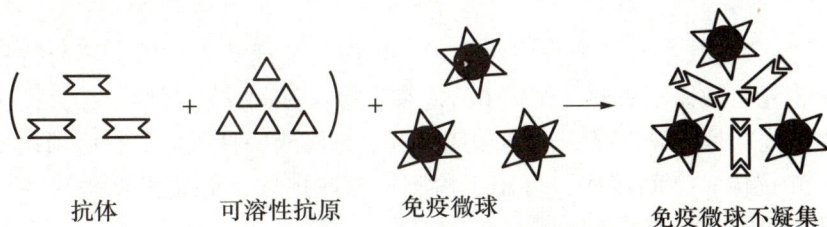

抗体　　　可溶性抗原　　免疫微球　　　　　免疫微球不凝集

图9-3　间接凝集抑制试验

协同凝集试验：即用带有SPA的金黄色葡萄球菌作为IgG抗体的载体，以检测相应抗原。该试验可用于细菌的快速鉴定与分型。

2.沉淀反应　可溶性抗原与相应抗体结合，在一定条件下，形成肉眼可见的沉淀物，称为沉淀反应。常用的有单向琼脂扩散试验、双向琼脂扩散试验、免疫比浊法等。

（1）单向琼脂扩散试验：将一定量已知抗体混于琼脂凝胶中制成琼脂板，在适当位置打孔后将抗原加入孔中扩散。抗原在扩散过程中与凝胶中的抗体相遇，在比例合适的情况下，形成以抗原孔为中心的沉淀环，环的直径与抗原含量呈正相关（图9-4）。

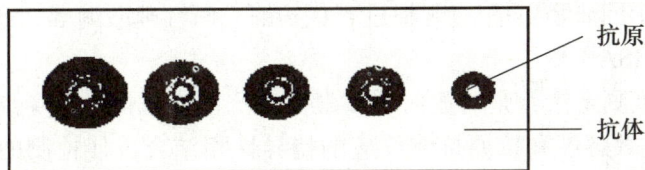

抗原

抗体

图9-4　单向琼脂扩散

（2）双向琼脂扩散试验：将抗原与抗体分别加于琼脂凝胶的小孔中，二者自由向四周扩散，在相遇处形成沉淀线（图9-5）。若反应体系中含两种以上抗原—抗体系统，则小孔间可出现两条以上沉淀线。本法常用于抗原或抗体的定性检测、组成和两种抗原的相关性分析。

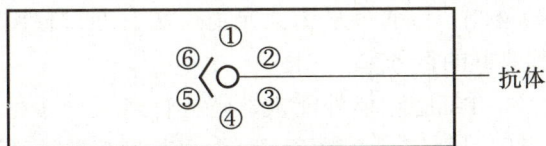

抗体

图9-5　双向琼脂扩散

（3）免疫比浊法：免疫比浊法的基本原理是抗原与相应抗体在液相中迅速结合成复合物，形成一定浊度，并能引起光散射。该技术具有快速、准确、敏感度高、稳定性好等特点，已广泛应用于各种蛋白质成分、半免疫原性药物、酶的活性、激素、肿瘤抗原、凝血因子等的鉴定。

3.免疫标记技术　免疫标记技术是用荧光素、酶、放射性核素、胶体金等标记物，标记抗体或抗原进行的抗原抗体反应，是目前应用最为广泛的免疫学检测技术。标记物与抗体或抗原连接后并不改变后者的免疫特性。该技术具有灵敏度高、特异性强、快速，可定性、定量、定位等优点，是近年来发展较快、应用较广的一类免疫学检测技术。

（1）免疫荧光技术：此法是用荧光素与抗体连接成荧光抗体，再与待检标本中抗原反应，置荧光显微镜下观察（图9-6），有直接法和间接法两种。①直接法：用于检测抗原，此法优点是特异性高、快速。其缺点是每检测一种抗原，就必须制备一种相应的特异性荧光抗体；②间接法：可用于检测抗原或抗体，此法优点是制备一种荧光抗体，可用于多种抗原抗体系统检测。

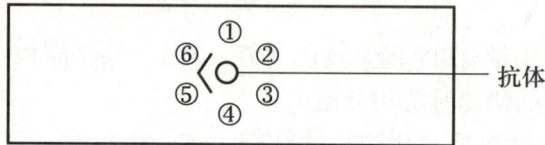

图 9-6　荧光标记

（2）酶免疫测定法：又称酶免疫技术，是将抗原抗体反应的特异性与酶催化作用的高效性相结合，通过酶作用于底物后的显色反应判定结果。可用目测定性，也可用酶标测定仪测定光密度（OD）值以反映抗原含量，灵敏度可达每毫升纳克（ng）甚至皮克（pg）水平。常用于标记的酶有辣根过氧化物酶、碱性磷酸酶等。常用的方法有酶联免疫吸附试验（ELISA）。

（3）放射免疫测定法：是用放射性核素标记抗原或抗体进行免疫学检测。它将放射性核素具有的高敏感度和抗原抗体反应的特异性相结合，使检测的灵敏度达皮克水平。该法常用于测定微量物质，如胰岛素、生长激素、甲状腺素、孕酮等激素以及吗啡、地高辛等药物。

二、免疫细胞及其功能测定

免疫细胞及其功能检测包括免疫细胞的计数、鉴定以及某些细胞因子的检测，检测目的在于评估机体免疫状态，辅助诊断某些疾病和观察临床治疗效果。

1.T细胞及其亚群的检测　目前多采用荧光免疫法，通过检测T细胞表面的CD抗原来了解外周血T细胞及其亚群的百分率。

2.淋巴细胞转化实验　T细胞在体外能被非特异性丝裂原（植物血凝素等）激活，从而转化为体积较大的淋巴母细胞，显微镜下可观察其形态并计算淋巴细胞转化率。

3.B细胞检测　采用免疫荧光技术直接法，通过检测SmIg来了解B细胞的数量。

4.细胞因子检测　常用方法有①生物活性检测法：其基本原理为某些细胞的增殖有赖于细胞因子的存在，细胞增殖与细胞因子的量呈正相关，选择相应的细胞株，加入样品后根据细胞增殖水平可确定样品中细胞因子的含量。②免疫学检测法：采用ELISA法，用抗细胞因子单克隆抗体检测相应的细胞因子。③分子物学检测法：采用核酸杂交技术检测某种细胞因子mRNA的存在相表达，此法敏感性高，特异强，可用于多种细胞因子的检测。

■ 第二节　免疫学防治

一、免疫预防

机体受某些病原微生物的感染后，可产生特异性的抗体或效应T细胞，获得对该病原微生物的免疫力。免疫预防是通过人工刺激机体产生或直接输入免疫活性物质，来预防疾病的措施，即用人工免疫的方法来预防疾病。根据给机体输入的物质不同，将人工免疫分为主动免疫和被动免疫两类。

（一）人工主动免疫

人工主动免疫是用人工接种方法给机体接种疫苗、类毒素等抗原物质，刺激机体产生特异性免疫力的方法。这种免疫力是机体免疫系统受到抗原刺激产生的，故出现较慢，但因有免疫记忆，所以免疫力维持时间较长（数月或数年），多用于传染病的特异性预防。用细菌制成的抗原性生物制品称为菌苗。

人工自动免疫

用病毒、螺旋体、立克次体和衣原体制成的抗原性生物制品称为疫苗。习惯上把以上两类制剂统称为疫苗，用于人工主动免疫的疫苗有：

1.死疫苗　死疫苗是选用免疫性强的病原微生物，用物理或化学的方法将其杀死而制成的制剂，又称灭活疫苗。灭活疫苗不能在人体内繁殖，故接种量大，可引起局部反应及发热等全身症状，且需反复注射2～3次。其优点是稳定、易保存，一般不出现毒力回复突变。常用的死疫苗有流脑、乙脑、伤寒、百日咳、狂犬病、流感、霍乱、钩端螺旋体疫苗等。

2.活疫苗　活疫苗是用减毒或无毒的病原微生物制备而成。该疫苗无毒性、无致病性，但能在体内增殖，一般只需接种一次。因此其免疫效果较死疫苗好，但减毒活疫苗的安全性不如灭活疫苗，需低温保存，且保存时间短，在体内有回复突变的可能性。免疫缺陷者及孕妇一般不宜接种活疫苗。常用制剂有卡介苗、麻疹活疫苗、脊髓灰质炎活疫苗等。

死疫苗和活疫苗的比较

3.类毒素　将细菌外毒素用0.3%～0.4%的甲醛处理后，使其失去毒性但仍保留免疫原性，即成类毒素。常用的类毒素有白喉类毒素、破伤风类毒素，这两种类毒素常和百日咳死疫苗混合，制成百白破三联疫苗，用于百日咳、白喉、破伤风的预防。

4.新型疫苗　近年来，随着免疫学、生物化学、分子生物学技术的发展，研制出许多高效、安全且价廉的新型疫苗，如亚单位疫苗、合成疫苗、基因工程疫苗等。

新型疫苗

人工主动免疫时，免疫接种后可能会出现局部红肿、疼痛甚至附近淋巴结肿大，以及发热、头痛、乏力、全身不适等反应。对此只需一般的对症处理或不经处理也可消退。但有时反应严重者可引起Ⅱ型、Ⅲ型、Ⅳ型超敏反应，这可能与机体生理因素、免疫功能状态有关，在接种时应注意。

（二）人工被动免疫

人工被动免疫是给机体输入含有特异性抗体的免疫血清、细胞因子等，使其直接获得特异性免疫力的方法。故形成的免疫力快，但维持时间短，一般2～3周，临床上多用于治疗或紧急预防。因人工被动免疫是被动接受其他个体或动物的免疫效应物质，而并非自己产生，故有可能引起超敏反应。用于人工被动免疫的生物制品主要有：

1.**抗毒素** 是用类毒素多次免疫动物制备的免疫血清，具有中和外毒素的作用，主要用于治疗或紧急预防外毒素所致疾病。抗毒素主要是用抗原免疫动物而产生的，故抗毒素具有双重性，其对人体来说既是抗原又是抗体，反复使用可引起超敏反应。常用的有破伤风抗毒素、白喉抗毒素、肉毒抗毒素及气性坏疽多价抗毒素等。使用动物血清制品前，应询问过敏史，并做皮肤试验，阳性者采用脱敏疗法。

2.**人丙种球蛋白制剂** 是从大量混合血浆或胎盘血中分离制成的免疫球蛋白浓缩剂。前者称为血清丙种球蛋白制剂，后者称为胎盘丙种球蛋白制剂，主要用于预防传染性肝炎、麻疹、脊髓灰质炎等病毒性疾病。多次注射此类物质，可引起超敏反应。

3.**单克隆抗体制剂** 单克隆抗体是通过杂交瘤技术生产的第二代抗体。如将抗肿瘤药物、放射性核素以及毒素等细胞毒性物质与特异性抗肿瘤单抗偶联成"生物导弹"可特异性杀伤肿瘤细胞。

4.**基因工程抗体制剂** 基因工程抗体是在基因水平上对抗体分子进行切割、拼接或修饰甚至人工合成目的基因导入宿主菌进行表达。如嵌合抗体、人源化抗体、小分子抗体等，它们具有分子小、穿透力强、免疫原性低、容易进入局部组织等优点。

5.**细胞因子制剂** 如IFN-γ、IFN-α、IL-2、GM-CSF等为新型的免疫治疗剂。

人工主动免疫和人工被动免疫的比较见表9-1。

表 9-1 人工主动免疫和人工被动免疫的比较

项目	人工主动免疫	人工被动免疫
输入物质	抗原	抗体
产生免疫力时间	慢（2～3周）	快（输注即生效）
免疫力维持时间	数月至数年	2～3周
主要用途	预防	治疗或紧急预防

（三）计划免疫

计划免疫是指根据某些特定传染病的疫情监测和人群免疫状况分析，按照科学的免疫程序，有计划地进行人群接种，使人体获得对这些传染病的免疫力，从而达到控制及消灭相应传染病的目的。目前，我国推荐的儿童免疫程序见表9-2。

表 9-2 我国推荐的儿童免疫程序

年龄	疫苗	年龄	疫苗
出生时	卡介苗、乙肝疫苗	8 个月	麻疹疫苗
2 个月	三价脊髓灰质炎疫苗 1	1.5~2 岁	百白破 4
3 个月	三价脊髓灰质炎疫苗 2，百白破 1	4 岁	三价脊髓灰质炎疫苗 4
4 个月	三价脊髓灰质炎疫苗 3，百白破 2	7 岁	卡介苗、麻疹疫苗、百白破二联疫苗
5 个月	百白破 3	12 岁	卡介苗（农村）

二、免疫学治疗

免疫学治疗是指利用免疫学原理，针对疾病的发生机制，人为地调整机体的免疫功能，达到治疗目的所采取的措施。免疫治疗包括人工被动免疫、过继免疫、免疫增强剂和免疫抑制药的应用等。这些疗法不仅应用于感染性疾病，也用于免疫缺陷病、自身免疫性疾病及肿瘤等有关疾病的治疗。

（一）过继免疫治疗

过继免疫治疗是指给患者转输在体内可以继续扩增的效应细胞等的一种方法。例如，给免疫缺陷病患者转输骨髓细胞；给肿瘤患者输入体外激活扩增的特异性肿瘤浸润淋巴细胞或非特异的LAK细胞等。

（二）免疫增强剂

免疫增强药是增强和调节机体免疫功能的制剂，其作用常表现为对正常的免疫功能不产生影响，而对异常的免疫功能起调节作用。免疫增强剂种类繁多，包括左旋咪唑、卡介苗、短小棒状杆菌、多糖类物质（如黄芪、人参及枸杞子等）以及重组细胞因子等。

（三）免疫抑制药

免疫抑制药是一类能抑制机体免疫功能的制剂，常用于治疗某些免疫性疾病和预防移植排斥反应，如硫唑嘌呤、环磷酰胺、糖皮质激素、抗淋巴细胞丙种球蛋白、抗胸腺细胞球蛋白以及雷公藤、大黄等中草药。

学习检测

一、选择题

1. 用免疫学方法确定女性是否妊娠的方法可有（　　　　）。

A. 直接凝集试验　　　　　　　　B. 间接凝集试验

C. 间接凝集抑制试验　　　　　　D. 双向琼脂扩散

E. 单向琼脂扩散

2. 琼脂扩散试验属于（　　　　）。

A. 沉淀反应　　　　　　　　　　　B. 间接凝集试验

C. 免疫荧光试验　　　　　　　　　D. 补体结合试验

E. 荧光技术

3. 关于人工主动免疫哪项是错的？（　　　　）

A. 输入物质为特异性抗体　　　　　B. 输入物质为抗原性物质

C. 免疫力出现时间较慢　　　　　　D. 多用于预防

E. 免疫力维持时间长

4. 关于人工被动免疫哪项是对的？（　　　　）

A. 输入物质为抗体　　　　　　　　B. 输入物质为抗原

C. 多用于预防　　　　　　　　　　D. 免疫力时间长

E. 免疫力出现时间较慢

5. 关于死疫苗哪项是错的？（　　　　）

A. 对人体刺激时间短　　　　　　　B. 无繁殖能力

C. 有抗原性　　　　　　　　　　　D. 一次免疫可获强而持久免疫力

E. 需多次注射

6. 关于活疫苗哪项是错的？（　　　　）

A. 活疫苗是抗原性物质　　　　　　B. 用量较死疫苗少

C. 在体内存留时间短　　　　　　　D. 免疫力维持时间长

E. 一般一次注射即可获得免疫力

二、简答题

1. 抗原抗体反应的特点有哪些？

2. 简述人工主动免疫和人工被动免疫的区别。

第二篇　病原微生物

第十章
细菌的基本特性

学习目标

1. 掌握细菌细胞壁的结构与功能，细菌的特殊结构与功能；细菌生长繁殖的规律，细菌代谢产物及其在医学上的意义；正常菌群及其生理作用、条件致病原体及其致病条件以及消毒、灭菌、无菌的基本概念。

2. 熟悉细菌的形态，细菌的基本结构；细菌生长繁殖的条件，细菌在培养基中的生长现象；常用的物理消毒灭菌法，常见消毒剂的种类及应用，消毒剂的作用原理。

3. 了解细菌的形态检测法；培养基的类型，人工培养细菌的意义；细菌在自然界的分布，影响消毒剂作用的因素。

学习导入

患者，男，5岁。因咳嗽、发热、气喘3天入院。体检：两肺可闻及固定湿性啰音。痰标本直接图片染色镜检，发现革兰阴性双球菌，随诊断为支气管肺炎。

思考

1. 镜检发现的革兰阴性双球菌可能是哪种细菌？

2. 选择哪种药物进行下一步治疗？如患者出现耐药情况，该如何做？

细菌（bacterium）是一类具有细胞壁和核质的单细胞型微生物，是最常见的原核细胞型微生物。在一定环境条件下，细菌有相对稳定的形态和结构，条件发生改变时，其基本结构可被破坏导致细菌死亡，或者发生变异以适应新条件。学习细菌基本特性的知识，对研究细菌的致病机制、免疫性以及鉴别细菌、诊断和防治疾病等具有重要意义。

■ 第一节　细菌的形态与结构

一、细菌的大小

细菌个体微小，通常以微米（μm）为测量单位，需用显微镜放大数百倍乃至上千倍才能观察到。观察细菌最常用的仪器是光学显微镜。

二、细菌的形态

细菌的基本形态有球状、杆状和螺旋状三种（图10-1）。

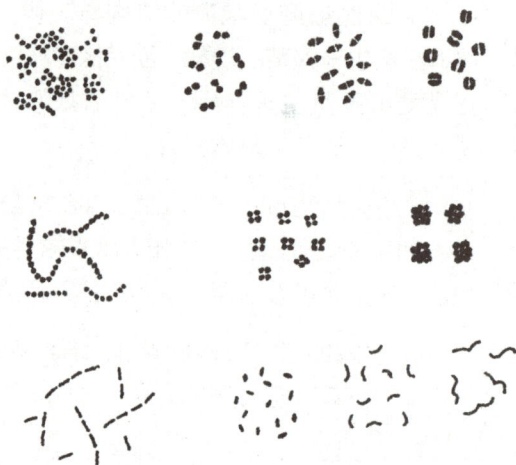

图 10-1　细菌的基本形态

（一）球菌

多数球菌（coccus）菌体呈球形或近似球形，直径为1 μm左右。根据细菌繁殖时分裂的平面和分裂后菌体粘连程度及排列方式不同，可将其分为：

1.双球菌　在一个平面上分裂，分裂后两个菌体成双排列，如脑膜炎奈瑟菌、肺炎链球菌。

2.链球菌　在一个平面上分裂，分裂后多个菌体黏连成链状，如乙型溶血性链球菌。

3.葡萄球菌　在多个平面上做不规则分裂，分裂后细菌杂乱堆积在一起似葡萄状，如金黄色葡萄球菌。

此外，还有沿两个垂直平面分裂，分裂后每四个菌体黏附在一起呈正方形的四联球菌，在三个互相垂直的平面上分裂成八个菌体黏附在一起的八叠球菌等。

（二）杆菌

杆菌（bacillus）种类很多，其长短粗细随种而异，多数呈杆状或近似杆状。也有的菌体微弯、两端钝圆膨大或平切，长丝状或短球状。杆菌多分散存在，少数呈链状、栅栏状、八字或分支排列。

（三）螺形菌

螺形菌（spiral bacterium）菌体弯曲或扭转，可分为两类：①弧菌：菌体只有一个弯曲，呈逗点状或弧形，如霍乱弧菌；②螺菌：菌体稍长，有数个弯曲，如鼠咬热螺菌。

三、细菌的结构

细菌体积虽小，但具有一定的细胞结构和功能，细菌的结构包括基本结构和特殊结构两部分。基本结构是各种细菌所共有的，包括细胞壁、细胞膜、细胞质和核质等；特殊结构是某些细菌在一定条件下所特有的结构，包括荚膜、鞭毛、菌毛和芽胞等（图10-2）。

（一）细菌的基本结构

细菌的基本结构有细胞壁、细胞膜、细胞质和核质（图10-2）。

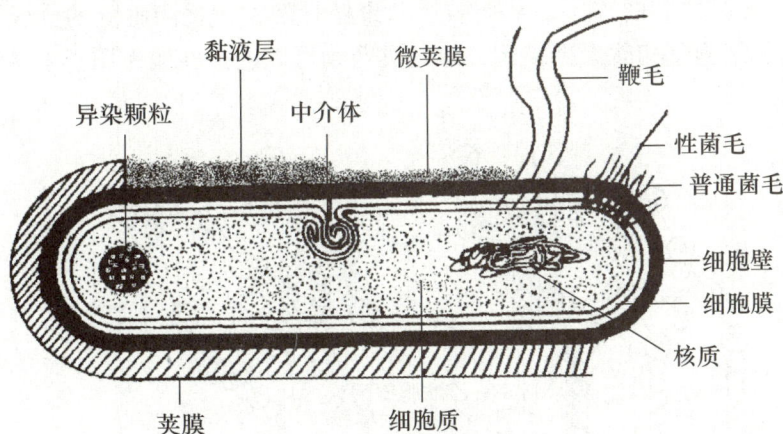

图 10-2 细菌的基本结构和特殊结构模式图

1.细胞壁（cell wall） 细胞壁位于细菌细胞最外层，紧贴细胞膜外，无色透明，坚韧有弹性。光学显微镜下不易看到，经高渗溶液处理使其与细胞膜分离后，再经特殊染色才可见，或用电子显微镜可直接观察。细菌细胞壁化学组成比较复杂，经革兰染色可将细菌分为革兰阳性（G$^+$）菌和革兰阴性（G$^-$）菌。两类细菌细胞壁组成有很大差异（表10-1）。

表 10-1　革兰阳性菌和革兰阴性菌细胞壁比较

结构	革兰阳性菌	革兰阴性菌
肽聚糖组成	聚糖骨架、四肽侧链、五肽桥	聚糖骨架、四肽侧链
肽聚糖层数	可达 50 层	仅 1~2 层
肽聚糖含量（占胞壁干重）	50%~80%	5%~10%
坚韧度	强（三维）	差（二维）
磷壁酸	有	无
外膜（含三层）	无	有

（1）革兰阳性菌细胞壁的组成：革兰阳性菌细胞壁是由肽聚糖（peptidoglycan）和穿插于其内的磷壁酸（teichoic acid）组成。

1）肽聚糖：肽聚糖是构成细菌细胞壁的共有成分，为原核生物所特有。革兰阳性菌细胞壁内肽聚糖含量高，层数多（可达15~50层），质地致密坚固，是具有高机械强度的网格状结构。肽聚糖由三部分组成：①聚糖骨架：由N-乙酰葡萄糖胺和N-乙酰胞壁酸交替排列，经β-1，4糖苷键连接而成；②四肽侧链：不同种类细菌的四肽侧链不尽相同，如金黄色葡萄球菌由L-丙氨酸、D-谷氨酸、L-赖氨酸、D-丙氨酸依次组成，连接在聚糖骨架的胞壁酸分子上；③五肽交联桥：由5个甘氨酸组成，将两个相邻的四肽侧链连在一起，一端与四肽侧链的第三位氨基酸相连，另一端与相邻四肽侧链的第四位氨基酸相连，从而构成了坚韧的三维网格状结构（图10-3左图）。革兰阳性菌一般对青霉素、溶菌酶敏感，是因为溶菌酶能破坏肽聚糖中N-乙酰葡萄糖胺与N-乙酰胞壁酸之间的β-1，4糖苷键。在细胞壁合成的过程中，青霉素能抑制五肽交联桥与四肽侧链末端的D-丙氨酸之间的连接，从而破坏肽聚糖骨架，干扰细胞壁的合成导致细胞死亡。人与动物无细胞壁和肽聚糖结构，故这类药物可以选择性地作用于细菌，而对人和动物无毒性作用。

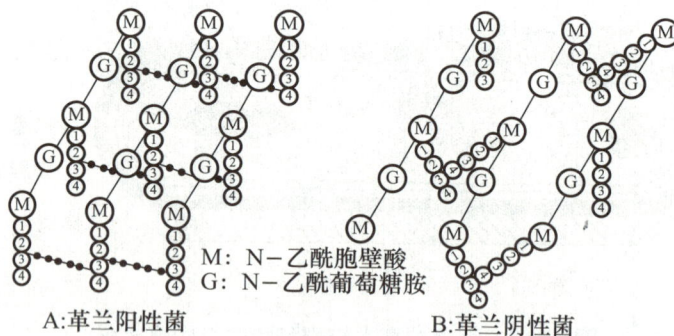

M：N-乙酰胞壁酸
G：N-乙酰葡萄糖胺

A：革兰阳性菌　　　　　　　　B：革兰阴性菌

图 10-3　细菌细胞壁肽聚糖结构模式图

2）磷壁酸：是革兰阳性菌细胞壁中特有成分，根据其结合部位不同可分为壁磷壁酸和膜磷壁酸。壁磷壁酸结合在聚糖骨架的N-乙酰胞壁酸分子上，横贯肽聚糖层延伸至细胞壁外；膜磷壁酸结合在细胞膜的磷脂上，横贯肽聚糖层延伸至细胞壁外（图10-4）。

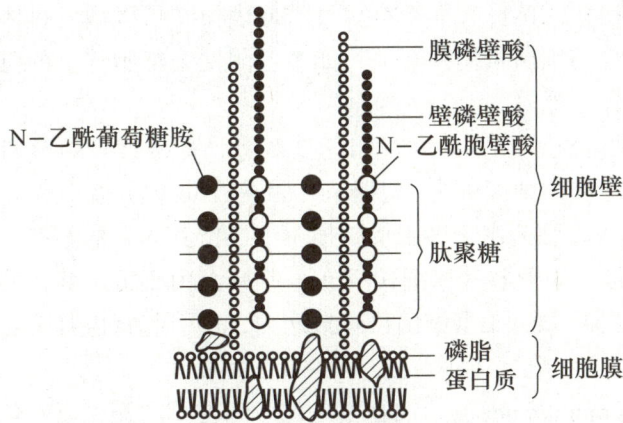

图 10-4　革兰阳性菌细胞壁结构模式图

（2）革兰阴性菌细胞壁的组成：革兰阴性菌细胞壁组成比较复杂，由肽聚糖和外膜组成。外膜又包括脂蛋白、脂质双层、脂多糖等成分（图10-5）。

1）肽聚糖：革兰阴性菌细胞壁内的肽聚糖含量较少（仅1～3层），结构疏松，不含磷壁酸。其结构除聚糖骨架和革兰阳性菌相同外，其他成分有较大差异。如大肠

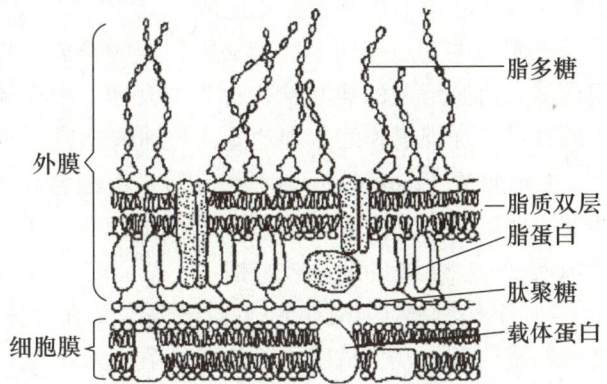

图 10-5　革兰阴性菌细胞壁结构模式图

埃希菌的肽聚糖中四肽侧链第三位氨基酸由二氨基庚二酸（DAP）取代L-赖氨酸，也无五肽交联桥结构，直接由四肽侧链第三位的DAP和相邻四肽侧链上第四位的D-丙氨酸直接连接，构成了疏松的二维平面结构（图10-3右图）。由于G⁻细胞壁中肽聚糖的含量低，又有外膜的保护作用，故对青霉素、溶菌酶不敏感。

2）脂蛋白：由脂质和蛋白质组成，位于肽聚糖和脂质双层之间，蛋白质部分结合在肽聚糖的四肽侧链上，脂质部分插入脂质双层，起着稳定、固定外膜的作用。

3）脂质双层：是革兰阴性菌细胞壁特有的成分。其结构类似细胞膜，和细菌物质交换有关。脂质双层还具有阻止抗生素分子透过等作用。

4）脂多糖（lipopolysaccharide，LPS）：由脂质和多糖组成的伸出于细胞表面的一种特殊结构，是革兰阴性菌的内毒素，由三部分组成。①类脂A：是内毒素的毒性中心，无种属特异性，由内毒素引起的毒性作用大致相同。②核心多糖：位于类脂A的外侧，具有细菌属和组的特异性。③特异性多糖（O抗原）：位于最外层，由多个寡糖重复单位组成多糖链，构成菌体的O抗原，决定了细菌种和型特异性，可用于鉴别细菌。

（3）细胞壁的功能：细菌细胞壁坚韧而富有弹性，其主要功能有：①维持细菌固有形态；②保护细菌抵抗低渗环境，避免细菌破裂和变形；③细胞壁上有许多小孔，参

与细菌内外物质交换；④菌体表面带有多种抗原表位，可以诱发机体的免疫应答；⑤细菌细胞壁上某些成分与细菌致病性有关，如革兰阴性菌细胞壁上的脂多糖，结核分枝杆菌细胞壁中的脂类成分等。

（4）细胞壁缺陷型：在某些因素如免疫血清、青霉素等的影响下，细胞壁受损而在高渗环境下仍可存活的细菌称为L型细菌（因在Lister研究院首先发现，故用其第一个字母"L"命名）。L型细菌由于细胞壁缺损不能维持其固有的形态，故其形态不规则，大小不一，可呈球形、长丝状等（图10-6）。临床上由于抗菌药物使用不当，可使患者体内细菌发生L型变异。某些L型细菌仍有致病力，可引起肾盂肾炎、骨髓炎、心内膜炎等疾病。

2.细胞膜（cell membrance）　细胞膜是位于细胞壁内侧，紧密包绕在细胞质外面的一层柔软而富弹性的半渗透性生物膜。细菌细胞膜的结构与其他生物细胞膜基本相同，由脂质双层并镶嵌多种蛋白质组成。

细胞膜的功能主要有物质交换、生物合成、呼吸作用和分泌作用等。有些细菌细胞膜内陷、折叠形成的囊状结构称为中介体。中介体扩大了细胞膜的表面积，增加了膜上酶的含量，加强了膜的生理功能，与细胞分裂、呼吸、胞壁合成和芽胞形成等有关。

3.细胞质（cytoplasm）　细胞质是由细胞膜包裹的溶胶状物质，是细菌进行新陈代谢的主要场所。其内RNA含量高，使细菌具有很强的嗜碱性，易被碱性染料着色。细胞质内还有一些重要的亚显微结构。

（1）核糖体（ribosome）：核糖体又称为核蛋白体，由RNA和蛋白质组成。每个细菌胞质内有数万个核糖体，其沉降系数为70 S，由30 S和50 S两个亚基组成。当mRNA将其连成多聚核糖体时，就成为蛋白质的合成场所。

链霉素能与30 S小亚基结合，红霉素能与50 S大亚基结合，干扰菌体蛋白质的合成而导致细菌死亡。但真核细胞核糖体沉降系数为80 S，由40 S和60 S组成，链霉素和红霉素等药物可以选择性地作用于细菌而对人体细胞无影响。

（2）质粒（plasmid）：质粒是存在于细菌染色体以外的双股环状闭合DNA。质粒携带的基因是细菌生命的非必需基因，控制了细菌某些特定的遗传性状，如R质粒、F质粒、Col质粒，分别决定了细菌的耐药性、性菌毛和产大肠埃希菌素。

（3）胞质颗粒（cytoplasmic granules）：胞质颗粒多数为细菌所储存的营养物质颗粒，包括多糖、脂类、多聚偏磷酸盐等。在白喉棒状杆菌、鼠疫杆菌等细菌内常见有储藏磷酸高能键的多聚偏磷酸盐，其嗜碱性强，用特殊染色法可染成与细菌其他部位不同的颜色，又称为异染颗粒，有助于细菌的鉴别。

4.核质（nuclear material）　核质是细菌的遗传物质。核质集中于细胞质的某一区域，多在菌体中央，无核膜、核仁和有丝分裂器。核质决定细菌的遗传性状，是细菌遗传变异的物质基础。

（二）细菌的特殊构造

细菌的特殊结构包括荚膜、鞭毛、菌毛和芽胞。

1.荚膜 某些细菌在生长繁殖时，分泌到细胞壁外的一层黏液状物质。当其厚度大于200nm时，光学显微镜下可见，称为荚膜（capsule），其厚度小于200nm时，光学显微镜下不可见，称之为微荚膜（图10-6）。用普通染色法染色时荚膜不易着色，镜下仅可见菌体周围有一层透明圈。荚膜易在人和动物体内或营养丰富的培养基中形成。荚膜的化学成分随菌种不同而有所差异，大多数荚膜为多糖，也有一些为多肽或透明质酸等，因此，不同细菌甚至同种细菌不同菌株其荚膜的抗原性不同，故可利用荚膜来鉴别细菌。

荚膜形成的意义是：①荚膜成分具有特异的抗原性，可对细菌进行鉴别和分型；②荚膜本身无毒性，但具有抗吞噬细胞的吞噬作用，保护细菌免受或抑制体内溶菌酶、补体及其他杀菌物质的杀伤作用，因而荚膜与细菌的致病性密切相关；③荚膜可保护细菌免受干燥，在不良环境中维持菌体的代谢。

2.鞭毛（flagellum） 鞭毛是某些细菌的菌体上附着的细长呈波浪状弯曲的蛋白丝状物。根据鞭毛的数目、位置等可将鞭毛菌分为单毛菌、双毛菌、丛毛菌、周毛菌等（图10-7）。

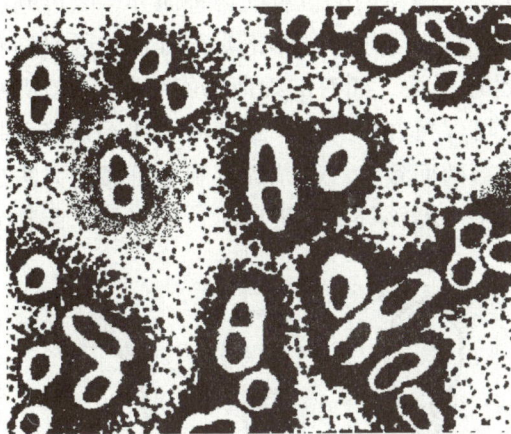

图 10-6 细菌的荚膜

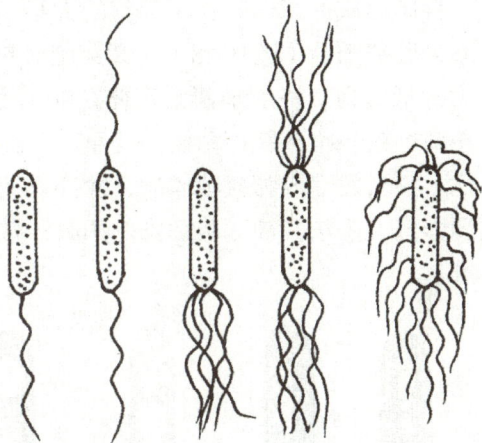

图 10-7 细菌的鞭毛

鞭毛是细菌的运动器官，有鞭毛的细菌能运动，可作为鉴别细菌的一个指标。如伤寒沙门菌与志贺菌形态相似，但前者有鞭毛能运动，后者无鞭毛不能运动，借此可区别两菌。鞭毛的化学成分主要是蛋白质，具有特异的抗原性，通常称为H抗原，对细菌的鉴别、分型具有一定意义。有些细菌的鞭毛与致病性有关，如霍乱弧菌、空肠弯曲菌等借鞭毛的运动穿透小肠黏膜表面的黏液层，使菌体黏附于肠黏膜上皮细胞而导致病变。

3.菌毛 许多革兰阴性菌和少数革兰阳性菌菌体表面存在着一种比鞭毛更细、更短而直硬的丝状物，与细菌的运动无关，称为菌毛（pilus）。菌毛在普通光学显微镜下不可见，只有在电子显微镜下才能观察到。

根据功能不同，菌毛可分为普通菌毛和性菌毛两种。

（1）普通菌毛（ordinary pilus）：普通菌毛遍布细菌表面，数目多，可达数百根。这类菌毛是细菌的黏附结构，能与宿主细胞表面的特异性受体结合，是细菌感染的第一步。因此菌毛和细菌的致病性密切相关。

（2）性菌毛（sex pilus）：性菌毛仅见于少数革兰阴性菌。长而粗，中空呈管状，数量少，一个菌体只有1～4根。通常把带有性菌毛的细菌称为F+菌或雄性菌，无性菌毛的细菌称为F−菌或雌性菌。当雄性菌与雌性菌相遇时，雄性菌的性菌毛与雌性菌相应的性菌毛受体结合，雄性菌体内的质粒或染色体DNA可通过中空的性菌毛进入雌性菌体内，这个过程称为接合。细菌的毒力、耐药性等性状可通过此方式传递。

4.芽胞（spore） 芽胞是某些细菌在一定条件下，胞质脱水浓缩，在菌体内形成的一个折光性很强、不易着色的圆形或椭圆形小体。能形成芽胞的细菌均为革兰阳性菌。芽胞壁厚，经特殊染色法可将芽胞染成与菌体不同的颜色。芽胞带有完整的核质、酶系统和合成菌体的结构，能保持细菌的全部生命活性，如遇适宜的环境条件，芽胞可发芽形成新的菌体，但芽胞不是细菌的繁殖方式，而是细菌在不良外界环境中的休眠形式。一个细菌只形成一个芽胞，一个芽胞发芽也只能生成一个菌体。芽胞对高温、干燥、化学消毒剂和辐射等有较强的抵抗力，在自然界中分布广泛，并可存活几年至数十年，一旦进入机体后可转化为繁殖体，因此临床上以杀灭细菌的芽胞作为灭菌的标准。

芽胞形成的意义是：①芽胞的大小、形状和在菌体内的位置随菌种而异，故可利用芽胞来鉴别细菌（图10-8）。②芽胞对热力、干燥、辐射、化学消毒剂等理化因素均有强大的抵抗力。一般细菌繁殖体在80℃水中迅速死亡，而有的细菌芽胞可耐100℃沸水数小时。被炭疽芽胞杆菌污染的草原，传染性可保持20～30年。细菌芽胞并不直接引起疾病，仅当发芽成为繁殖体后，才能迅速大量繁殖而致病。③杀灭芽胞最可靠的方法是高压蒸汽灭菌法。被芽胞污染的用具、敷料、手术器械等进行灭菌时，应以杀死芽胞为标准。

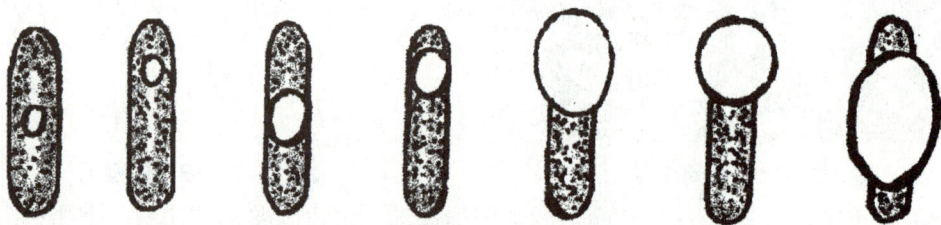

图 10-8　芽胞的形状和位置模式图

四、细菌的形态与结构的检查法

细菌的一般形态和结构可用普通光学显微镜观察。根据检查目的和方法不同，可分为不染色标本检查法和染色标本检查法两大类。内部超微结构需用电子显微镜观察。

（一）不染色标本检查法

不染色标本检查法是用显微镜对活细菌进行直接观察，主要是观察细菌的动力和运动方式，可分别选用普通光镜、暗视野显微镜、相差显微镜、荧光显微镜和共聚焦显微镜等作为观察工具。常用的方法有悬滴法和压滴法。

（二）染色标本检查法

细菌体小，呈半透明，经染色后才能较清楚地观察。常用的染色剂多为碱性染料，如美兰、碱性复红、结晶紫等。细菌在中性或弱碱性环境中带负电荷，易与带正电荷的碱性染料结合，从而使菌体显示不同的颜色。酸性染色剂不能使细菌着色，而使背景着色形成反差，故称为负染。常用的细菌染色法分为两种。

1.单染法 单染法只用一种染料染色，如亚甲蓝，可观察细菌的大小、形态和排列方式，但不能鉴别细菌。

2.复染法 复染法用两种以上的染料染色，可将细菌染成不同颜色，除可观察细菌的形态外，还能鉴别细菌，故也称鉴别染色法。常用的有革兰染色法（Gram staining）和抗酸染色法（acidfast staining）。

（1）革兰染色法：细菌学中最常用和最经典的染色法，由丹麦细菌学家革兰于1884年发明，至今仍在广泛应用。具体方法是：①细菌标本涂片固定后，先用碱性染料结晶紫初染。②加碘液媒染，使之生成结晶紫—碘复合物，此时不同细菌均被染成深紫色。③用95%的乙醇脱色，有些细菌被脱色，有些不能。④最后用稀释复红复染。此法可将细菌分为两大类：不被乙醇脱色仍保留紫色者为革兰阳性菌，被乙醇脱色后复染成红色者为革兰阴性菌。

革兰染色法的医学意义：①鉴别细菌：通过染色可将细菌分成两大类，即革兰阳性菌和革兰阴性菌，有助于进一步缩小鉴定细菌的范围。②选择治疗药物：大多数革兰阳性菌和革兰阴性菌对化学治疗药物和抗生素的敏感性不同，临床上可根据病原菌的革兰染色性选择有效的药物进行治疗。大多革兰阳性菌对青霉素、红霉素和头孢菌素等敏感，而革兰阴性菌对链霉素和卡那霉素等敏感。③与细菌致病性有关：大多革兰阳性菌以外毒素为主要致病物质，而革兰阴性菌以内毒素为主要致病物质。

革兰染色法

（2）抗酸染色法：抗酸染色法可鉴别抗酸性菌和非抗酸性菌。方法是将固定的细菌标本先经石炭酸复红加温染色，再用盐酸乙醇脱色，最后用亚甲蓝复染。抗酸细菌，如结核分枝杆菌、麻风分枝杆菌等含有分枝菌酸，不易被脱色而染成红色，非抗酸细菌则染成蓝色。

（3）特殊染色法：细菌的结构如荚膜、芽胞、鞭毛、细胞壁、异染颗粒等的染色，用普通染色法不易着色，必须用特殊染色法才能着色。这些染色可使细菌的特殊结构着色并与菌体染成不同的颜色，有利于细菌的观察和鉴别。

■ 第二节 细菌的生理

细菌属于原核细胞型微生物，表面积大，代谢旺盛，代谢类型多样，生长繁殖迅速，可产生各种代谢产物。细菌生长繁殖受环境因素影响较大，当环境条件适宜时，细菌生长繁殖迅速，代谢旺盛；当环境条件不利时，细菌生命活动受到抑制甚至死亡。了解细菌生长繁殖的条件、生命活动规律以及代谢产物，有助于对细菌的人工培养、分离鉴定及病原菌的致病性判断，同时，对细菌性疾病的诊断、治疗及预防都有重要的意义。

一、细菌的生长繁殖

（一）细菌生长繁殖的条件

细菌具有独立完成生命活动的能力，可以从周围环境中吸收代谢所需要的营养物质，即水、无机盐、碳源、氮源、生长因子。按细菌对营养物质的需求不同，可将细菌分为自养菌和异养菌。自养菌以简单的无机物为原料，如利用CO_2、CO_3^{2-}作为碳源，利用N_2、NH_3作为氮源，合成菌体成分。异养菌必须以多种有机物为原料，如蛋白质、糖类等，才能合成菌体成分并获得能量。异养菌包括腐生菌和寄生菌，腐生菌以动植物尸体、腐败食物等作为营养物；寄生菌寄生于活体内，从宿主的有机物中获得营养。所有的病原菌都是异养菌，大部分属寄生菌。细菌的生长除了满足充足的营养物质外，还需要有适宜的环境条件。

细菌生长繁殖的条件主要包括四个方面：

1. **充足的营养物质** 营养物质是细菌新陈代谢及生长繁殖的物质基础，为细菌的新陈代谢及生长繁殖提供必要的原料和能量。细菌需要的营养物质有水、含碳化合物、含氮化合物和无机盐类。少数细菌还需要生长因子，主要是B族维生素、某些氨基酸等。

（1）水：水是各种生物细胞不可缺少的必要成分，占细菌重量的80%～90%。细菌营养的吸收和渗透、分泌、排泄都以水为媒介，细菌新陈代谢过程中所有的化学反应都必须在有水的条件下才能进行。

（2）碳源：糖类是较好的碳源，尤其是单糖（如葡萄糖、果糖）、双糖（如蔗糖、麦芽糖、乳糖），能被绝大多数微生物利用，作为合成菌体所必需的原料，同时也作为细菌代谢的主要能量来源。

（3）氮源：多数病原菌是利用有机氮化物如氨基酸、蛋白胨作为氮源。少数细菌（如固氮菌）能以空气中的游离氮或无机氮如硝酸盐、铵盐等为氮源。

（4）无机盐：钾、钠、钙、镁、硫和磷等是细菌生长代谢中所需的无机盐成分。各类无机盐的作用为：①构成菌体成分；②调节菌体内外渗透压；③促进酶的活性或作为某些辅酶组分；④某些元素与细菌的生长繁殖及致病作用密切相关。

（5）生长因子（growth factor）：很多细菌在其生长过程中还需要一些自身不能合成的生长因子。生长因子必须从外界获得，其中包括维生素、某些氨基酸、脂类、嘌呤、嘧啶等。此外，某些细菌还需要特殊的生长因子，如流感嗜血杆菌需血液中的V、X两种因子。

2. **合适的温度** 细胞生长的温度极限为-7℃～90℃。各类细菌对温度的要求不同，可分为嗜冷菌、嗜温菌和嗜热菌。嗜冷菌最适生长温度为10℃～20℃，嗜温菌最适生长温度为20℃～40℃，嗜热菌在56℃～60℃生长最好。大多数病原菌为嗜温菌，最适温度为人体的体温，即37℃，故实验室一般采用37℃恒温箱培养细菌。

3.适宜的酸碱度　多数病原菌最适pH值为中性或弱碱性（pH为7.2～7.6）。人类血液、组织液pH为7.4，细菌极易生存，但有些组织液如胃液偏酸，绝大多数细菌可被杀死，对人体起保护作用。个别细菌在碱性条件下生长良好，如霍乱弧菌在pH 8.4～9.2时生长最好；也有的细菌最适pH偏酸，如结核分枝杆菌的最适pH为6.5～6.8。

4.必要的气体环境　不同细菌对气体的要求不同。细菌生长繁殖需要的气体主要是氧气和二氧化碳。根据细菌对氧的需求不同分为四类。

（1）专性需氧菌：此类细菌具备完善的呼吸酶系统，需要分子氧作为受氢体以完成需氧呼吸，必须在有氧的环境中才能生长，在无氧环境下不能生长，如结核分枝杆菌。

（2）微需氧菌：需在低氧压（5%～6%）的环境中生长，氧压大于10%对其有抑制作用，如幽门螺杆菌和空肠弯曲菌等。

（3）专性厌氧菌：此类细菌缺乏完善的呼吸酶系统，只能在无氧环境中进行发酵，在游离氧存在时，细菌不能生长甚至死亡，必须在无氧环境中才能生长，如破伤风芽胞杆菌和脆弱类杆菌等。

（4）兼性厌氧菌：在有氧及无氧的条件下均能生长繁殖，但有氧时生长更好，大多数病原菌属于此类，如葡萄球菌和伤寒沙门菌等。

二分裂

（二）细菌繁殖的方式与速度

1.细菌的繁殖方式　细菌以二分裂方式无性繁殖（图10-9），即1个分裂为2个，2个分裂为4个……球菌可从不同的平面分裂，杆菌则沿横轴分裂。

2.细菌的繁殖速度　在适宜的条件下，细菌繁殖的速度快，多数细菌20～30分钟繁殖一代，个别细菌繁殖速度较慢，如结核分枝杆菌繁殖一代需要18～20小时。

3.细菌的生长曲线　细菌繁殖速度快得惊人，在最佳条件下，若20分钟繁殖一代，一个细菌在10小时后即可增殖到10亿以上。在自然界中，因受多种因素的影响，细菌的增殖远没有这么快。在人工培养细菌时，细菌连续繁殖一定时间后，由于细菌群体大量堆积、营养物质消耗、代谢废物积聚以及pH的改变等，细菌的繁殖速度会逐渐减慢甚至停止。如将一定量细菌接种于适当培养基后，以培养时间为横坐标，培养物中细菌数的对数为纵坐标，可得出一条反映细菌增殖规律的曲线，称为生长曲线（图10-10）。细菌的生长曲线可分为

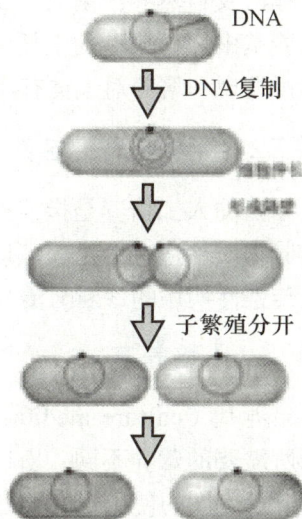

DNA

DNA复制

细胞伸长
形成隔膜

子繁殖分开

图 10-9　细菌繁殖方式示意图

四期。

（1）迟缓期（lag phase）：细菌接种至培养基后，对新环境有一个短暂适应过程。此期曲线平坦稳定，因为细菌繁殖极少。细菌主要以体积增大为主，代谢活跃，为细菌的分裂增殖合成、储备充足的酶、能量及中间代谢产物。

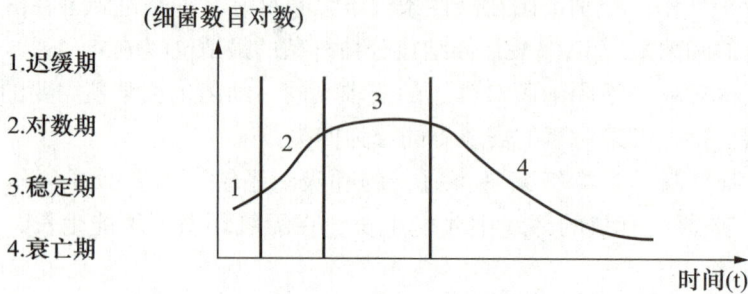

图 10-10　细菌的生长曲线

（2）对数期（logarithmic phase）：对数期又称指数期（exponential phage），此期活菌数以稳定的几何级数极快增长，可持续几小时至几天不等，这时细菌形态、染色、生理活性都很典型，对外界环境因素的作用敏感。因此研究细菌性状以此期细菌最好。

（3）稳定期（stationary phase）：该期的生长菌群总数处于平坦阶段，但细菌群体活力变化较大。由于培养基中营养物质消耗、毒性产物（有机酸、H_2O_2 等）的积累及 pH 下降等不利因素的影响，细菌繁殖速度逐渐下降，细菌死亡数逐渐增加，此期细菌增殖数与死亡数渐趋平衡。细菌形态、染色、生理活性可出现改变，并产生相应的代谢产物，如外毒素、内毒素、抗生素，以及芽胞等。

（4）衰退期（decline phase）：随着稳定期的进展，细菌繁殖越来越慢，死亡菌数明显增多。此期细菌变长肿胀或畸形衰变，甚至菌体自溶，生理代谢活动趋于停滞，难以辨认其形态。

体内及自然界细菌的生长繁殖受机体免疫因素和环境因素的多方面影响，不会出现像培养基中那样典型的生长曲线。掌握细菌生长规律，有目的地研究和控制病原菌的生长，可发现和培养对人类有用的细菌。

二、细菌的人工培养

细菌的人工培养是指根据细菌生长繁殖的条件及其规律，用人工方法提供细菌必需的培养物质和适宜的生长环境来培养细菌，进行细菌生物学性状的研究、生物制品的制备及传染性疾病的诊断与治疗等。

（一）培养基

培养基（culture medium）是人工配制的适合细菌生长繁殖的营养基质。由于各种细菌所需要的营养不同，所以培养基的种类很多。这些培养基可根据所含成分、物理状态，以及不同的使用目的等而分成若干类型。

1.按照培养基的物理状态不同分类

（1）液体培养基：液体培养基中不加任何凝固剂，这种培养基的成分均匀，微生物能充分接触和利用培养基中的养料，可用于增菌培养和鉴定细菌种类。

（2）半固体培养基：在液体培养基中加入0.2%～0.5%的琼脂而成，呈半固体状态。可用于观察细菌的运动、鉴定菌种和保存菌种。

（3）固体培养基：在培养基中加入2%～5%的琼脂即成为固体培养基。常用于微生物分离、鉴定、计数和菌种保存等方面。

【知识拓展】◆

琼脂

琼脂是从石花菜等海藻中提取的胶体物质，是应用最广的凝固剂。加琼脂制成的培养基在98℃～100℃下融化，于45℃以下凝固。

2.按照培养基用途不同分类

（1）基础培养基：含有一般细菌生长繁殖所需要的基本营养成分。常用的是肉汤培养基和普通琼脂培养基。其成分包括牛肉膏或牛肉汤、蛋白胨和氯化钠等，用于大多数细菌的培养。

（2）营养培养基：在基础培养基中加入葡萄糖、血液、血清、酵母浸膏、动植物组织提取液等营养物质制成，可供营养要求较高的细菌生长，常用的是血琼脂平板。

（3）选择培养基：根据细菌对化学物质的敏感性不同，在培养基中加入某些化学物质，抑制某些细菌的生长，促进另一类细菌的生长繁殖，选择性地将目的菌分离出来，这类培养基称为选择培养基，如SS琼脂培养基。

（4）鉴别培养基：以培养和鉴别细菌为目的而配制的培养基称为鉴别培养基。根据各种细菌对糖和蛋白质的分解能力及其代谢产物的不同，在培养基中加入特定的作用底物和指示剂，观察细菌生长后对底物的分解情况，从而鉴别细菌。常用的有各种单糖发酵管、伊红-美蓝琼脂培养基等。

（5）厌氧培养基：专供厌氧菌的分离、培养和鉴别用的培养基称为厌氧培养基。可用物理方法使培养基与空气隔绝，造成无氧环境，也可用化学方法，如在培养基中加入还原剂，去除氧气利于厌氧菌生长；或用生物方法，如用疱肉培养基，肉渣含有的不饱和脂肪酸可吸收氧气。

（二）细菌在培养基中的生长现象

细菌在不同物理性状培养基中的生长现象各异。

1.细菌在液体培养基中的生长现象　细菌在液体培养基中可以呈现三种生长现象。

①混浊生长：大多数细菌在液体培养基中生长后呈均匀混浊状态，如葡萄球菌。②沉淀生长：少数呈链状生长的细菌在液体培养基中沉淀在试管的底部，如链球菌。③菌膜生

长：专性需氧菌对氧气浓度要求比较高，在液体培养基中生长时浮在液体表面生长，形成菌膜，如枯草芽胞杆菌。

2.细菌在半固体培养基中的生长现象 半固体培养基琼脂含量少，较软，常用来检查细菌的动力。细菌在半固体培养基中有两种生长现象：有鞭毛的细菌可沿穿刺线向四周扩散生长，穿刺线模糊不清，使培养基物呈放射状或云雾状；没有鞭毛的细菌不能运动，只能沿穿刺线生长，周围的培养基澄清透明。

3.细菌在固体培养基中的生长现象 细菌在固体培养基上经过18~24小时分离培养后，由单个细菌分裂繁殖后形成的肉眼可见的细菌集团，称为菌落（colony）。多个菌落融合成片，形成菌苔（mossy）。细菌种类不同，其菌落的大小、形状、颜色、透明度、表面光滑度或粗糙、边缘的形状，以及菌块的质地、软硬、黏稠度和特殊培养基的着色等也各不相同（图10-11）。因此，菌落是菌种鉴别上的一个重要特征。此外，取一定量的液体标本或培养液均匀接种于琼脂平板上，可计数菌落，推算标本中的活菌数。这种菌落计数法常用于检测自来水、饮料、污水和临床标本的活菌含量。细菌的菌落一般分为3种类型：①光滑型菌落（smooth colony，S型菌落）：表面光滑、湿润，边缘整齐。②粗糙型菌落（rough colony，R型菌落）：菌落表面粗糙、干燥，呈皱纹或颗粒状，边缘大多不整齐。③黏液型菌落（mucoid colony，M型菌落）：黏稠、有光泽，似水珠样。多见于有厚荚膜或丰富黏液层的细菌。

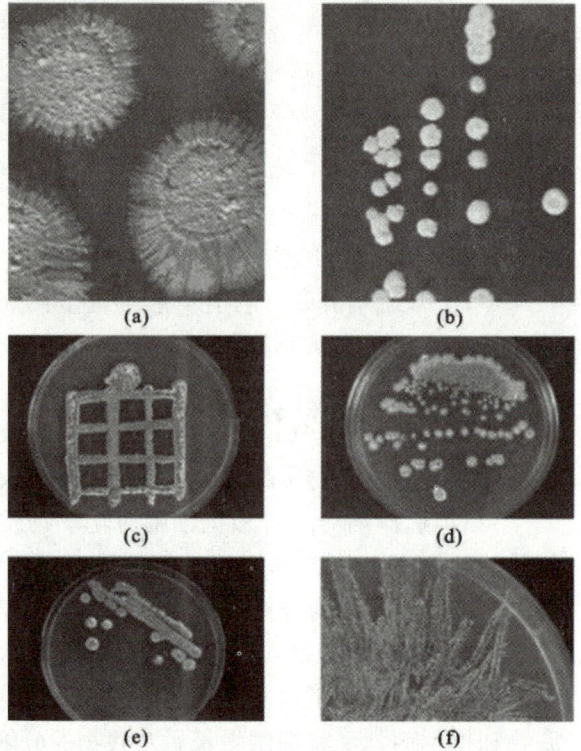

图 10-11 细菌的菌落形态

三、细菌的代谢产物及意义

细菌的新陈代谢包括一系列复杂的生物化学反应，这些反应都是在酶的控制和催化下进行的。细菌的代谢分为分解代谢和合成代谢两个方面。细菌在分解代谢和合成代谢中能产生多种代谢产物，在细菌的鉴定方面具有重要意义。

（一）细菌的分解代谢产物及生化检测

分解代谢是指将复杂的营养物质分解为简单的化合物，为合成菌体成分提供原料的同时，还可获得能量以供代谢所需。不同的细菌具有不同的酶，对糖、蛋白质等的分解能力以及分解后的产物也不相同，可作为鉴定细菌的重要手段。各代谢产物可通过生化试验的方法检测，细菌的生化反应可用于鉴别细菌，对于鉴别形态、革兰染色反应和培养特性相同或相似的细菌更为重要。例如吲哚试验（I）、甲基红试验（M）、VP试验（Vi）、枸橼酸盐利用试验（C）四种试验常用于鉴别肠道杆菌，合称IMViC试验。

1.糖的分解代谢产物及检测

（1）糖发酵试验：细菌对各种糖的分解能力及代谢产物不同，可借以鉴别细菌。一般非致病原体能发酵多种单糖，如大肠埃希菌能分解葡萄糖和乳糖，生化反应结果为产酸、产气。伤寒沙门菌可分解葡萄糖产酸，但无解氢酶，生化结果为产酸不产气。伤寒沙门菌及一般致病原体大都不能分解乳糖。

（2）VP试验（voges pros kaner test）：有些细菌能使丙酮酸脱羧生成乙酰甲基甲醇，在碱性溶液中被空气中的氧氧化成双乙酰，双乙酰在α-萘酚和肌酸的催化下，生成红色化合物，为VP试验阳性。

（3）甲基红试验：产气荚膜杆菌使丙酮酸脱羧后形成中性产物，培养液pH大于5.4，甲基红指示剂呈橘黄色，为甲基红试验阴性，大肠埃希菌分解葡萄糖产生丙酮酸，培养液呈酸性，pH小于5.4，指示剂甲基红呈红色，称为甲基红试验阳性。

（4）枸橼酸盐利用试验：能利用枸橼酸盐作为唯一碳源的细菌如产气荚膜杆菌，可分解枸橼酸盐生成碳酸盐，同时分解培养基的铵盐生成氨，使培养基变为碱性，指示剂溴麝香草酚蓝（BTB）由淡绿转为深蓝，此为枸橼酸盐利用试验阳性。

2.蛋白质的分解代谢产物及检测

（1）吲哚试验：含有色氨酸酶的细菌（如大肠埃希菌、变形杆菌等）可分解色氨酸生成吲哚，若加入二甲基氨基苯甲醛试剂，形成玫瑰吲哚，呈红色，称为吲哚试验阳性，无色为阴性。主要用于肠道杆菌的鉴定。

（2）硫化氢试验：变形杆菌、乙型副伤寒沙门菌等能分解胱氨酸、甲硫氨酸等，生成硫化氢。在有醋酸铅或硫酸亚铁存在时，则生成黑色硫化铅或硫化亚铁，有黑色沉淀者为阳性，无变化者为阴性。

（二）细菌的合成代谢产物及临床意义

合成代谢是指将简单的化合物合成复杂的菌体成分或其他物质，同时消耗能量，保证细菌的生长繁殖。细菌通过新陈代谢不断合成菌体成分，如多糖、蛋白质、脂肪和核酸等。此外，细菌还能合成很多在医学上具有重要意义的代谢产物。这些产物有的与致病有关，有的可用于鉴别细菌，有的可用于防治疾病。

1.热原质（pyrogen） 热原质即菌体中的脂多糖，大多是由革兰阴性菌产生的。进入人或动物体内能引起发热反应，故名热原质。热原质耐高热，高压蒸汽灭菌不能使其破坏，加热（180℃ 4小时，250℃ 45分钟，650℃ 1分钟）才使其失去生物活性。药液、水等被细菌污染后，即使高压灭菌或经滤过除菌仍可有热原质存在，输注入机体后可引起严重发热反应。目前除去热原质最好的方法是蒸馏。

2.毒素与侵袭性酶 细菌可产生内、外毒素及侵袭性酶，与细菌的致病性密切相关。内毒素（endotoxin）即革兰阴性菌细胞壁的脂多糖，其毒性成分为脂质A，菌体死亡崩解后释放出来。外毒素（exotoxin）是由革兰阳性菌及少数革兰阴性菌在生长代谢过程中释放至菌体外的蛋白质，具有抗原性强、毒性强等特点。某些细菌可产生具有侵袭性的酶，能损伤机体组织，促进细菌的侵袭、扩散，是细菌重要的致病因素，如金黄色葡萄球菌产生的血浆凝固酶、化脓性链球菌产生的透明质酸酶等。

3.色素（pigment） 有些细菌能产生色素，细菌色素分为水溶性色素和脂溶性色素两类。水溶性色素能扩散到培养基或周围组织，如铜绿假单胞菌产生的绿色色素而使培养基和脓汁呈绿色；脂溶性色素不溶于水，仅保持在菌落内使之呈色而培养基颜色不变，如金黄色葡萄球菌产生的金黄色色素。色素对细菌的鉴别有一定意义。

4.抗生素（antibiotic） 某些微生物在代谢过程中可产生抑制或杀死其他微生物或癌细胞的物质，称为抗生素。抗生素多由放线菌和真菌产生，细菌仅产生少数几种。抗生素已广泛用于感染性疾病和肿瘤的治疗。

5.细菌素（bactericin） 某些细菌能产生一种仅作用于近缘细菌的抗菌物质，称为细菌素。细菌素为蛋白类物质，抗菌范围很窄，治疗意义不大，但可用于细菌分型和流行病学调查。

弗莱明与青霉素

6.维生素（vitamin） 某些细菌可合成供自身需要的维生素，并能分泌到菌体外，人体可以吸收利用。如人体肠道中的大肠埃希菌能合成B族维生素和维生素K。

第三节　细菌的遗传与变异

细菌在一定的环境中生长繁殖，通过DNA的复制，将亲代的各种性状稳定地传给子代，使种属保持原有的性状，称为细菌的遗传（heredity）。而细菌在繁殖过程中，由于外界环境条件发生变化或细菌的遗传物质本身发生改变，导致细菌的生物学性状发生相应的变化，称为变异（variation）。

细菌的变异分为遗传性变异与非遗传性变异，前者是细菌的基因结构发生了改变，如基因突变或基因转移与重组等，故又称基因型变异；后者是细菌在一定的环境条件影响下产生的变异，其基因结构未改变，称为表型变异。

一、细菌变异现象

（一）形态结构的变异

细菌在生长繁殖过程中受到不利因素的影响，如不适宜的温度、酸碱度、化学药品和抗生素等，常可发生形态结构的改变。

1.细胞壁的变异 某些细菌在青霉素、溶菌酶等的作用下，细胞壁被破坏或细菌合成肽聚糖障碍，形成没有细胞壁的细菌。这些失去细胞壁的细菌在高渗环境中仍可生存，但不能维持其固有的形态，菌体呈现圆球形、长丝状或多形性，称为L-型细菌

（L-form）。

2.鞭毛的变异　将有鞭毛的普通变形杆菌点种在琼脂平板上，由于鞭毛的动力使细菌在平板上弥散生长，称迁徙现象，菌落形似薄膜，故称H菌落。有鞭毛的变形杆菌在0.1%石炭酸琼脂培养基上生长，可失去鞭毛，只能在点种处形成不向外扩展的单个菌落，称为O菌落。通常把这种鞭毛丢失的变异，称为H-O变异，此变异是可逆的。

3.细菌的一些特殊结构，如荚膜、芽胞、鞭毛等也可发生变异　如肺炎链球菌经普通培养基培养或传代后可失去荚膜。

（二）菌落的变异

细菌的菌落可分为光滑（smooth，S）型、黏液（mucoid，M）型和粗糙（Rough，R）型三类。S型菌落表面光滑、湿润，边缘整齐。细菌经人工培养多次传代后菌落表面变为粗糙、干燥，边缘不整，即从光滑型变为粗造型，称为S-R变异。S-R变异常见于肠道杆菌，变异时伴随细菌的理化性状、免疫原性、代谢酶活性及毒力的改变。

（三）毒力变异

细菌的毒力变异包括毒力增强和毒力减弱。如Calmette和Guerin把有毒力的牛型结核杆菌在含胆汁、甘油和马铃薯的培养基上经13年传230代，得到毒力减弱而抗原性稳定的菌株，即卡介苗（Bacillus of Calmette-Guerin，BCG），用于结核病的预防。

（四）耐药性变异

细菌对某种抗菌药物由敏感变成耐药的变异称耐药性变异。从抗生素广泛应用以来，细菌对抗生素耐药的不断增长在世界范围内具有普遍趋势。细菌的耐药性变异给临床治疗带来很大的麻烦，并成为当今医学上的重要问题。

二、细菌变异的实际意义

细菌变异的理论知识与技术在医学微生物学、临床医学及预防医学等方面已被广泛应用。近几十年来，由分子遗传学发展起来的遗传工程更为人类控制遗传特征，改造现有生物品系，生产新的生物制品开辟了前景。

（一）病原学诊断

细菌的变异给细菌性疾病诊断中病原体的确认带来很多困难。由于细菌的变异可发生在形态、结构、染色性、免疫原性、生化特性、毒力等方面，因此要做出正确判断，不仅要熟悉细菌的典型形状，还要了解细菌变异的规律。

（二）临床治疗

由于抗生素的广泛应用，耐药株和多重耐药的菌株的出现，给感染性疾病的治疗带来很大的困难。为了提高抗菌药物的疗效，防止耐药菌株的产生和扩散，治疗时应注意：①用药前做药敏试验，根据药敏结果选择敏感药物，减少盲目用药。②用药应足剂量、全疗程，通过正规治疗彻底杀灭病原菌。③对易耐药的菌株或需长期用药的慢性疾病，应合理配伍、联合用药，以减少细菌耐药突变的机会。

（三）传染病预防

筛选或诱导减毒变异株制备减毒活疫苗用于人工主动免疫，是提高人群免疫功能，预防传染性疾病发生的有效措施。用遗传变异的原理使其诱变成保留原有免疫原性的减毒株或无毒株，制备成预防疾病的各种疫苗。近年来除研制预防性疫苗外，尚出现了具有治疗作用的疫苗，为疫苗的应用拓宽了范围。

（四）检测致癌物质

一般认为基因突变是导致细胞恶性转化的重要原因。凡能诱导细菌突变的物质均为可疑致癌物。据此，以细菌为实验对象，选用某营养缺陷型细菌作为试验菌，以可疑致癌化学物质作为诱变剂。把细菌接种在某种营养缺乏的培养基上，通常细菌不能生长；当营养缺陷菌能在特异营养缺乏培养基上生长时，表明细菌营养缺陷基因发生了突变，而作为诱变剂的化学物质则为可疑致癌物。

（五）基因工程中的应用

基因工程是根据遗传变异中细菌可因基因转移和重组而获得新性状的原理设计的。基因工程是用人工方法将所需要的某一供体生物的DNA大分子提取出来，在离体的条件下用适当的工具酶切割，把它与作为载体（vector）的DNA分子连接起来，然后与载体一起导入某一易生长、繁殖的受体细胞中，让外源遗传物质在其中"安家落户"，进行正常的复制和表达，从而获得新的产物。目前通过基因工程已能使工程菌大量生产胰岛素、干扰素、各种生长激素、rIL-2等细胞因子和rHBs乙肝疫苗等生物制品。今后，基因工程在医学领域和生命科学中必将得到更广泛的应用。

■ 第四节　细菌的分布与消毒灭菌

细菌广泛分布于自然界，在水、土壤、空气、食物、人和动物的体表以及与外界相通的腔道中。一般情况下大多数细菌对人体是有益无害的，但有些细菌侵入人体或因某些原因导致人体内微生态平衡失调时，可以引起疾病。消毒与灭菌是临床医学和微生物学中十分重要的基本操作技术。

一、细菌的分布

（一）细菌在自然界的分布

1.土壤中的细菌　土壤具备细菌生长繁殖所需的各种条件，因此，土壤中含有大量的细菌。一般离地面10～20 cm耕作层的土壤中，细菌含量最多。土壤中的细菌多数为非病原菌，在自然界的物质循环中起着重要的作用，如固氮、分解动物尸体和排泄物等。但土壤中也有致病原体，这些致病原体可来自人和动物的排泄物以及死于传染病的人畜尸体。多数病原菌在土壤中容易死亡，但有一些能形成芽胞的细菌，如破伤风梭菌、产气荚膜梭菌、炭疽芽胞杆菌等，它们在土壤中可存活几年或几十年，并能通过伤口感染。因此，当伤口被泥土污染时，应采取清创等必要的措施进行预防和治疗。

2.水中的细菌　水是细菌生存的天然环境。水中的细菌主要来自土壤和人、动物的排泄物等。水中细菌的种类和数量因水源不同而异。由于水容易受人和动物的粪便及多种排泄物的污染，所以水中可含有伤寒沙门菌、痢疾志贺菌、霍乱弧菌等病原菌。因此，保护水源、加强粪便管理在控制和消灭消化道传染病有重要意义。

3.空气中的细菌　空气中缺乏细菌生长繁殖的条件，且受日光照射，因此细菌不易繁殖。空气中的细菌的种类和数量因环境不同有所差别。空气中的微生物来源于人畜呼吸道的飞沫及地面飘扬起来的尘埃。室内空气中的细菌比室外多，在人口密集的公共场所或医院，空气中细菌种类和数量显著增多。空气中常见的病原菌有金黄色葡萄球菌、链球菌、结核分枝杆菌、白喉棒状杆菌及脑膜炎奈瑟菌等，可引起伤口或呼吸道感染。空气中也有非病原菌，常可造成生物制品、药物制剂及培养基的污染。因此，医院的手术室、病房、制剂室、实验室等要经常进行空气消毒，并应严格按照有关制度进行消毒隔离和无菌操作，以防止疾病的传播及手术后的感染。

（二）细菌在正常人体的分布

1.正常菌群　人自出生后，外界的微生物就逐渐进入人体。人的体表及其与外界相通的腔道，如口腔、鼻咽腔、肠道、泌尿生殖道等腔道中都存在着不同种类和数量的微生物，正常情况下这些微生物对人体无害甚至是有益，称之为正常微生物群，包括细菌、真菌、螺旋体、支原体等，其中细菌居多，因此习惯称之为正常菌群。

2.正常菌群的生理意义　正常情况下，人体与正常菌群之间是处于一种生态平衡状态，人体与正常菌群之间互相制约、互相依存。正常菌群的主要生理作用有：

（1）生物拮抗作用：正常菌群对来自人体以外的致病原体有明显的生物拮抗作用，阻止其在机体内定植。

（2）营养作用：正常菌群参与物质代谢、营养转化和合成。有的菌群还能合成合成维生素B、维生素K等供机体利用。

（3）免疫作用：正常菌群有免疫原性和促免疫细胞分裂作用，能促进机体免疫系统的发育和成熟，刺激机体产生免疫应答，抑制或杀灭具有交叉抗原的病原菌。

此外，正常菌群还在抗衰老、抑癌等方面有一定的作用。

3.条件致病原体　寄居在人体一定部位的正常菌群各细菌之间及与人体之间处于一种相对平衡的状态，但在特定条件下，这种生态平衡可被破坏而使机体致病，这类在正常条件下不致病，在特殊情况下能引起疾病的细菌，称为条件致病原体或机会致病原体。

这种特定的条件主要有：①机体免疫功能低下：如大面积烧伤患者，慢性消耗性疾病以及使用大剂量的皮质激素、抗肿瘤药物等造成机体免疫功能低下时，正常菌群中的某些细菌可引起自身感染引起各种疾病；②寄居部位发生变迁：如因外伤或手术等原因大肠埃希菌进入腹腔或泌尿生殖系统，可引起腹膜炎、肾盂肾炎、膀胱炎等症；③菌群失调。菌群失调是由于某种原因（如不适当的抗菌药物治疗）所导致的使正常菌群的种类、数量和比例发生较大幅度的改变，导致微生态失去平衡称为菌群失调。

二、消毒与灭菌

消毒与灭菌是临床医学和微生物学中十分重要的基本操作技术。

卫生清理：将微生物污染了的无生命物体表面还原为安全水平的处理过程，称为卫生清理。如患者衣物换洗、用具、房间的卫生处理等。

防腐：防止或抑制微生物生长繁殖的方法，称为防腐。微生物一般不死亡。用于防腐的化学药物称为防腐剂。它在医学中常用于延长生物制品及口服制品的保存期。许多化学制剂在低浓度时是防腐剂，在高浓度时则为消毒剂。

消毒：杀死物体上病原微生物的方法，称为消毒。但并不能清除或杀灭所有微生物（如芽胞等）。用以消毒的化学药物称为消毒剂。一般消毒剂的常用浓度，只对细菌的繁殖体有效。要杀灭细菌芽胞则需要提高消毒剂的浓度和延长消毒时间。

灭菌：杀灭物体上所有微生物（包括病原菌、非病原菌的繁殖体及芽胞）的方法，称为灭菌。如用高压蒸汽灭菌法进行手术器械和敷料的灭菌。

无菌及无菌操作：物体上没有活的微生物存在，称为无菌。防止微生物进入机体或物体的操作技术，称为无菌操作。进行外科手术、医疗技术操作，如注射、插管、伤口换药等及微生物学实验过程等，均需进行严格的无菌操作以防止感染。

消毒灭菌的方法有物理法和化学法。

（一）物理消毒灭菌法

用于消毒灭菌的物理学方法主要有热力、紫外线、电离辐射、滤过除菌等。

1.热力灭菌法　热力灭菌法是利用高温来杀灭微生物，分湿热灭菌法和干热灭菌法两类。在同一温度下湿热的灭菌效果比干热好。原因是：①湿热比干热穿透力强，能较快提高灭菌物品内部的温度。②湿热中细菌易吸收水分，使菌体蛋白质易于凝固变性。③热蒸气接触被灭菌物品时变为液态可放出大量的潜热，能迅速提高灭菌物品的温度。

（1）湿热灭菌法：最常用的湿热灭菌有以下几种：

①高压蒸气灭菌法：是一种最常用、最有效的灭菌方法。高压蒸汽灭菌器是一个密耐高压的蒸锅。通常压力在103.4 kPa（1.05 Kg/cm^2）时，容器内温度可达121.3 ℃，经15～30分钟，可杀死所有的细菌繁殖体和芽胞。凡耐高温、不怕潮湿的物品，如手术器械、敷料、0.9%氯化钠溶液和一般培养基等，均可用此法灭菌。灭菌时，必须将锅内冷空气排尽，并应注意放置的物品不宜过于紧密，否则会影响灭菌效果。

②煮沸法：水温100 ℃经5分钟可杀死细菌繁殖体，常用于消毒食具、刀剪、注射器等，杀灭细菌芽胞需煮沸1～3小时。若水中加入2%碳酸氢钠，可提高沸点达105 ℃，既可促进杀灭芽胞，又能防止金属器械生锈。海拔越高，水的沸点越低，在高原地区海拔每增加300 m，消毒时间应延长2分钟才能达效果。

③流通蒸汽法：又称常压蒸汽灭菌法。是利用100 ℃的蒸汽进行消毒，经15～30分钟可杀死细菌繁殖体，如果把流通蒸汽加热的物品放置37 ℃孵箱过夜，使其中芽胞发育成繁殖体，次日再经流通蒸汽加热，如此重复3次，可达到灭菌的目的，称为间歇灭菌法。常用的工具是蒸笼或阿诺蒸锅。此法常用于不耐高温的营养丰富的培养基的灭菌。

④巴氏消毒法：由巴斯德创用而得名。将物品在温度为61.1 ℃～62.8 ℃维持30分钟或71.7 ℃维持15～30秒。可杀灭液体中的病原菌或特定微生物，延长食品的储存时间，且不影响被消毒物品的营养成分及香味。现为广泛采用的一种方法。常用于不耐高温如牛奶、酒类、饮料等食品的消毒。

（2）干热灭菌法：干热是通过脱水干燥和使大分子变性的作用进行灭菌。

①焚烧与烧灼：废弃的物品如病理标本、尸体、废弃衣物、纸张以及医疗垃圾等可焚烧，是一种彻底的灭菌方法。实验用的接种环、试管口、瓶口等可直接在火焰上烧灼灭菌。

②干烤：利用电热干烤箱灭菌，通常加热至160 ℃～170 ℃维持2小时，可达到灭菌的目的。适用于高温下不变质、不损坏、不蒸发的物品，如玻璃器皿、瓷器等灭菌。

③红外线：红外线有热效应，可杀菌，其中1～10 um波长的红外线热效应最强。红外线烤箱灭菌可用于医疗器械的灭菌。

2.辐射灭菌法

（1）日光与紫外线：日晒是有效的杀菌方法，主要靠紫外线，此外，热和干燥也起一定作用。患者的衣服、被褥、书报等经日光直接曝晒数小时，可杀死大部分微生物。紫外线的波长在200～300 nm时，具有杀菌作用，其中以265～266 nm杀菌力最强，此波长与DNA吸收波峰一致，可干扰DNA的复制与转录，导致细菌的死亡或变异。紫外线穿透力弱，玻璃、纸张、尘埃等均能阻挡紫外线，因此只能用于物品表面消毒及手术室、病房、实验室等的空气消毒。用人工紫外线灯进行空气消毒时，有效距离为2～3 m，照射时间1～2小时，从亮灯5～7分钟后开始计时。杀菌波长的紫外线对人体皮肤、眼睛有损伤作用，使用时要注意防护。

（2）电离辐射：电离射线具有较高的能量和穿透力，对微生物有致死作用。包括高速电子、X射线和γ射线等。其杀菌机制在于射线的能量可直接破坏细菌的核酸和蛋白质，或者先作用于水分子，使其电离后产生自由基再破坏细菌的DNA，对各种细菌均有致死作用。电离辐射因有较高的能量和穿透力，常用于一次性医用塑料制品的消毒，亦可用于食品的消毒，而不破坏其营养成分。

（3）微波：微波主要靠其热效应灭菌，因其热效应不均匀，灭菌效果也不理想。微波可穿透玻璃、陶瓷和薄塑料等物质，但不能穿透金属表面。主要用于食品、非金属器械、检验用品、药杯及其他用品的消毒。

3.滤过除菌法　滤过除菌法是用物理阻留的方法将液体或空气中的细菌去除，但不能除去病毒、支原体和衣原体。主要用于不耐高温的血清、抗毒素、抗生素、药液等的消毒。所用的器具是一种带有滤孔装置的滤菌器。常用的滤菌器有蔡氏、玻璃、薄膜滤菌器和高效颗粒空气滤器四种。

4.超声波　频率高于20kHz/s的声波不被人耳感受到的，称为超声波。超声波杀菌机制是其通过液体时，发生空化作用破坏了原生质的胶体状态，导致细菌死亡。超声波可裂解多数细菌，尤其是革兰阴性细菌对其更为敏感。此法消毒不彻底，往往有残存细菌。目前超声波主要用于粉碎细胞，以提取细胞组分或制备抗原等。

（二）化学消毒灭菌法

许多化学药物能影响细菌的化学组成、结构与生理活动，从而发挥防腐、消毒甚至灭菌的作用，消毒剂对细菌和人体细胞都有毒性作用，所以主要用于人体体表和医疗器械、周围环境的消毒。

1.消毒剂的作用机制　消毒剂杀菌机制主要有：①使菌体蛋白质变性或凝固。如酚类（高浓度）、重金属盐类、醇类、醛类、酸、碱等；②干扰或破坏细菌的酶系统和代谢。如某些氧化剂、重金属盐类与细菌酶蛋白中的巯基（-SH）结合，使酶失去活性，引起细菌代谢障碍；③改变细菌细胞壁或细胞膜的通透性，使胞质内重要代谢物质逸出，导致细菌死亡。如苯扎溴铵（新洁尔灭）、酚类（低浓度）、表面活性剂等。

常用消毒剂的
种类、性质与用途

2.影响消毒剂灭菌效果的因素　消毒剂消毒作用的效果受环境、微生物种类及消毒剂本身等多种因素的影响。

（1）消毒剂的性质、浓度和作用时间：各种消毒剂的理化性质不同，对微生物的作用大也不同，如表面活性剂对革兰阳性菌的杀菌效果要比对革兰阴性菌的杀菌效果强。同种消毒剂的浓度不同，其消毒效果也不同，一般而言，消毒剂浓度越大，作用时间越长，消毒效果也愈强，但醇类除外，70%～75%乙醇杀菌作用最强。

（2）细菌的种类、数量与状态：不同的细菌对消毒剂抵抗力不同。如结核分枝杆菌对酸、碱较其他细菌有较强的抵抗力，但对75%乙醇敏感；细菌的芽胞比繁殖体抵抗力强；有荚膜的细菌抵抗力强；幼龄菌比老龄菌对消毒剂敏感；细菌数量越大，所需消毒时间越长。

（3）环境中有机物的影响：环境中有机物（血液、脓液、痰液）的存在，能影响消毒剂的消毒效果。有机物对细菌有保护作用，并与消毒剂发生化学反应，因而影响消毒效果。故消毒皮肤和器械时，需洗净后再消毒；对痰、粪便等的消毒，宜选择受有机物影响较小的消毒剂，如漂白粉及酚类化合物为宜，也可使用高浓度的消毒剂或适当延长消毒时间。

（4）温度和酸碱度：升高温度可提高消毒剂的杀菌效果，例如2%戊二醛杀灭10^4 mL炭疽芽胞杆菌，20 ℃时需15分钟，40 ℃时为2分钟，56 ℃时仅1分钟即可。消毒剂的杀菌效果还受pH的影响，例如戊二醛本身呈中性，其水溶液呈弱酸性，不具有杀芽胞的作用，只有在加入碳酸氢钠后才能发挥杀菌作用，含氯消毒剂在酸性条件下，杀菌活性最高。

其他影响消毒效果的因素还有湿度、穿透力及拮抗物质等。

学习检测

一、选择题

1. 革兰阳性菌细胞壁特有的成分是（　　　）。

A. 肽聚糖　　　B. 磷壁酸　　　C. 脂蛋白　　　D. 脂多糖　　　E. 外膜

2. 细菌细胞壁的主要成分是（　　　）。

A. 外膜　　　B. 脂多糖　　　C. 脂蛋白　　　D. 磷壁酸　　　E. 肽聚糖

3. 青霉素、头孢菌素导致细菌死亡的机制是（　　　）。

A. 干扰细胞壁合成　　　　　　　　B. 损伤细胞膜

C. 抑制菌体蛋白合成　　　　　　　D. 破坏核酸代谢

E. 干扰细菌细胞器合成

4. 细菌的特殊结构不包括（　　　）。

A. 菌毛　　　B. 鞭毛　　　C. 芽胞　　　D. 质粒　　　E. 荚膜

5. 在医疗实践中以杀灭哪种细菌结构作为灭菌的标准？（　　　）

A. 荚膜　　　B. 芽胞　　　C. 鞭毛　　　D. 菌毛　　　E. 细菌体

6. 与细菌致病性无关的是（　　　）。

A. 芽胞　　　B. 荚膜　　　C. 鞭毛　　　D. 质粒　　　E. 普通菌毛

7. 经革兰染色后，革兰阳性菌呈（　　　）。

A. 红色　　　B. 蓝色　　　C. 无色　　　D. 紫色　　　E. 黄色

8. 与细菌抗吞噬作用有关的结构是（　　　）。

A. 鞭毛　　　B. 荚膜　　　C. 芽胞　　　D. 菌毛　　　E. 细胞壁

9. 细菌生长繁殖所需的条件包括（　　　）。

A. 含氮化合物、水、温度和气体　　　　B. 生长因子、酸碱度、温度和气体

C. 营养物质、水、温度和气体　　　　　D. 营养物质、酸碱度、温度和气体

E. 无机盐类、生长因子、温度和气体

10. 研究细菌性状最好选用的细菌的生长期是（　　　）。

A. 迟缓期　　　B. 对数期　　　C. 稳定期　　　D. 衰亡期　　　E. 以上均可

11. 下列培养基可用来做动力试验的是（　　　）。

A. 固体培养基　　　　　　　　B. 液体培养基

C. 半固体培养基　　　　　　　D. SS 培养基

E. 肉渣培养基

12. 卡介苗是发生什么变异的结果？（　　　）

A. 形态变异　　B. 结构变异　　C. 耐药性变异　　D. 毒力变异　　E. 菌落变异

13. 乙醇作为消毒剂的最佳浓度是（　　　）。

A. 100%　　　B. 95%　　　C. 80%　　　D. 75%　　　E. 50%

14. 操作过程中防止微生物污染物品或者人体的方法称为（　　　）。

A. 消毒　　　　　　B. 灭菌　　　　　C. 无菌　　　　　D. 防腐　　　　　E. 无菌操作

15. 牛奶和酒类的消毒常用（　　　）。

A. 高压蒸汽灭菌法　　　　　　　　　B. 流动蒸汽灭菌法

C. 间歇灭菌法　　　　　　　　　　　D. 巴氏消毒法

E. 煮沸法

16. 手术室空气消毒一般采用下列哪种方法？（　　　）

A. 紫外线照射　　　　　　　　　　　B. 石炭酸喷洒

C. 甲酚溶液（来苏儿）喷洒　　　　　D. 高锰酸钾液喷洒

E. 75% 乙醇喷洒

17. 关于紫外线杀菌作用，下述哪项不正确？（　　　）

A. 干扰细胞 DNA 的复制　　　　　　B. 穿透力较强

C. 具有杀菌作用　　　　　　　　　　D. 照射距离 2 m 以内

E. 刺激眼睛和皮肤

18. 正常情况下，下列哪个部位是无菌的？（　　　）

A. 肠道　　　　　　B. 膀胱　　　　　C. 阴道　　　　　D. 口腔　　　　　E. 鼻咽腔

19. 不耐高温的液体如血液除菌可用下列哪一种方法？（　　　）

A. 煮沸法　　　　　　　　　　　　　B. 高压蒸汽灭菌法

C. 化学消毒剂　　　　　　　　　　　D. 紫外线照射

E. 滤过除菌法

20. 紫外线杀菌效果最好的是哪个波长？（　　　）

A. 200 nm　　　　B. 220 nm　　　　C. 245 nm　　　　D. 265 nm　　　　E. 280 nm

21. 高压蒸汽灭菌时，需要达到的温度和维持时间是（　　　）。

A. 110 ℃、15～20 分钟　　　　　　B. 100 ℃、30～40 分钟

C. 121.3 ℃、15～20 分钟　　　　　D. 121.3 ℃、30～40 分钟

E. 113 ℃、15～20 分钟

22. 常用于体温表消毒的是（　　　）。

A. 煮沸法　　　　　　　　　　　　　B. 1% 升汞浸泡

C. 5% 甲酚（来苏儿）浸泡　　　　　D. 75% 乙醇浸泡

E. 高压蒸汽灭菌

23. 下列灭菌方法中不属于湿热灭菌的是（　　　）。

A. 巴氏消毒法　　　　　　　　　　　B. 流通蒸汽消毒法

C. 焚烧　　　　　　　　　　　　　　D. 高压蒸汽灭菌法

E. 煮沸法

24. 下列情况适于用紫外线消毒的是（　　　）。

A. 患者的排泄物　　　　　　　　　　B. 空气消毒

C. 饮水、游泳池　　　　　　　　　　D. 污染的餐具

E. 手术器械

25. 只适用于物体表面的消毒的方法是（　　　）。

A. 焚烧　　　　　B. 干烤　　　　　C. 滤过　　　　D. 巴氏消毒法　E. 紫外线

26. 下列哪种方法是热力灭菌法中最常用灭菌效果最好的？（　　　）

A. 煮沸法　　　　　　　　　　　B. 间歇灭菌法

C. 高压蒸汽灭菌法　　　　　　　D. 巴氏消毒法

E. 流通蒸汽消毒法

27. 杀灭物体上所有微生物的方法叫（　　　）。

A. 无菌　　　　　B. 防腐　　　　　C. 灭菌　　　　D. 消毒　　　　E. 无菌操作

28. 接种环、试管口等耐热器材的灭菌最常用的方法是（　　　）。

A. 干烤　　　　　　　　　　　　B. 烧灼

C. 煮沸　　　　　　　　　　　　D. 高压蒸汽灭菌

E. 间歇灭菌

29. 抑制细菌生长繁殖的方法为（　　　）。

A. 消毒　　　　　B. 无菌操作　　　C. 防腐　　　　D. 无菌　　　　E. 灭菌

30. 对于不耐高温的营养物质的灭菌常用（　　　）。

A. 流通蒸汽消毒法　　　　　　　B. 间歇灭菌法

C. 煮沸法　　　　　　　　　　　D. 巴氏消毒法

E. 高压蒸汽灭菌法

31. 手术包的灭菌常用下列哪种方法？（　　　）

A. 煮沸法　　　　　　　　　　　B. 间歇灭菌法

C. 流通蒸汽消毒法　　　　　　　D. 高压蒸汽灭菌法

E. 巴氏消毒法

32. 紫外线杀菌的主要机理是（　　　）。

A. 破坏酶系统　　　　　　　　　B. 干扰 DNA 的复制

C. 干扰蛋白质的合成　　　　　　D. 损伤细胞膜

E. 损伤细胞壁

33. 常用于玻璃器皿灭菌的方法是（　　　）。

A. 焚烧　　　　　　　　　　　　B. 巴氏消毒法

C. 干烤　　　　　　　　　　　　D. 煮沸

E. 烧灼

二、简答题

1. 比较革兰阳性和革兰阴性菌细胞壁结构的异同点，其医学意义如何？

2. 简述细菌生长繁殖的条件。

3. 什么是条件病原菌？简述正常菌群在哪些条件下可转变为条件致病原体。

第十一章
细菌的感染与免疫

学习目标

1. 掌握细菌致病的物质基础、内外毒素的区别、医院感染的概念。

2. 熟悉细菌侵入途径、医院感染的特点和传播途径、感染的种类和类型。

3. 了解医院感染的常见病原体。

学习导入

患者，16岁，因使用指甲刀剪破了脚上的水疱，高热，体温达 42℃，就医检查白细胞计数 8.8×10^9/L，中性粒细胞 0.92，红细胞计数 4.51×10^{12}/L，患者肝、肾、呼吸系统都出现功能衰竭。初步诊断为重度脓毒血症。

思考

1. 根据脓毒血症概念，还需要做哪项细菌检查才能确诊为脓毒血症？

2. 根据细菌感染类型知识，分析该患者形成脓毒血症的原因。

细菌的感染又称为细菌传染，是指细菌侵入宿主机体内后与宿主防御功能相互作用所引起的不同程度的病理过程。细菌能否侵入机体引起感染取决于细菌的致病性和机体的防御能力，即抗感染免疫功能。

第一节　细菌的致病性

细菌的致病性是指细菌能引起机体疾病的性能。细菌的致病性是对特定的宿主而言，有的细菌仅对人有致病性；有的只对某些动物有致病性；有的则对人和动物均有致病性。不同的病原菌对机体可引起不同的病理过程和不同的疾病，如伤寒沙门菌引起人类伤寒，结核分枝杆菌引起结核病。

一、细菌致病的物质基础

细菌致病的物质主要包括细菌表面结构、侵袭性物质和毒素等。

（一）菌体表面结构

菌体表面结构主要包括荚膜和菌毛。

1.荚膜　细菌的荚膜本身没有毒性，但具有抵抗吞噬和抵抗体液中杀菌物质的作用，可使细菌在宿主体内大量繁殖并引起病变。有些细菌表面有类似荚膜的物质，如伤寒沙门菌Vi抗原、金黄色葡萄球菌的A蛋白、大肠埃希菌的K抗原等，属位于细胞壁外层的结构，比荚膜要薄，通常称为微荚膜。

2.黏附素　病原菌在宿主的呼吸道、消化道或泌尿生殖道等黏膜上皮细胞附着是绝大多数病原菌感染过程的第一步，也是引起感染的首要条件。具有黏附作用的细菌结构，称为黏附素或黏附因子，黏附可由黏附素（adhesin）介导，黏附素包括菌毛和非菌毛黏附素两类，非菌毛黏附素是病原菌细胞表面的蛋白质或多糖。宿主黏膜上皮细胞表面有黏附素受体，一般是糖蛋白或糖脂。病原菌黏附素与黏膜上皮细胞表面受体的相互作用具有高度特异性，因而病原菌感染具有组织特异性。一种病原菌可具备多种黏附素。

（二）侵袭性物质

侵袭性物质是指能协助致病原体抵抗吞噬细胞的吞噬作用或有利于病原菌在组织中扩散蔓延的物质。如金黄色葡萄球菌产生的血浆凝固酶能使血浆中液态的纤维蛋白原转变为固态的纤维蛋白，包绕在菌体表面从而抵抗吞噬细胞的吞噬作用。

（三）毒素

有些细菌在代谢过程中能合成毒素，细菌毒素（toxin）按其来源、性质和作用不同，分为外毒素（exotoxin）和内毒素（endotoxin）两种。

1.外毒素　外毒素主要是革兰阳性菌和部分革兰阴性菌合成并释放到菌体外的毒性蛋白质。但也有少数外毒素存在于细菌体内，在菌体裂解后才能释放出来（如痢疾志贺菌的外毒素）。

外毒素的化学成分是蛋白质，性质不稳定，易被蛋白酶分解破坏，多数不耐热。但也有少数外毒素例外。外毒素的免疫原性强，可刺激机体产生抗毒素抗体，外毒素经0.3%～0.4%甲醛溶液处理后脱去毒性仍保留免疫原性，可制成无毒的外毒素生物制品，称为类毒素。类毒素和抗毒素在防治外毒素引起的疾病中有着重要作用。前者用于预防接种，后者用于治疗和紧急预防。外毒素的毒性极强，如肉毒梭菌产生的外毒素1mg可毒死2亿只小白鼠，其毒性比氰化钾毒性强1万倍，是目前已知的毒性最强的物质。

根据外毒素作用的靶细胞和所致临床病理特征，可分为神经毒素、细胞毒素和肠毒素三大类（表11-1）。

表 11-1　细菌外毒素的种类及作用

类型	毒素名称	产生的细菌	作用机制	所致疾病	主要症状和体征
神经毒素	痉挛毒素	破伤风梭菌	阻断抑制神经递质甘氨酸的释放	破伤风	骨骼肌强直性痉挛
	肉毒毒素	肉毒梭菌	抑制胆碱能运动神经释放乙酰胆碱	肉毒中毒	肌肉松弛性麻痹
细胞毒素	白喉毒素	白喉棒状杆菌	抑制细胞蛋白质的合成	白喉	肾上腺出血、心肌损伤、外周神经麻痹
	猩红热毒素	A群链球菌	破坏毛细血管内皮细胞	猩红热	猩红热皮疹
肠毒素	肠毒素	霍乱弧菌	激活腺苷环化酶，提高cAMP水平	霍乱	小肠上皮细胞过度分泌，腹泻、呕吐
	肠毒素	金黄色葡萄球菌	作用于呕吐中枢	食物中毒	呕吐、腹泻

2.内毒素　内毒素是革兰阴性菌细胞壁外膜中的脂多糖组分，细菌死亡裂解后释放。

内毒素的化学成分为脂多糖，耐热，需加热160℃ 2～4小时才能破坏。内毒素免疫原性弱，不能用甲醛溶液脱毒制成类毒素。内毒素毒性作用较外毒素弱，且对机体组织器官无选择性毒害作用，因此各种革兰阴性菌产生的内毒素的致病作用相似，主要有发热反应、白细胞反应、内毒素血症与内毒素休克、弥散性血管内凝血等。

外毒素与内毒素的主要区别，见表11-2。

表 11-2　外毒素与内毒素的主要区别

性状	外毒素	内毒素
来源	革兰阳性菌与部分革兰阴性菌	革兰阴性菌
存在部分	从活菌分泌，少数为细菌崩解后释出	细胞壁组分，细菌裂解后释出
化学成分	蛋白质	脂多糖
稳定性	60℃～80℃，30分钟被破坏	160℃，2～4小时才被破坏
毒性作用	强，对组织器官有选择性毒害效应，引起特殊临床表现	较弱，各菌的毒性效应大致相同，引起发热、白细胞增多、微循环障碍、休克、DIC等
抗原性	强，刺激机体产生抗毒素；甲醛液处理脱毒形成类毒素	弱，刺激机体产生的抗体中和作用弱；甲醛液处理不形成类毒素

二、细菌的侵入数量

病原菌侵入后是否致病与病原菌数量的多少和毒力强弱有关。一般是细菌毒力愈强，所需的菌量愈少；反之则需要的菌量愈大。

三、细菌的侵入门户

病原菌除具有一定的毒力和足够数量外，还需要经过适当的门户侵入机体才能引起疾病。不同细菌侵入机体的门户不同，一般一种致病原体只有一种侵入门户。

■ 第二节　机体的抗菌免疫

抗菌免疫是指机体对病原菌感染的免疫防御能力，包括固有免疫和适应性免疫。病原菌入侵机体时，首先由固有免疫发挥低于作用，经7～10天后，产生适应性免疫，二者相互配合，共同发挥抗菌免疫作用。

一、固有免疫

固有免疫是人类在长期的种系发育和进化过程中逐渐建立起来的一系列天然防御功能，又称先天性免疫或非特异性免疫。固有免疫的特点：生来就有，受遗传基因控制；正常人都有，并具有相对稳定性；对病原生物广泛抵抗，无特异性；无记忆性，再次遇到相同病原微生物后，免疫功能并不增强。固有免疫主要由机体的屏障结构、吞噬细胞和体液中的抗菌物质三部分组成。

（一）屏障结构

主要有皮肤与黏膜、血脑屏障、胎盘屏障等。

1.皮肤与黏膜　完整健康的皮肤与黏膜能抵抗病原生物侵入，是机体抗感染的第一道防线。其主要作用是：①机械阻挡和排除细菌的作用；②分泌物的抑菌和杀菌作用；③正常菌群的生物拮抗作用。

2.血脑屏障　主要由软脑膜、脑毛细管壁和壁外胶质膜组成。主要通过脑毛细血管内皮细胞层的紧密连接和微弱的吞饮作用，阻挡病原菌及其毒性产物从血流入脑组织或脑脊液，从而保护中枢神经系统免受感染。小儿血脑屏障发育不完善，因此，较成人更易发生颅内感染，如流脑、乙脑等。

3.胎盘屏障　由母体子宫内膜的基蜕膜和胎儿绒毛膜共同组成。其作用是防止病原生物及代谢物从母体进入胎儿体内，保护胎儿免受感染。在妊娠的前3个月内，胎盘屏障尚未发育完善，此时若母体发生感染，病原体则有可能通过胎盘侵入胎儿，影响胎儿正常发育，导致畸胎或流产。

（二）吞噬细胞

机体内凡具有吞噬功能的细胞统称为吞噬细胞，吞噬细胞分为大、小两类。小吞噬细胞主要是指外周血中的中性粒细胞；大吞噬细胞是指血中的单核细胞和各种组织中的巨噬细

吞噬细胞

胞，如肝脏中的库普弗细胞、肺脏中的尘细胞、淋巴结和脾脏中的巨噬细胞。

1.吞噬过程

（1）吞噬细胞与病原体接触：可以是偶然相遇，也可以是趋化作用吸引。

（2）吞入病原体：吞入方式主要由两种，对于较大的病原体如细菌来说，吞噬细胞能够伸出伪足将其捕捉后摄入细胞内，形成吞噬体，这一过程称为吞噬。对于较小的病原体如病毒，吞噬细胞与其接触后细胞膜内陷，将其吞入，此称吞饮。

（3）杀死与消化：吞噬细胞内的吞噬体与溶酶体融合，形成吞噬溶酶体，其体内的杀菌素、溶菌酶等将病原体杀死，然后消化降解。

2.吞噬结果

（1）完全吞噬：吞噬细胞在短时间内将摄入胞内的病原菌彻底杀死。

（2）不完全吞噬：某些病原体被吞噬或吞饮后，非但不被杀死，反而在吞噬细胞内繁殖，引起吞噬细胞死亡；病原体还可随吞噬细胞游走，导致全身扩散或引起更广泛感染。

（3）损伤组织：在吞噬过程中，吞噬细胞向胞外释放过剩的溶酶体酶可损伤组织。

（4）提呈抗原：吞噬细胞吞入病原体后，对病原体进行消化降解，将抗原肽与MHC分子结合并表达于吞噬细胞膜上，激发免疫应答。

（三）体液中的抗菌物质

正常体液（血液、淋巴等）中存在一些分子具有非特异性抗感染作用，这些分子主要有补体、干扰素、溶菌酶等，其中最重要的是补体。

1.补体（complement，C）　见第三章。

2.干扰素（IFN）　是一种糖蛋白，由病毒感染的细胞或效应T细胞等产生的，干扰素通过诱导临近细胞使其产生抗病毒蛋白，抑制病毒的复制，以此保护易感细胞，限制病毒的扩散。另外，干扰素还可激活NK细胞、Tc细胞和单核-巨噬细胞。

3.溶菌酶　溶菌酶是一种由巨噬细胞产生的碱性蛋白，广泛分布于血清、唾液、泪液、鼻涕、乳汁和黏膜分泌液中，其作用是溶解破坏革兰阳性菌的细胞壁肽聚糖，使细菌裂解，从而杀伤细菌。革兰阴性菌对溶菌酶不敏感，但特异性抗体若与溶菌酶共同作用也能破坏革兰阴性菌。

二、适应性免疫

对细菌的适应性免疫主要是通过抗体和效应淋巴细胞发挥体液免疫和细胞免疫作用，两者同时存在，互相配合。

胞外菌感染时，体液免疫产生的抗体通过阻止吸附、调理吞噬、激活补体、中和外毒素和ADCC效应发挥抗感染作用。当细胞内寄生菌感染机体后，可刺激T细胞活化、增殖、分化，形成效应Tc细胞和效应Th1细胞，从而通过直接杀伤或由淋巴因子引起炎症反应发挥抗感染作用。

第三节　感染的来源与类型

一、感染的概念

在一定条件下，病原菌体侵入机体所引起的局部组织和全身性炎症性反应称为感染。

二、感染的来源与传播方式

1.感染的来源　根据感染来源可分为外源性感染和内源性感染两种。

（1）外源性感染：是指来源于宿主体外的感染。如其他患者、带菌者或带菌的动物及外环境（食物、土壤、水、空气）等，通过各种途径进入机体，引起机体各部位的感染。

（2）内源性感染：是指来源于患者自身的感染。常见于毒力较强的病原体引起的传染病，少数是曾经感染过的以潜伏状态存在的病原体。目前内源性感染有逐渐增多的趋势。

2.传播方式　根据病原菌侵入门户的不同，其传播方式主要有：

（1）呼吸道感染：患者或带菌者通过咳嗽、喷嚏、大声说话等，将含有病原菌的飞沫或呼吸道分泌物散布到空气中，被易感者吸入而感染。如肺结核、白喉、百日咳等呼吸道传染病。

（2）消化道感染：通过食入病原体污染的食品、饮水等引起的感染。如伤寒、痢疾、霍乱等消化道传染病。

（3）创伤感染：病原菌通过皮肤黏膜细小裂缝或创伤引起的感染。如金黄色葡萄球菌、A群链球菌等引起的感染。

（4）接触感染：通过人与人或人与带菌动物的密切接触而引起感染。如淋病、梅毒、布鲁菌病等。

（5）节肢动物媒介感染：带有病原菌的节肢动物叮咬人时可引起的感染。如鼠蚤叮人吸血可传播鼠疫。

三、感染的类型

感染的发生、发展和结局取决于机体和病原菌相互作用的结果。根据两者力量对比，感染可分为隐性感染、显性感染和带菌状态三种类型。

1.隐性感染　是指机体的免疫力较强或侵入的病原菌数量较少，毒力较弱，感染后对机体损害较轻，不出现明显的临床症状，又称亚临床感染。隐性感染后机体可获得一定特异性免疫力，能抵御同种细菌再次入侵。

2.显性感染

（1）根据病情缓急不同，可将显性感染分为：①急性感染；②慢性感染。

（2）根据感染部位及性质不同，又可将显性感染分为：①局部感染；②全身感染。临床上常见的全身感染类型有：①毒血症；②菌血症；③败血症；④脓毒血症。

3.带菌状态　机体在显性感染或隐性感染后，病原菌并未立即消失，仍在体内继续存留一定时间，与机体免疫力处于相对平衡，称带菌状态。处于带菌状态的人称为带菌者。带菌者经常或间歇地排出病原菌，成为重要传染源之一。因此，及时检出带菌者并进行隔离和治疗，对于控制传染病的流行具有重要意义。

■ 第四节　医院感染

一、医院感染的概念与类型

医院感染又称医院内感染或医院内获得性感染，是指医院各类人群（包括患者、探视者、陪护者及医院工作人员）在医院内获得的感染。

医院感染具有以下几个特点：①感染对象为一切在医院活动的人群，但主要是医院患者；②感染发生的地点必须在医院内；③感染发生的时间界限是指患者在住院期间和出院不久发生的感染，不包括如入院前或入院时已处于潜伏期的感染；④感染的病原体主要是条件致病原体，感染源以内源性感染为主，传染性较弱；⑤传播途径以接触为主，如侵入性治疗技术；⑥病原体较难确定，且常产生耐药性，治疗较为困难。

二、医院感染的危险原因和特点

（一）感染原因

（1）感染对象为免疫功能低下的人群，如老年人、婴幼儿及患有免疫缺陷或其他疾病者。

（2）各种诊疗技术，尤其是侵入性检查与治疗的广泛应用。

（3）各种损伤机体免疫功能的治疗（如放疗、化疗）以及激素和抗生素的不当使用等。

（二）感染特点

（1）肺部感染：常发生在一些慢性严重影响患者防御功能的疾病，如肿瘤、慢性阻塞性肺气肿、长期卧床患者中，在医院感染中占23.3%～42.0%。

（2）尿路感染：在医院感染中占20.8%～31.7%。

（3）伤口感染：包括外科手术及外伤事件中的伤口感染，在医院感染中占25%。

（4）病毒性肝炎、皮肤及其他部位感染等。在临床护理时上述感染是预防医院感染的重点对象。

三、医院感染的预防和控制

（1）加强宣传工作，提高患者和医护人员对医院感染的认识。

（2）严格执行医疗器械、器具的消毒工作技术规范，并达到卫生部2006年颁布的《医院感染管理办法》要求：①进入人体组织、无菌器官的医疗器械、器具和物品必须达到无菌水平；②接触皮肤、黏膜的医疗器械、器具和物品必须到达消毒水平；③各种用于注射、穿刺、采血等有创操作的医疗器具必须一用一灭菌，一次性使用的医疗器械、器具不得重复使用。

（3）严格执行隔离技术规范，根据病原体传播途径，采取相应的隔离措施。同时要加强医务人员职业卫生防护工作。

（4）合理使用抗菌药物。

学习检测

一、选择题

1.能引起内毒素性休克的细菌成分是（　　　）。

A.肽聚糖　　　　　B.磷壁酸　　　　C.LPS　　　　　D.鞭毛　　　　　E.荚膜多糖

2.内毒素不具有的毒性作用是（　　　）。

A.食物中毒　　　　B.发热　　　　　C.休克　　　　　D.DIC　　　　　E.白细胞反应

3.化脓性细菌在机体血液中大量繁殖产生毒素，并随血流到达其他器官，产生的化脓性病灶称为（　　　）。

A.菌血症　　　　　B.脓毒血症　　　C.内毒素血症　　D.毒血症　　　　E.败血症

4.下列结构中，与细菌侵袭力有关的是（　　　）。

A.芽胞　　　　　　B.荚膜　　　　　C.细胞壁　　　　D.中介体　　　　E.核糖体

5.内毒素的毒性部分为（　　　）。

A.核心多糖　　　　B.特异性多糖　　C.LPS　　　　　D.脂质A　　　　E.脂蛋白

6.类毒素的特点是（　　　）。

A.有抗原性，无毒性　　　　　　　　　B.无抗原性，有毒性

C.无抗原性，无毒性　　　　　　　　　D.有抗原性，有毒性

E.有半抗原性，而无毒性

7.关于内源性感染，正确的叙述是（　　　）。

A.病原菌均属正常菌群

B.常发生于大量使用抗生素后，均为菌群失调症

C.也可发生于使用激素后，即为医院感染

D.是一种自身感染

E.大多数是化脓性感染

二、简答题

1.简述构成细菌侵袭力的物质基础及其作用。

2.简述细菌内毒素与外毒素的主要区别。

第十二章
球菌

学习目标

　　1. 掌握葡萄球菌、链球菌的主要生物性状、致病性、微生物学检查及临床意义。

　　2. 熟悉脑膜炎奈瑟菌的生物学性状、微生物学检查及临床意义。

　　3. 了解肺炎球菌生物学性状、微生物学检查及临床意义。

学习导入

　　李某，男，48 岁。发热、胸痛伴咳脓痰 3 天入院。患者 3 天前突发高热、寒战、咳嗽、胸痛，且咳黏稠脓痰。自述发病 1 周前左乳外侧皮肤有一疖子，曾自行挤压过，既往体健。体格检查：体温 39.5 ℃，血压 120/70 mmHg，急性面容，气促，左乳外侧有 2cm×2cm 炎症肿块，无波动感。诊断与治疗；初诊为败血症，进行血培养并给予氧氟沙星、头孢菌素静脉滴注），2 天后体温仍为 39 ℃。血培养有金黄色葡萄球菌生长，用泰利必妥、头孢曲松钠，并加服红霉素。入院第 9 天，患者体温基本正常，肺炎、关节症状均已改善，但患者出现食欲下降、呕吐，腹泻，每天十几次，水样便夹有黏膜样物。临床诊断：假膜性肠炎。停用红霉素等，改用敏感性药物并辅以活菌制剂，如地衣芽胞杆菌活菌胶囊（整肠生）、酪酸梭菌二联活菌胶囊（常乐康），10 天后痊愈出院。

　　　思考

　　1. 本病的最终诊断应该是什么？有何依据？
　　2. 挤压疖子、使用抗生素与本病的发生、发展有何关系？

球菌是细菌中的一大类，其中病原性球菌对人类主要引起化脓性感染，故又称为化脓性球菌，可分革兰阳性和革兰阴性两大类。阳性菌有葡萄球菌、链球菌、肺炎链球菌等；阴性菌有脑膜炎奈瑟菌、淋病奈瑟菌等。

第一节 葡萄球菌属

葡萄球菌属为革兰阳性球菌，因常堆积、排列成葡萄串状而得名，它分布广泛，大部分是不致病的腐物寄生菌。病原性葡萄球菌常引起化脓性炎症，也可引起败血症及脓毒血症，是最常见的化脓性细菌，由于医务人员葡萄球菌带菌率高，因而是医院内交叉感染的重要传染源。

一、生物学特性

（一）形态与染色

球形或略呈椭圆形，典型的葡萄球菌排列成葡萄串状，无鞭毛，无芽胞，体外培养时一般不形成荚膜。革兰染色为阳性，衰老、死亡或吞噬后的菌体常转为革兰阴性。

（二）培养特性

营养要求不高，在普通基础培养基上生长良好；菌落因菌种不同而呈现金黄色、白色或柠檬色，色素为脂溶性，故培养基不着色，多数致病性葡萄球菌的菌落周围有透明β溶血环。

（三）生化反应

触酶阳性。多数菌株能够分解葡萄糖、麦芽糖和蔗糖，产酸不产气，致病原体株能分解甘露醇。

（四）抗原结构

葡萄球菌A蛋白（SPA）是存在于细胞壁表面的一种蛋白，90%以上的金黄色葡萄球菌菌株有此抗原。PA与IgG结合后的复合物具有抗吞噬、促细胞分裂、引起超敏反应、损伤血小板等多种生物学活性。大多数金黄色葡萄球菌的表面存在荚膜多糖，利于细菌黏附到细胞或生物性瓣膜、导管、人工关节等生物合成材料表面。

（五）分类

根据色素、生化反应等表型的不同，葡萄球菌可分为金黄色葡萄球菌、表皮葡萄球菌和腐生葡萄球菌3种。

（六）抵抗力

在无芽胞的细菌中抵抗力最强。耐干燥、耐热，对青霉

葡萄球菌分型

素、红霉素和庆大霉素等抗生素敏感。但是耐药菌株逐年增多，临床上耐青霉素G的金黄色葡萄球菌菌株高达90％以上，已经成为医院内感染最常见的致病原体。

二、临床特征

（一）致病物质

金黄色葡萄球菌可产生多种侵袭性酶和外毒素，故其毒力最强。表皮葡萄球菌毒力较弱，一般不致病，在特殊情况下可成为条件致病原体。

1.侵袭性物质 包括多种侵袭性酶和菌体表面物质。

（1）凝固酶：能使含有枸橼酸钠或肝素抗凝剂的人或兔的血浆发生凝固的酶类物质。凝固酶和葡萄球菌的致病力关系密切，所以它是鉴别葡萄球菌有无致病性的重要指标，菌体周围血液或血浆中的纤维蛋白沉积于菌体表面和病灶四周，可阻止吞噬细胞和血清中杀菌物质对细菌的清除和破坏，还可使感染局限化和形成血栓，造成局部组织坏死。

（2）其他侵袭性酶类：细菌的扩散和组织损伤有关。

2.毒素 包括多种外毒素。

（1）葡萄球菌溶素：致病性葡萄球菌能产生多种溶素，对细胞膜有损伤作用。按抗原性不同，可分为 α 、β 、γ 、δ 等，对人有致病作用的主要是 α 溶素。

（2）杀白细胞素：仅攻击中性粒细胞和巨噬细胞膜。

（3）肠毒素：是外毒素，能耐受100 ℃ 30分钟，并能抵抗胃肠液中蛋白酶的水解作用，引起急性胃肠炎。

（4）表皮剥脱毒素：主要由噬菌体Ⅱ群金黄色葡萄球菌产生。该毒素能导致真皮与表皮分离，引起烫伤样皮肤综合征，又称剥脱性皮炎。抗原性强，可制成类毒素。

（5）毒性休克综合征毒素1（TSST-1）：是由噬菌体Ⅰ群金黄色葡萄球菌产生的一类蛋白质，可引起毒性休克综合征（TSS）。

（二）所致疾病及临床表现

有侵袭性和毒素性两种类型。

1.侵袭性疾病 主要引起化脓性炎症，是葡萄球菌引起的最常见感染。

（1）局部感染：如疖、痈、毛囊炎、蜂窝组织炎、伤口化脓等皮肤及软组织感染，多由金黄色葡萄球菌引起。病灶特点是脓汁黄而黏稠，化脓灶多局限，与周围组织界限明显。还可引起气管炎、肺炎、脓胸、中耳炎等内脏器官感染。

（2）全身感染：如败血症、脓毒血症等，多由金黄色葡萄球菌引起。

2.毒素性疾病 由葡萄球菌产生的有关外毒素引起。

（1）食物中毒：食入含葡萄球菌肠毒素食物后1～6小时，患者出现恶心，呕吐、腹痛、腹泻等急性胃肠炎症状。苍蝇、蟑螂等亦可作为污染食物的媒介，在夏秋季多发，多数患者于1～2天内恢复，预后良好。

（2）假膜性肠炎：是一种菌群失调性肠炎。由于抗菌药物的使用不合理致菌群失调，肠道内优势菌被抑制或杀灭，而少数耐药的金黄色葡萄球菌（正常人肠道内有少量寄居）趁机大量繁殖，产生肠毒素，引起以腹泻为主的临床症状。其病理特点是肠黏膜被一层由炎性渗出物、坏死肠黏膜块和细菌组成的炎性假膜所覆盖，故称假膜性肠炎。

（3）烫伤样皮肤综合征：由表皮剥脱毒素引起。开始皮肤有红斑，1～2天表皮起皱继而出现大疱，最后表皮上层脱落。

（4）毒性休克综合征：主要由TSST-1引起。主要表现为急性高热，低血压，猩红热样皮疹伴脱屑，严重时出现休克，有些患者还出现呕吐、腹泻、肌痛等症状。

（三）免疫性

人类对葡萄球菌有一定的天然免疫力。只有当皮肤黏膜受损或宿主免疫力降低时，才易引起葡萄球菌感染。病愈后免疫力不牢固。

三、微生物学检验

1.**标本采集** 不同病型采取不同标本。化脓性病灶采取脓汁、渗出液；疑为败血症采取血液；脑膜炎采取脑脊液；食物中毒采集患者呕吐物、可疑食物和粪便等，采取时应避免病灶周围正常菌群污染。

2.**直接涂片镜检** 标本经涂片、革兰染色、直接显微镜镜检后，根据细菌形态、排列和染色性可做出初步诊断。

3.**分离培养和鉴定** 脓汁和渗出液直接接种血琼脂平板，经37 ℃孵育18～24小时，挑选可疑菌落进一步做形态、生化等方面的鉴定。致病性葡萄球菌鉴定的主要依据：菌落一般金黄色、菌落周围有透明溶血环、血浆凝固酶试验阳性、产生耐热核酸酶、发酵甘露醇。

■ 第二节 链球菌属

链球菌属细菌是另一大类常见的化脓性球菌，为链状或成双排列的革兰阳性菌。链球菌引起人类的疾病主要有化脓性、中毒性和超敏反应性三类。

一、生物学特性

1.**形态与染色** 球形或椭圆形，革兰染色阳性，无鞭毛，无芽胞。其中链球菌呈链状排列，长短不一。

2.**培养特性** 营养要求较高，在含血液、血清、葡萄糖的培养基上才生长良好。在血琼脂平板上可形成灰白色、圆形菌落，并出现溶血环，不同菌株溶血情况不一。

3.**生化反应** 触酶阴性，能分解多种糖类、氨基酸、蛋白质。一般不分解菊糖，不被胆汁溶解，这两个特性可用来鉴别甲型溶血性链球菌和肺炎链球菌。

4.**抗原结构** 链球菌的抗原结构较复杂，主要有3种：蛋白质抗原、多糖抗原、核蛋白抗原。其中M蛋白抗原与致病性有关，多糖抗原又称为C抗原，根据C抗原不同，将链球菌分为20个群，核蛋白抗原无特异性。

5.分类　链球菌种类繁多，按链球菌细胞壁中多糖抗原的不同，将其分为20个血清群（A～H，K～V），对人致病的链球菌约90%属于A群，即化脓性链球菌。

6.抵抗力　不强，对常用消毒剂敏感，对抗菌药物均很敏感。青霉素为首选治疗药物，极少发现耐青霉素的菌株。

二、临床特征

1.致病物质　A群链球菌致病力最强，可产生多种外毒素和胞外酶，并有较强的侵袭力，是最常见的致病性链球菌。

（1）链球菌溶血素：有溶解红细胞、破坏白细胞和血小板的作用。根据对O_2的稳定性，分为链球菌溶血素O（SLO）和链球菌溶血素S（SLS）两种；SLO抗原性强，链球菌感染后2～3周至病愈后数月到1年内可检出SLO抗体。风湿热患者的血清中SLO抗体显著增高，因此，测定SLO抗体效价，可作为链球菌新近感染和风湿热及其活动性的辅助诊断。

（2）致热外毒素：又称红疹毒素或猩红热毒素，由A群链球菌溶原菌株产生，是引起人类猩红热的主要致病物质。

（3）侵袭性物质：主要包括脂磷壁酸、纤维粘连蛋白结合蛋白、M蛋白等黏附素和透明质酸酶、链激酶、链道酶等侵袭性酶，表现为黏附作用、抗吞噬作用和促进扩散作用。

2.所致疾病及临床表现　A群链球菌引起的疾病约占人类链球菌感染的90%，可引起化脓性、中毒性和超敏反应性三类疾病。

（1）化脓性炎症：主要引起局部皮肤及皮下组织炎症，如蜂窝组织炎、痈、脓疱疮等；病灶特点为与正常组织界限不清，脓汁稀薄，有明显扩散倾向。还可引起扁桃体炎、咽炎、鼻窦炎，中耳炎、脑膜炎、淋巴管炎和淋巴结炎等，也可经产道感染引起产褥热。

（2）猩红热：由产生致热外毒素的A群链球菌引起，经飞沫传播，细菌从咽喉黏膜侵入机体，引起发热、咽炎、皮肤弥漫性鲜红皮疹等全身中毒症状。此病可传染，主要是经空气飞沫传播。全年均可发病，以温带、冬春季节发病较多，5～15岁为好发年龄。

（3）链球菌超敏反应性疾病：主要有风湿热和急性肾小球肾炎。

3.免疫性　人体感染链球菌后血清中可出现多种抗体，但因链球菌的型别多，各型间无交叉免疫力，故常反复感染。

三、微生物学检验

1.标本采集　根据不同疾病采取不同标本。创伤感染取脓汁，咽喉、鼻腔等病灶采取棉拭；败血症取血液；风湿热患者取血做抗SLO的抗体测定。

2.直接涂片镜检 标本经直接涂片革兰染色后镜检，发现有典型的链状排列革兰阳性球菌时，可初步诊断链球菌。

3.分离培养和鉴定 采用血琼脂平板培养有助于识别链球菌的溶血特性并进行鉴定，在5% CO_2环境下，经37 ℃孵育24小时，观察菌落性状，如果出现β溶血菌落，应与葡萄球菌区别；出现α溶血菌落，须与肺炎链球菌鉴别，取可疑菌落做进一步鉴定。

第三节 肺炎链球菌

肺炎链球菌，常寄居于正常人的鼻咽腔中，多数菌株不致病或致病力弱，少数菌株可引起人类大叶性肺炎。

一、生物学特性

肺炎链球菌为革兰阳性球菌，呈矛尖状，成双排列，有时呈短链状，直径0.5～1.5 μm。有荚膜，无鞭毛，无芽胞。营养要求较高，兼性厌氧菌，在血平板上形成灰白色的细小菌落，并伴有草绿色溶血环，培养日才间超过48小时后，可形成中心下陷的脐窝状的菌落。液体培养基中呈浑浊生长，但有自溶现象。可分解多种糖类，产酸不产气，多数菌株分解菊糖。肺炎链球菌抗原成分包括荚膜多糖、菌体多糖、M蛋白。抵抗力弱，有荚膜的抵抗力强，对一般消毒剂敏感。对青霉素、红霉素敏感。

二、临床特征

肺炎链球菌是一种条件致病原体，在机体抵抗力低下时，可以引起大叶性肺炎，其次是支气管炎，可继发胸膜炎、脓胸，还可引起中耳炎、乳突炎和脑膜炎。

三、微生物学检验

（一）标本的采集

根据病种采集痰液、脓液、血液及脑脊液等。

（二）检验方法

1.直接涂片检查 除血液标本外，其他标本均可做直接涂片检查。经革兰染色镜检见革兰阳性矛尖状双球菌，周围有较宽的透明区，经荚膜染色确认后可初诊。

2.分离培养 血液、脑脊液需增菌培养，经葡萄糖硫酸镁肉汤增菌后，呈均匀浑浊，且有绿色荧光。无须增菌培养的脓汁或脑脊液沉渣接种于血琼脂，置于5%～10% CO_2环境中，经37 ℃培养后观察菌落，并取可疑菌落做进一步菊糖发酵试验，胆盐溶菌试验和Optochin敏感试验。

3.动物试验 小白鼠对肺炎链球菌极为敏感，借此可进行病原菌的分离及毒力试验。有毒力的菌株，通常在接种后12～36小时，致使小白鼠因败血症而死亡。

第四节　奈瑟菌属

奈瑟菌属（Neisseria）隶属奈瑟菌科，为一大群革兰阴性双球菌，无鞭毛，无芽胞，有菌毛，专性需氧。本属主要有9个种。其中对人有致病的有脑膜炎奈瑟菌和淋病奈瑟菌。

一、脑膜炎奈瑟菌

脑膜炎奈瑟菌（N.meningitidis）简称脑膜炎球菌，是引起流行性脑脊髓膜炎（简称流脑）的病原体。人是脑膜炎奈瑟菌的唯一宿主。

（一）生物学特性

1.形态与染色　为革兰阴性双球菌，菌体呈肾形，成对排列，菌体直径0.6～0.8 μm，但经人工培养后，可呈卵圆形或球形，排列不规则。新分离的菌株有荚膜和菌毛，无芽胞，无鞭毛。

2.培养特性　营养要求高，最适温度为37 ℃，最适pH为7.4～7.6。在巧克力平板上菌落为蓝灰色、半透明、光滑、湿润、扁平、边缘整齐，呈露滴状；在血平板上菌落除具备上述特点外，不溶血，无色素。

3.生化反应　绝大多数菌株能分解葡萄糖和麦芽糖，产酸不产气。

4.抗原及分型　根据群特异性荚膜多糖抗原不同，将该菌分为13个血清群，其中H、I、K血清群是由我国发现的，我国的流行菌株以A群为主。

5.抵抗力　抵抗力弱，对干燥、热、寒冷、紫外线、消毒剂等均十分敏感。

（二）临床特征

1.致病物质　主要有内毒素、荚膜和菌毛。内毒素可引起高热、白细胞升高，严重时引起休克和弥散性血管内凝血。

2.所致疾病及临床表现　主要引起流行性脑脊髓膜炎，冬末春初为流行高峰，被感染者多为幼儿和青少年，近几年发病率有上升趋势。主要临床症为脑膜刺激征，脑脊液呈化脓性改变。严重者可死亡，病死率极高。该病具有传染性，带菌者和流脑患者是本病的传染源，借飞沫经空气传播。

3.免疫性　病后可产生群特异性抗体，但不持久。

（三）微生物学检验

1.标本采集　根据临床病程来采集标本。菌血症期患者采取血液；出现出血点或瘀斑取瘀斑渗出液；出现脑膜刺激症状时抽取脑脊液；上呼吸道感染期带菌者取鼻咽分泌物。故采集的标本应立即送检或用血平板进行床旁接种后立即孵育。

2.检验方法及鉴定

取脑脊液离心后沉淀物涂片或刺破瘀斑血印片，干燥固定后革兰染色或亚甲蓝染色镜检，若发现中性粒细胞内（或胞外）革兰阴性双球菌，呈肾形成对排列，可初报。增菌培养液直接接种于巧克力琼脂或EPV琼脂，置5%～10% CO环境中，37 ℃培养18～24小时后观察菌落，取可疑菌落涂片，并进一步根据相应的生化反应等试验予以鉴定。

二、淋病奈瑟菌

淋病奈瑟菌简称淋球菌，是淋病的病原体，人是该菌唯一的天然宿主。

（一）生物学特性

淋病奈瑟菌的形态常呈球形或肾形，成对排列，形似咖啡豆，革兰阴性，直径0.6～0.8/mL。新分离的菌株可有荚膜和菌毛，无芽胞和鞭毛。需氧生长，营养要求较高，只能在巧克力琼脂培养基中生长，初次分离时须在5%～10% CO_2环境下培养，可形成灰白色的菌落。本菌只分解葡萄糖，产酸不产气，氧化酶和触酶试验阳性。抵抗力弱，对消毒剂敏感，对青霉素、磺胺等抗生素敏感，但是耐药菌株逐渐增多。

（二）临床特征

1.致病物质　有菌毛、外膜蛋白、IgAl蛋白水解酶、LPS等。

2.所致疾病及临床表现　主要引起人类淋病，是我国目前流行的发病率最高的性病。主要通过性接触而感染泌尿生殖道、口咽部和肛门直肠的黏膜。男性可发展为尿道炎、前列腺炎、附睾炎等；女性可致宫颈炎、盆腔炎或不育。母亲患有淋病时，婴儿出生时可感染，导致淋菌性结膜炎。

3.免疫性　病后虽产生相应的细胞免疫和体液免疫，但免疫力弱，不足以保护再感染。

（三）微生物学检验

1.标本采集　主要取泌尿生殖道脓性分泌物或眼结膜分泌物，全身淋病可取血液。本菌对体外环境的抵抗力极低，易自溶，故标本应在采集后立即送至检验室。

2.检验方法及鉴定

（1）直接涂片检查：收集标本后立即涂片、革兰染色后镜检，若发现中性粒细胞内有革兰阴性双球菌，结合症状可初诊。

（2）分离培养：细菌培养仍是目前世界卫生组织推荐的筛选淋病患者的唯一方法。常用的分离培养基为巧克力平板。

学习检测

一、选择题

1.SPA 存在于（　　）。

A.所有的葡萄球菌表面　　　　　　　　B.化脓性球菌表面

C.90% 以上金黄色葡萄球菌表面   D.表皮葡萄球菌表面

E.产肠毒素的葡萄球菌表面

2.鉴定葡萄球菌致病性的重要指标是（　　）。

A.产生溶素   B.产生血浆凝固酶

C.产生色素   D.具有 SPA

E.发酵葡萄糖

3.葡萄球菌引起化脓性炎症，其脓汁黏稠、局限，与下列哪种因素有关？（　　　）

A.溶素   B.杀白细胞素

C.血浆凝固酶   D.透明质酸酶

E.链激酶

4.引起亚急性心内膜炎常见的细菌是（　　）。

A.甲型溶血性链球菌   B.乙型溶血性链球菌

C.金黄色葡萄球菌   D.肺炎链球菌

E.脑膜炎奈瑟菌

5.各型链球菌中，致病力最强的是（　　）。

A.甲型溶血性链球菌   B.乙型溶血性链球菌

C.丙型链球菌   D.B 群链球菌

E.D 群链球菌

6.测定 SLO 抗体，可协助诊断（　　）。

A.风湿热   B.肠热症

C.类风湿关节炎   D.猩红热

E.红斑性狼疮

7.脑膜炎奈瑟菌主要的致病物质是（　　）。

A.外毒素   B.内毒素

C.自溶酶   D.溶素

E.杀白细胞素

8.肺炎链球菌致病与否主要依赖于（　　）。

A.内毒素   B.外毒素

C.侵袭性酶类   D.荚膜

E.芽胞

9.分离淋病奈瑟菌时，下列哪一种方法不能采用？（　　）

A.标本应保温保湿   B.标本应立即送检

C.在厌氧环境中培养   D.在 5%～10% 二氧化碳中培养

E.标本应接种于预温的巧克力色血琼脂平板上

二、简答题

1.金黄色葡萄球菌可引起哪些疾病？

2.乙型溶血性链球菌可引起哪些疾病？

第十三章
肠道杆菌

学习目标

1. 掌握常见肠道杆菌的主要生物学性状、致病性和传播方式。

2. 掌握常见肠道杆菌感染性疾病的标本采集、保存与送检方法。

3. 熟悉常见肠道杆菌实验室检查标本采集原则。

4. 了解肠道杆菌实验室检查常用方法与防治原则。

学习导入

小张是一名 23 岁的大学毕业生，2 个多月前利用工作前的最后一个暑假到西部去自由行旅游，回来后突然发热达 38℃，自述有不洁饮食史，无寒战，有腹痛、腹泻，大便每日 10 余次，为少量脓血便，伴里急后重。曾到附近医院化验大便有白细胞增高，口服几次庆大霉素和黄连素好转，以后虽间断服用黄连素，但仍有黏液性便，左下腹不适，近几天感觉乏力加重，便来医院就诊。

思考

1. 根据小张的描述，他最有可能患什么病？

2. 我们应该如何对小张采集化验标本，有何注意事项？

肠道杆菌（Enterobacteriaceae）是一大群生物学性状近似的革兰阴性杆菌，正常寄居于人和动物的肠道内，也广泛存在于自然界的土壤、水和腐生物中。肠道杆菌种类繁多，大多数为肠道正常菌群，当宿主免疫力下降或细菌寄居部位改变时，可成为条件致病原体引起疾病；少数为致病原体，如伤寒沙门菌、福氏志贺菌、致病性大肠埃希菌等。它们随粪便排出污染环境，以水、食物等为媒介经口进入人体，引起以肠道症状为主的疾病。

■ 第一节　肠道杆菌的共同特点

肠道杆菌属于肠杆菌科，目前至少有30个菌属，120多个菌种，其大小相似，具有下列共同特征：

1.形态与结构　革兰阴性杆菌，无芽胞，多数有周身鞭毛，致病原体多数有菌毛，少数有荚膜。

2.培养特性　兼性厌氧或需氧。能在普通培养基中生长，形成光滑型菌落，液体中呈均匀混浊生长。

3.生化反应　活泼，能分解多种糖类和蛋白质。在肠道鉴别培养基上，肠道非致病原体能分解乳糖，而致病原体一般不分解乳糖，此特征可作为两者的初步鉴别。

4.抗原构造　①O抗原：为菌体抗原，是细胞壁的脂多糖成分，耐热，100 ℃数小时不被破坏。②H抗原：为鞭毛抗原，是鞭毛中的蛋白质。不耐热，60 ℃ 30分钟被破坏。③K抗原：为多糖类物质，位于O抗原外围，与毒力有关。重要的K抗原有伤寒沙门菌的Vi抗原、大肠埃希菌的K抗原等。

5.抵抗力　不强，易被一般消毒剂杀灭，加热60 ℃ 30分钟死亡。但在自然环境中生存时间较长。

肠道杆菌重要菌属及代表菌种的主要区别见表13-1。

表 13-1　肠道杆菌重要菌属及代表菌种的主要鉴别

菌属	代表种	动力	葡萄糖	乳糖	靛基质	VP	尿酶	H2S
埃希菌属	大肠埃希菌	+/-	⊕	⊕	⊕	-	-	-
志贺菌属	痢疾志贺菌	-	+	-	+/-	-	-	-
沙门菌属	伤寒沙门菌	+	+	-	-	-	-	-/+
	其他沙门菌	+	⊕	-	-	-	-	+/-
克雷伯菌属	肺炎克雷伯菌肺炎亚种	-	⊕	⊕	-	+	+/-	-
变形杆菌属	普通变形杆菌	+	⊕	-	+	-/+	+	+
肠杆菌属	产气肠杆菌	+	⊕	⊕	-	+	-	-

注：+：产酸或阳性；⊕：产酸产气；-：不产酸或阴性

第二节　埃希菌属

埃希菌属（Escherichia）的细菌一般不致病，为肠道正常菌群，其中以大肠埃希菌最重要，大肠埃希菌俗称大肠杆菌，婴儿出生数小时后就进入肠道，并伴随终生。当机体免疫功能降低或侵入肠外组织时，可引起肠外感染。有些致病原体株能引起人类腹泻。

一、生物学性状

革兰阴性杆菌，多数有周鞭毛，有菌毛，有些菌株有多糖包膜（图13-1）。在中国蓝或SS琼脂培养基上形成有色菌落。生化反应活跃。主要有O抗原、H抗原和K抗原三种。

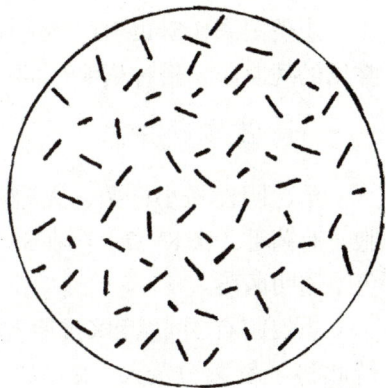

二、致病性

（一）致病物质

大肠埃希菌的主要毒力因子是黏附素和外毒素。黏附素包括定植因子抗原、集聚黏附菌毛、紧密黏附素和P菌毛。肠毒素系外毒素，分不耐热和耐热两种。此外，表面的K抗原具有抗吞噬作用。

图 13-1　大肠埃希菌

（二）所致疾病

1. 肠外感染　大肠埃希菌多为条件致病，在肠外感染中以泌尿系统感染为主，多见于女性，如尿道炎、膀胱炎、肾盂肾炎等，亦可引起腹膜炎、胆囊炎和手术创口感染等化脓性炎症。

2. 肠内感染　某些血清型菌株可引起人类腹泻，称致病性大肠埃希菌。根据其毒力和致病机制不同，将致腹泻的大肠埃希菌分为5种不同类型。

三、实验室检查

1. 标本采集　根据患者病情，肠外感染可采集尿液、血液、脓汁等标本。腹泻患者可采集脓血便、水样便标本。

2. 病原检查　可以直接涂片，分离培养与鉴定后再用生化反应、血清学方法进行鉴定。

3. 卫生细菌学检查　大肠埃希菌寄生在人体肠道，随粪便污染周围环境、水源及食品等。卫生学上常检测样品中细菌总数和大肠菌群数，作为食品、饮水是否被污染的指标。我国卫生标准：每毫升饮水细菌总数不得超过100个；每1000 mL饮水中大肠菌群数不得超过3个，瓶装汽水、果汁等每100 mL中大肠菌群不能超过5个。

四、防治原则

严格无菌操作，注意个人卫生，加强饮食卫生。致病性大肠埃希菌引起的感染，可选用磺胺类、诺氟沙星、庆大霉素等进行治疗，但应注意其耐药性。

■ 第三节　志贺菌属

志贺菌属（Shigella）是引起人类细菌性痢疾最为常见的病原菌，俗称痢疾杆菌。

一、生物学性状

革兰阴性短小杆菌，无鞭毛、无荚膜，不形成芽胞，有菌毛（图13-2）。在SS等选择培养基上形成无色半透明菌落。

志贺菌有O抗原和K抗原。O抗原是分类的依据，借此将志贺菌分为A、B、C、D四群，40余血清型（表13-2）。我国以B群福氏志贺菌最为常见。

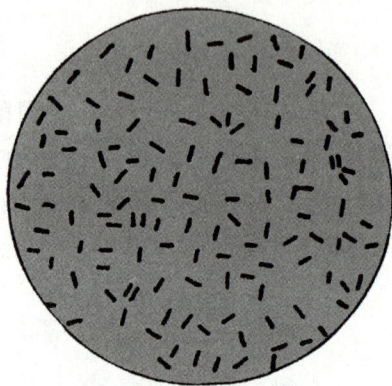

图 13-2　痢疾志贺菌

表 13-2　志贺菌的分类

菌种	群	型	亚型
痢疾志贺菌	A	1～10	8a, 8b, 8c
福氏志贺菌	B	1～6, x, y 变种	1a, 1b, 1c, 2a, 2b, 3a, 3b, 3c, 4a, 4b, 5a, 5b
鲍氏志贺菌	C	1～18	
宋内志贺菌	D	1	

志贺菌抵抗力较弱。在粪便中受其他细菌及酸性产物影响，可于数小时内死亡。加热60℃ 10分钟可被杀死，在1%石炭酸中15分钟即可灭活。志贺菌易产生抗耐药性变异，如对氯霉素、链霉素和磺胺类的耐药率达80%。

二、致病性

（一）致病物质

1. *侵袭力*　志贺菌菌毛黏附在回肠末端和结肠黏膜表面，侵入上皮细胞内生长，继而扩散到黏膜固有层繁殖，造成上皮细胞死亡，引起局部炎症反应。

2. *内毒素*　志贺菌所有菌株都具有强烈的内毒素，内毒素作用于肠黏膜，使其通透性增加，促进内毒素进一步吸收，可导致机体发热、神志障碍，甚至中毒性休克等；内毒素能直接破坏肠黏膜，形成炎症、溃疡、出血，出现典型的脓血黏液便；内毒素还作用于肠壁自主神经，引起肠道功能紊乱、平滑肌痉挛尤其是直肠括约肌痉挛最明显，可出现腹痛、腹泻及里急后重等症状。

3.外毒素 A群志贺菌Ⅰ型和Ⅱ型能产生外毒素，称志贺毒素。该毒素具有细胞毒性、神经毒性和肠毒素性，可引起细胞坏死、神经麻痹和水样腹泻。

（二）所致疾病

志贺菌通过污染的食物和饮水经消化道感染，引起细菌性痢疾（菌痢）。传染源是患者和带菌者。细菌性痢疾临床分为3种类型：

1.急性细菌性痢疾 起病急促，常有发热、腹痛、腹泻、排出脓血黏液便和里急后重等典型的症状，如及时治疗愈后良好。

2.中毒型细菌性痢疾 以儿童常见。各型志贺菌均可引起，一般在肠道症状出现之前即表现为高热、惊厥、昏迷、休克、DIC、多器官功能衰竭等，病情凶险，病死率高。

3.慢性细菌性痢疾 急性菌痢治疗不彻底、营养不良或伴有肠道其他疾病及免疫功能低下者易转为慢性。病程持续2个月以上，常反复发作。部分患者可成为带菌者。

志贺菌的免疫主要依赖肠黏膜表面SIgA的作用，各型之间无交叉免疫，故病后免疫时间短，不能防止再感染。

【知识拓展】

Sd 活疫苗

志贺菌的免疫防御机制主要是分泌至肠黏膜表面的SIgA，而SIgA需由活菌作用于黏膜局部才能诱发。因此，接种死疫苗防御志贺菌感染的试验已经放弃，现致力于活疫苗的研究。链霉素依赖株（Sd）活疫苗是一种变异株，环境中存在有链霉素时能生长繁殖。将其制成活疫苗给志愿者口服后可有一定程度的侵袭志愿者肠黏膜而激发局部免疫应答，产生SIgA，血清中的IgM、IgG特异性抗体也增多。Sd活疫苗的免疫保护具有特异性。目前已能生产多价志贺菌Sd活疫苗，有多种杂交株活疫苗也在研究之中。

三、实验室检查

挑取脓血便或黏液便，立即送检。若不能及时送检，可将标本保存于30%甘油盐水或增菌肉汤中。中毒型细菌性痢疾患者，可用直肠拭子法采集标本。

四、防治原则

加强食品卫生管理，对患者及带菌者要早发现、早治疗。治疗可选用庆大霉素、吡哌酸等药物。近年来，试用口服依赖链霉素变异株制成的多价活疫苗有一定的保护作用。治疗志贺菌感染药物很多，但此菌很易出现多重耐药菌株。

■ 第四节　沙门菌属

沙门菌属（Salmonella）是一群形态、生化反应和抗原构造相似的革兰阴性杆菌，其血清型有2400多个。其中对人致病的只是少数，如伤寒沙门菌、甲型副伤寒沙门菌。对人和动物均能致病的有鼠伤寒沙门菌、肠炎沙门菌、猪霍乱沙门菌等。

"伤寒玛丽"

一、生物学性状

革兰阴性杆菌。无荚膜，不形成芽胞，绝大多数都有周身鞭毛，致病原体有菌毛（图13-3）。

营养要求不高，在普通琼脂培养基上形成中等大小、圆形、无色半透明光滑型菌落。在肠道选择培养基上形成无色菌落。对理化因素抵抗力不强。65 ℃ 15分钟、70 %乙醇或5 %石炭酸5分钟可杀死。在粪便中存活1～2个月，水中可存活2周。对氯霉素敏感。

主要有O抗原和H抗原，少数菌株有Vi抗原。

图 13-3　伤寒沙门菌

1. O抗原　为细菌细胞壁上的脂多糖，耐热，100℃数小时不被破坏。每个沙门菌的血清型含有一种或多种O抗原，根据菌体O抗原不同将沙门菌分为42组，用A、B、C、D……表示。与人类致病有关的沙门菌大多数属于A～F组。O抗原能刺激机体产生IgM类抗体。

2. H抗原　为蛋白质，性质不稳定，不耐热，且易被乙醇所破坏。根据H抗原的差异，可将每群沙门菌进一步分成不同的血清型。H抗原刺激机体产生IgG类抗体，此抗体在体内持续时间长。

3. Vi抗原　是一种表面抗原。因与细菌的毒力有关，故又称为毒力抗原。此抗原不稳定，60℃被破坏。免疫原性较弱，刺激机体产生Vi抗体效价低，当细菌被清除后，Vi抗体随之消失。

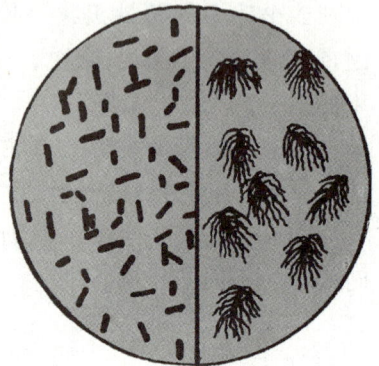

二、致病性

（一）致病因素

1. 侵袭力　有毒菌株能借助菌毛吸附于肠黏膜上，并穿过上皮细胞层至黏膜下组织。细菌在此部位常被吞噬细胞吞噬，但因Vi抗原的抗吞噬作用，使得细菌不被杀灭，而在吞噬细胞中生长繁殖并随其游走至机体的其他部位。

2. 内毒素　沙门菌产生较强的内毒素，能激活补体系统，吸引白细胞，引起肠道局部炎症。吸收入血后引起机体发热、白细胞减少、中毒性休克。

3. 肠毒素　某些沙门菌株如鼠伤寒沙门菌，可产生肠毒素导致水样腹泻。

（二）所致疾病

1.伤寒与副伤寒 又称肠热症，是由伤寒沙门菌和甲型副伤寒沙门菌、肖氏沙门菌、希氏沙门菌所引起。典型伤寒症状较重，病程长，一般3～4周；副伤寒症状稍轻，病程略短，一般1～3周。

病原体随食物经口到达小肠，依靠菌毛吸附在小肠黏膜细胞表面，并穿过上皮细胞层侵入肠壁淋巴组织，在肠系膜淋巴结繁殖后经胸导管进入血流，引起第一次菌血症。患者出现发热、全身不适等症状。细菌随血流侵入肝、脾、胆囊、肾和骨髓等器官并在其中大量繁殖后再次进入血流，引起第二次菌血症，患者症状明显，表现为持续高热、相对缓脉、肝脾大、皮肤玫瑰疹、外周白细胞减少等。胆囊中的细菌随胆汁进入肠道，一部分从粪便排出，另一部分病原体可再次侵入肠壁淋巴结组织，使已致敏的组织发生Ⅳ型超敏反应，导致局部坏死和溃疡，此时若不注意饮食则易诱发肠穿孔。肾脏中的细菌可随尿液排出。随着机体免疫功能的增强，病原体大部分被消灭，患者逐渐康复。

伤寒病愈后，部分患者可自粪便继续排菌1～3个月，称恢复期带菌者。少数人排菌可达一年以上，称长期带菌者。依据伤寒病理损伤机制及上述特点，故临床上对伤寒恢复期患者要加强饮食护理，以免肠穿孔和发生；应对患者进行病原体的复查，避免恢复期带菌状态的形成。

2.食物中毒（急性胃肠炎） 多由鼠伤寒沙门菌、猪霍乱沙门菌、肠炎沙门菌等引起。当食入被病原体污染的食物4～24小时后可发病，表现为恶心、呕吐、腹痛、腹泻和发热等症状，一般2～3天可恢复。

3.败血症 多由猪霍乱沙门菌、希氏沙门菌、鼠伤寒沙门菌等引起。多见于儿童和免疫力低下的成人。病原体进入肠道后侵入血流大量繁殖，肠道症状不明显，但败血症症状严重。主要表现为高热、寒战、贫血等，常伴有脑膜炎、脊髓炎、心内膜炎等。

伤寒和副伤寒病后可获得牢固的免疫力，再次感染少见。机体免疫以细胞免疫为主，杀伤胞内病原体。体液免疫中，SIgA在局部发挥作用。血中抗体对诊断伤寒感染有意义。

三、实验室检查

（一）标本采集

伤寒与副伤寒患者应根据病程采集标本。第一周采取血，第二周起采取粪便和尿液，骨髓中的细菌消失最晚，可全程采取。食物中毒取粪便、呕吐物和可疑食物。败血症取血液。

（二）病原检查

血液和骨髓标本先用胆汁肉汤增菌；粪便及尿液沉渣可直接接种于肠道选择培养基，经37 ℃培养24小时培养，挑取可疑菌落涂片染色镜检，并接种于双糖含铁半固体培养基，最后做生化反应和玻片凝集试验鉴定。

（三）免疫检查

1. 快速诊断试验　常用的方法有SPA协同凝集试验、乳胶凝集试验和ELISA法等检查患者血清或尿液中伤寒沙门菌、副伤寒沙门菌的可溶性抗原，协助早期诊断伤寒或副伤寒。

2. 血清学试验（肥达试验）　用已知伤寒沙门菌O、H抗原和甲型副伤寒沙门菌、肖氏沙门菌、希氏沙门菌H抗原与患者血清作定量凝集试验，以测定其血清中相应抗体的含量，协助诊断伤寒或副伤寒。判断结果时，需要考虑下列情况：

（1）正常人抗体水平：由于预防接种或隐性感染等原因，正常人血清中可含有一定量的抗体，其效价随地区不同而有差异。一般来说，O凝集价≥1∶80，H凝集价≥1∶160，副伤寒H凝集价≥1∶80，才有诊断意义。

（2）动态观察：在病程中应每周进行复查。若抗体效价随病程延长而上升4倍以上才有诊断意义。

（3）H与O抗体的诊断意义：机体患伤寒后，O抗体（IgM）出现较早，维持时间短（几个月），H抗体（IgG）出现较晚，维持时间长（数年）。若O、H凝集价均超过正常值，则患伤寒或副伤寒可能性大；若二者均低，则可能性甚小；若O效价高而H不高，可能是感染早期；若H效价高而O不高，则可能是预防接种或非特异回忆反应。另外，极少数伤寒患者在整个病程中肥达试验始终呈阴性，这种现象与免疫功能低下或感染早期大量应用抗生素有关。

四、防治原则

加强饮水、食品卫生管理，发现患者和带菌者及早隔离治疗。对于伤寒与副伤寒的特异预防目前使用的Vi荚膜多糖疫苗效果较好，且不良反应小。伤寒的治疗选用氯霉素，耐药者可选用氨苄青霉素。

学习检测

一、选择题

1. 能产生外毒素的痢疾杆菌是（　　　）。

A. 痢疾志贺菌　　　　　　　　　　　　B. 福氏志贺菌

C. 鲍氏志贺菌　　　　　　　　　　　　D. 宋内志贺菌

E. 以上都可以

2. 肠道杆菌不具有的一种抗原是（　　　）。

A. H抗原　　　　B. O抗原　　　　C. K抗原　　　　D. M抗原　　　　E. Vi抗原

3. 伤寒病恢复主要依赖于（　　　）。

A. 补体的作用　　　　　　　　　　　　B. 细胞免疫

C. 体液免疫　　　　　　　　　　　　D. 抗生素的作用

E. 以上都不是

4. 疑为肠热症患者常需抽血做细菌学检查，什么时间采血样最好？（　　　）

A. 发病第 1 周　　　　　　　　　　　B. 发病第 2～3 周

C. 发病第 4 周　　　　　　　　　　　D. 病程中后期

E. 发病全程

5. 小儿中毒性细菌性痢疾全身症状重，肠道反应轻，诊断困难，确诊该病最直接的证据为（　　　）。

A. 黏液脓血便　　　　　　　　　　　B. 有相关接触史

C. 血常规检查白细胞升高　　　　　　D. 大便标本培养出痢疾杆菌

E. 大便镜检可见大量脓细胞

6. 患儿，3 岁。以突然高热、进行性呼吸困难入院，怀疑为中毒性痢疾。为早日检出痢疾杆菌，护士留取大便正确的做法是（　　　）。

A. 标本多次采集，集中送检

B. 如标本难以采集，可取其隔日大便送检

C. 患儿无大便时，口服泻剂留取大便

D. 开塞露灌肠取便

E. 冷盐水灌肠取便

二、简答题

何谓肠热症？试述其发生原理和护理注意事项。

第十四章
厌氧性细菌

1. 掌握厌氧性细菌的种类、感染特点；厌氧芽胞杆菌属的生物学特性与鉴别要点，致病物质、所致疾病及其特异性防治；无芽胞厌氧菌感染特点。

2. 熟悉厌氧性细菌的生物学性状、致病性与免疫性、微生物学检查法和防治原则。

学习导入

患者，男，45岁，出差去了某地，当天出现头痛乏力症状，接着出现复视、斜视、眼睑下垂等肌麻痹症状，继而又出现咀嚼困难、口齿不清等咽部肌肉麻痹症状，因此被送往医院就诊。询问该患者，得知出现以上症状前其食用了发酵豆制品。

思考

1. 该患者可能患的是何种疾病？该疾病是由哪种病原菌引起？

2. 该如何预防此类疾病的发生？

厌氧性细菌（anaerobic bacteria）是一大群种类繁多、专性厌氧，必须在无氧环境中才能生长繁殖的细菌，简称厌氧菌。厌氧菌广泛分布于自然界和人及动物的体内。根据能否产生芽胞，可将厌氧菌分为两大类：厌氧芽胞梭菌和无芽胞厌氧菌。

第一节 厌氧芽胞梭菌

厌氧芽胞梭菌是一大群专性厌氧并能形成芽胞的粗大杆菌，因芽胞直径大于菌体，使菌体膨大呈梭形故名。芽胞的形状和位置在鉴别上有意义。均为革兰染色阳性菌。除产气荚膜梭菌外，均无荚膜，多数有鞭毛，主要分布于土壤和粪便中。厌氧芽胞梭菌侵袭力不强，但能产生强烈的外毒素而引起特定的症状，如破伤风梭菌引起的破伤风，产气荚膜梭菌引起的气性坏疽和食物中毒，肉毒梭菌引起的肉毒中毒等。

一、破伤风梭菌

破伤风梭菌大量存在于人和动物肠道中，由粪便污染土壤，形成芽胞后，当机体受到创伤并有泥土污染或分娩切断脐带时未严格消毒，经伤口感染引起破伤风。

（一）生物学性状

菌体细长，有周身鞭毛，无荚膜，芽胞呈圆形，比菌体粗，位于菌体顶端，由于芽胞直径比菌体宽大，整个形态似鼓槌状。专性厌氧，营养要求不高，在普通平板上形成中心紧密，周边疏松，似羽毛状的不规则菌落，易在培养基表面迁徙扩散；在血平板上有明显β溶血环；在疱肉培养基中培养，肉汤浑浊，肉渣部分被消化，微变黑，产生气体，有腐败臭味。本菌繁殖体抵抗力与其他细菌相似，但芽胞对外界环境抵抗力强。在土壤或尘埃中可存活数十年，耐煮沸1小时。其繁殖体对青霉素等素抗生素敏感。

（二）致病性

1.感染途径 破伤风梭菌及其芽胞广泛分布于自然界中，经伤口等侵入人体致病，也可由于使用不洁手术器械手术致病，引成破伤风。新生儿破伤风主要是由于接生工具未进行彻底灭菌，脐带断端被破伤风梭菌或其芽胞感染而致，新生儿破伤风俗称脐风。

2.致病的重要条件 破伤风梭菌是厌氧菌，伤口的厌氧环境是其致病的重要条件。如窄而深的伤口（如刺伤），有泥土或异物污染；或大面积创伤、烧伤、坏死组织多，凝血块较多，局部组织缺氧；或同时有需氧菌或兼性厌氧菌混合感染等。

3.致病物质 该菌无侵袭力，仅在局部繁殖，一般不入血流。主要由其产生的毒素致病，引起全身横纹肌痉挛。破伤风梭菌能产生破伤风痉挛毒素和破伤风溶血毒素两种外毒素。破伤风痉挛毒素是引起破伤风的主要致病物质。痉挛毒素属神经毒素，毒性很强，对人致死量小于1ug，其化学成分是蛋白质，不耐热。由于毒素可被胃肠道中的蛋白酶分解，故在胃肠道内无致病作用。破伤风溶血毒素在破伤风的发病过程中其作用尚不清楚。

4.致病机制　破伤风痉挛毒素对中枢神经系统，尤其是脑干神经和脊髓前角细胞有高度亲和力。该毒素能与神经组织中的神经节苷脂结合，封闭了脊髓抑制性突触末端，阻止释放抑制冲动的传递介质，导致屈肌、伸肌同时发生强烈收缩，骨骼肌出现强烈痉挛。

5.所致疾病　破伤风潜伏期不定，与原发感染部位距离中枢神经系统的远近有关，短的1～2天，长的达2个月，平均7～14天。潜伏期越短，病死率越高。发病早期有发热、头痛、不适、肌肉酸痛等前驱症状，局部肌肉抽搐，出现张口困难，咀嚼肌痉挛，患者牙关紧闭，呈苦笑面容。继而颈部、躯干和四肢肌肉发生强直收缩，身体呈角弓反张，面部紫绀、呼吸困难，最后可因窒息而死。

（三）免疫性

破伤风免疫主要是抗痉挛毒素抗体的中和作用。但由于痉挛毒素毒性非常强，微量毒素即可致病，而此微量毒素尚不足引起机体的免疫反应，故患者病后免疫功能不强，要想获得有效的免疫功能，仍须注射类毒素。

（四）微生物学检查

破伤风一旦发病，临床症状比较典型，因此破伤风的诊断主要根据有无创伤病史和临床症状，一般不采临床标本做微生物学检查，通常依据典型的症状和病史即可做出诊断。

（五）防治原则

由于破伤风一旦发病，治疗效果不佳，因此破伤风的预防显得尤为重要。

1.非特异性预防　及时正确地处理创口及清创扩创，防止伤口厌氧微环境的形成，防止该菌生长繁殖，是非重要的一般预防措施。

2.人工自动免疫　目前，我国对于3个月至6岁的儿童注射百白破三联疫苗。对部队战士、建筑工作人等高危人群接种类毒素。

3.紧急预防及治疗

（1）紧急预防：如遇严重污染创伤或受伤前未经全程基础免疫者，应立即肌内注射破伤风抗毒素（TAT）做紧急预防。由于TAT是马血清制品，注射前必须做皮肤试验，防止马抗毒素血清过敏性休克的发生。必要时采用脱敏疗法。

（2）特异性治疗：一旦发现患者，应立即注射TAT，要早期足量。一般须用TAT 10～20万单位。近年来，已开始使用人的破伤风丙种球蛋白（TIG）进行治疗，不仅疗效好，还可避免过敏反应。

（3）抗菌素治疗：大剂量的青霉素能有效地抑制破伤风梭菌在伤口中繁殖，并且对混合感染的其他细菌也有作用，故可用于破伤风的联合治疗。

若已确诊为破伤风，应及时采取给予适当的镇静剂和肌肉解痉剂等措施，以减轻患者的痛苦和预防患者呼吸肌痉挛而窒息死亡。

二、产气荚膜梭菌

产气荚膜梭菌是气性坏疽的病原菌。该菌广泛分布于自然界及人与动物的消化道中，芽胞常存在于土壤中。

（一）生物学性状

为革兰阳性粗大梭菌，单独或成双排列，有时也可成短链排列。两端平，芽胞呈卵圆形，芽胞宽度不比菌体大，位于中央或次极端。在脓汁、坏死组织或感染动物脏器的涂片上，有明显的荚膜，无鞭毛。专性厌氧，但厌氧程度不如破伤风梭菌要求高。在血液琼脂平板上有双层溶血环。在牛乳培养基中能分解乳糖产酸，使酪蛋白凝固，同时生成大量气体，将凝固的酪蛋白冲成海绵状碎块。管内气体常将覆盖在液体上的凡士林层向上推挤，这种现象称为"汹涌发酵"。据其产生的外毒素不同，将其分为A、B、C、D、E 5个毒素型，对人致病的主要是A型，引起气性坏疽和食物中毒。C型可引起坏死性肠炎。

（二）致病性

1. 致病物质　产气荚膜梭菌既能产生强烈的外毒素，又有多种侵袭性酶，并有荚膜，构成其强大的侵袭力，入侵机体后会造成严重的局部感染及全身中毒。

2. 所致疾病　本菌能引起人类多种疾病，其中最重要的是气性坏疽。

（1）气性坏疽：多是由A型引起。气性坏疽多见于战伤，也见于平时的工伤及车祸等，是严重的创伤感染性疾病。潜伏期较短，一般只有8～48小时。由于本菌分解组织中的肌糖，产生大量气体造成气肿，挤压软组织，阻碍血液循环，进一步促使肌肉坏死。同时毒素还可引起血管壁通透性增高，形成扩散性水肿，以手触压肿胀组织可发生"捻发音"。疼痛剧烈，蔓延迅速，最后形成大块组织坏死。如不及时治疗，局部细菌繁殖产生的各种毒素以及组织坏死产生的毒性物质被吸收入血，可引起毒血症、休克，病死率高。

（2）食物中毒：某些A型菌株能产生肠毒素，大量食入其污染的食物（多为肉类食品）后，可引起食物中毒。潜伏期约10小时，临床表现主要为腹痛、腹胀、水样腹泻；较少呕吐，一般不发热，1～2日内可自愈。

（3）急性坏死性肠炎：由C型产气荚膜梭菌产生的β毒素引起。潜伏期短，出现剧烈腹痛、腹泻、肠黏膜出血性坏死等症状，粪便带血；要注意与菌痢、出血性肠炎相区别。可并发周围循环衰竭、肠梗阻、腹膜炎等，病死率达40%。

（三）微生物学检查

气性坏疽发病急剧，后果严重，及早诊断甚为重要。由于本菌分布广泛，所以单凭创口发现此菌还不足以诊断。尚需结合临床表现，才能确诊。

1. 直接涂片镜检　从伤口深部取材涂片，革兰染色镜检，可见革兰阳性大杆菌，并有荚膜，常伴有其他杂菌，白细胞很少，为该菌涂片的特点。

2.分离培养与鉴定 取坏死组织制成悬液，接种于血平板上或疱肉培养基中，厌氧培养，观察生长情况。取细菌培养物涂片镜检，进一步用生化反应鉴定。

3.动物实验 取培养液0.5~1 mL给小鼠或家兔静脉内注射，10分钟后杀死动物，置37 ℃作用5~8小时。如动物躯体膨胀，即行解剖，可见脏器和肌肉内有大量气泡，尤以肝脏最为明显，称"泡沫肝"。取内脏或腹腔渗出液涂片镜检或分离培养，可发现有革兰阳性大杆菌，并有明显荚膜。

（四）防治原则

目前尚缺乏有将效的预防制剂。预防措施主要是伤口及时清创扩创，局部用双氧水冲洗、湿敷。因本菌离开人体后很快形成芽胞，可在病室传播，故必须严格隔离患者，并对所用的器械及敷料彻底灭菌。治疗则以对感染局部施行手术，切除坏死组织为主，并使用大剂量青霉素以杀灭病原菌及其他细菌。感染早期可用多价抗毒素血清。高压氧舱法可使血液和组织的含氧量提高15倍，能部分抑制厌氧菌的生长与毒素的产生，近年来用治疗气性坏疽。

三、肉毒梭菌

肉毒梭菌广泛分布于自然界。常污染密闭的肉制品和豆制品等，产生毒性极强的外毒素，引起人和动物肉毒病，最常见的为肉毒中毒和婴儿肉毒病。

（一）生物学性状

革兰阳性粗短杆菌，单独或成双排列，有时可见短链状。有周身鞭毛，无荚膜。芽胞椭圆形，大于菌体，位于次极端，使菌体似网球拍状。严格厌氧，在普通平板上形成直径3~5 mm不规则的菌落，在血液琼脂平板上有β溶血，在卵黄培养基上，菌落周围出现混浊圈。根据肉毒梭菌毒素的免疫原性不同，可分8个型。引起人类疾病的主要为A型、B型、E型、F型。芽胞抵抗力强。湿热100 ℃ 5小时；高压121 ℃ 30分钟才被杀死。

（二）致病性

1.致病物质 主要是肉毒毒素。为嗜神经毒素，是肉毒梭菌的外毒素，是已知毒素中最强的一种，它比氰化钾毒性强1万倍，0.1 μg即可使人致死。肉毒毒素能抵抗胃酸和消化酶的破坏，耐酸，在胃液中24小时不被破坏，不耐热。肉毒毒素经肠道吸收后进入血液，作用于脑神经核、神经接头处及自主神经末梢，阻止乙酰胆碱的释放，妨碍神经冲动的传导而引起肌肉松弛性麻痹。

2.所致疾病

（1）食物中毒：肉毒中毒的发生，主要由于食品（封闭保存或腌制的食品中，如罐头、腊肠、火腿、发酵豆制品等）被肉毒梭菌或芽胞污染，在厌氧条件下繁殖产生外毒素，食入前未经加热烹调所引起，并非细菌感染。临床表现与其他食物中毒不同，无明显的消化道症状。主要为神经末梢麻痹，潜伏期为数小时至三天，先为全身无力、头痛等，接着出现复视、斜视、眼睑下垂、视力模糊不清等眼肌麻痹症状，再是吞咽、咀嚼困难、口干、口齿不清等咽部肌肉麻痹症状，进而膈肌麻痹、呼吸困难，严重者可因呼吸衰竭或心力衰竭而死亡。

（2）婴儿肉毒病：常见于1岁以下，尤其是6个月以内的婴儿。婴儿肠道内缺乏能拮抗肉毒梭菌的正常菌群，食用被污染的食品后，芽胞在肠道内萌发繁殖产生毒素引起感染性中毒。表现为便秘、吮乳无力、啼哭无力，吞咽困难，眼睑下垂，全身肌张力减退。严重者因呼吸肌麻痹而造成婴儿死亡。

（三）微生物学检查

1.分离培养　将标本先煮沸1小时，杀死标本中所有繁殖体，再进行厌氧培养分离，但意义不大。

2.毒素检查　毒素检查是主要的检查方法，将可疑食物、呕吐物或培养物滤液离心取上清液。将动物分成两组，第一组腹腔直接注射上清液；第二组腹腔注射与抗毒素混合的上清液，如果第一组小鼠发病而第二组没有发病，毒素检测为阳性。

（四）防治原则

加强食品卫生管理和监督；食品低温保存防止芽胞发芽，进食前加热煮沸可破坏毒素。对肉毒中毒患者应尽早注射多价肉毒抗毒素，同时加强护理和对症治疗，特别是维护呼吸功能，以降低病死率。

■ 第二节　无芽胞厌氧菌

无芽胞厌氧菌种类繁多，包括革兰阳性和革兰阴性的球菌和杆菌。无芽胞厌氧菌是一大类寄生于人和动物体内的正常菌群，在人体正常菌群中占有绝对优势。主要分布在皮肤、口腔、上呼吸道、肠道及泌尿生殖道。在某些情况下，作为条件病原菌可导致内源性感染。在临床厌氧菌感染中，无芽胞厌氧菌的感染率占90%以上，以混合感染多见。

一、与临床关系密切的无芽胞厌氧菌

1.革兰阴性厌氧杆菌

（1）类杆菌属：与致病有关的主要是脆弱类杆菌和产黑色素类杆菌。前者主要寄生在消化道，可引起腹腔或会阴部感染及败血症等，分离率较高。后者主要寄生在口腔、下消化道及泌尿生殖道，常引起口腔、牙龈及泌尿生殖道感染。

重要的革兰阳性
厌氧杆菌属

（2）梭杆菌属：常寄生于正常人口腔和上呼吸道，可引起牙周炎、齿槽脓肿等口腔感染，还可引起肺脓肿、脑脓肿等。该属中以核梭杆菌和坏死梭杆菌较为重要。

2.革兰阳性厌氧杆菌　比较重要的有丙酸杆菌属、双歧杆菌属、真杆菌属和乳杆菌属。

3.**革兰阴性厌氧球菌**　以韦荣菌属最重要。是咽喉部位的主要厌氧菌，在临床厌氧菌分离标本中，分离率较低，且为混合感染菌之一。

4.**革兰阳性厌氧球菌**　有临床意义的是消化链球菌属，主要寄居于阴道。在临床厌氧菌分离株中，分离率仅次于脆弱类杆菌，但大多为混合感染。

二、无芽胞厌氧菌感染的特征

感染多为内源性，感染部位可遍及全身，常呈慢性过程；无特定病型，大多为化脓性感染，形成局部脓肿或组织坏死，也可侵入血流形成败血症。

若感染具有下列特征之一时，应考虑是无芽胞厌氧菌的感染：①炎症、脓肿发生在口腔、鼻窦、胸腔、腹腔、盆腔和肛门会阴附近及其他深部脓肿。②分泌物为血性或黑色，有恶臭。③分泌物直接涂片镜检可见细菌，而在有氧环境中培养无菌生长。④败血症、感染性心内膜炎、脓毒血栓性静脉炎的血培养呈阴性时。⑤长期使用氨基苷类抗生素治疗无效时。

三、常见疾病

1.**腹腔感染**　以脆弱类杆菌多见。在腹腔厌氧菌感染中，脆弱类杆菌占60%以上。常见于因手术、创伤、穿孔或其他异常引起的腹膜炎、腹腔脓肿等感染。

2.**女性生殖道和盆腔感染**　手术或其他并发症引起的女性生殖道一系列感染中，厌氧菌是主要病原菌。最常见为消化链球菌属。如盆腔脓肿、输卵管卵巢脓肿、子宫内膜炎、脓毒性流产等。

3.**口腔感染**　无芽胞厌氧菌引起的口腔感染主要包括三大类：牙槽脓肿和下颌骨髓炎；急性坏死性溃疡性齿龈炎和牙周病。主要由消化链球菌、产黑色素杆菌等引起。

4.**呼吸道感染**　如扁桃体周围蜂窝织炎、吸入性肺炎、坏死性肺炎、肺脓肿和脓胸等。呼吸道感染中最常见的无芽胞厌氧菌为普雷沃菌属、坏死梭杆菌、核梭杆菌、消化链球菌和脆弱类杆菌等。无芽胞厌氧菌可感染呼吸道的任何部位，无芽胞厌氧菌引起的肺部感染发生率仅次于肺炎链球菌。

5.**败血症**　多数为脆弱类杆菌引起，其次为消化链球菌，病死率高。

6.**中枢神经系统感染**　主要由革兰阴性厌氧杆菌引起。常见为脑脓肿，主要继发于中耳炎、乳突炎、鼻窦炎等邻近感染。

四、微生物学检查

（一）标本采取

应从感染中心处采取标本，并注意避免其他正常菌群的污染。切取或活检得到的组织标本以及从感染深部吸取的渗出物或脓汁最为可靠。采取的标本应立即放入厌氧标本收集瓶中，迅速送检。

（二）检查方法

1.直接涂片镜检　脓液或穿刺液标本直接涂片染色，观察细菌的形态特征、染色性及菌量多少，供初步判断结果时参考。

2.分离培养与鉴定　证实无芽胞厌氧菌感染的关键步骤在于分离培养。在厌氧环境中，将采取的标本立即接种到相应培养基中，最常用的培养基是牛心脑浸液为基础的血平板。置于37 ℃厌氧培养2～3天，如无菌生长，继续培养至1周。挑取长出的菌落接种于两个血平板，分别置于有氧和无氧环境中培养，在两种环境中都能生长的是兼性厌氧菌，只能在厌氧环境中生长的才是专性厌氧菌。获得纯培养后，再经生化反应进行鉴定。

五、防治原则

主要预防措施为提高机体免疫功能，正确使用抗生素，避免菌群失调引发二重感染；对各种原因造成的免疫功能低下的患者，要加强护理，尽量避免感染。外科清创引流也是预防厌氧菌感染的重要措施。

大多数无芽胞厌氧菌对青霉素、氯霉素、林可霉素、头孢菌素敏感，均可用于治疗，而对氨基苷类抗生素不敏感，对四环素也大多耐药。脆弱类杆菌能产生 β-内酰胺酶，破坏青霉素和头孢菌素，故对此类药物耐药，在治疗时须注意。由于厌氧菌常与其他需氧或兼性菌混合感染，在选用药物时应有全面考虑，二者兼顾。建议做药物敏感试验以指导临床正确治疗。

学习检测

一、选择题

1.下列毒素中毒性最强的是（　　　）。

A.破伤风痉挛毒素　　　　　　　　B.肉毒毒素

C.肠毒素　　　　　　　　　　　　D.卵磷脂酶

E.炭疽毒素

2.伤口用 3% 过氧化氢溶液处理的主要作用是（　　　）。

A.杀菌　　　　　　　　　　　　　B.杀灭芽胞

C.消除毒素　　　　　　　　　　　D.增加局部氧含量

E.清洁伤口

3.破伤风的特异性预防注射的是（　　　）。

A.活疫苗　　　　　　　　　　　　B.类毒素

C.转移因子　　　　　　　　　　　D.死疫苗

E.抗毒素

4. 下列哪项是肉毒芽胞梭菌引起的食物中毒的主要表现（　　　）。

A. 有胃肠道症状 　　　　　　　　　　B. 肌肉松弛、功能麻痹

C. 败血症 　　　　　　　　　　　　　D. 肌肉痉挛

E. 以上均不是

5. 气性坏疽是由下列哪种病原菌引起（　　　）。

A. 炭疽芽胞杆菌 　　　　　　　　　　B. 产气荚膜杆菌

C. 肉毒芽胞杆菌 　　　　　　　　　　D. 破伤风芽胞杆菌

E. 枯草芽胞杆菌

6. 下列微生物中是专性厌氧菌的是（　　　）。

A. 炭疽芽胞杆菌 　　　　　　　　　　B. 白喉棒状杆菌

C. 产气荚膜芽胞杆菌 　　　　　　　　D. 变形杆菌

E. 结核分枝杆菌

7. 临床上发现可疑破伤风患者后的正确处理措施是（　　　）。

A. 注射破伤风抗毒素 　　　　　　　　B. 注射破伤风类毒素

C. 注射破伤风疫苗 　　　　　　　　　D. 分离病原体进行鉴定

E. 检查患者血清中的破伤风抗体

8. 下列哪种方式最可能导致破伤风芽胞梭菌的感染（　　　）。

A. 摄食带菌食物 　　　　　　　　　　B. 吸入含破伤风芽胞的灰尘

C. 昆虫叮咬 　　　　　　　　　　　　D. 混有泥土的深部组织创伤

E. 以上均可以

9. 破伤风芽胞梭菌的主要致病物质是（　　　）。

A. 溶血毒素 　　　　　　　　　　　　B. 肠毒素

C. 侵袭性酶 　　　　　　　　　　　　D. 痉挛毒素

E. 荚膜

二、简答题

试述破伤风芽胞杆菌的感染条件、致病机制和防治原则。

第十五章
其他常见病原菌

学习目标

1. 掌握结核分枝杆菌的生物学性状、致病性；结核菌素试验的试验方法、结果判断及应用；结核病的特异性预防措施。

2. 熟悉鼠疫耶尔森菌、霍乱弧菌、幽门螺杆菌等病原菌的生物学特性和致病性。

3. 了解鼠疫耶尔森菌、霍乱弧菌等病原菌的防治原则。

学习导入

患者半个月以来无明显诱因出现发热、咳嗽、咳痰，体温最高 40℃，以夜间为著，无盗汗、无痰中带血，伴胸闷、气短。入院行胸片示双肺斑片影，查痰涂片找抗酸杆菌（＋），行支气管镜检查未见新生物，进一步行胸部 CT 示双肺多发点状、结节状、絮状、条索状、片状影，边界部分不清，左肺上叶部分实变，内见半圆形空洞形成。诊断"继发性肺结核"。予以利福平－异烟肼－吡嗪酰胺片加左氧氟沙星治疗。

思考

1. 导致患者感染的病原体是什么？此病原体一般通过哪些途径侵入人体？

2. 患者的痰涂片应该采用什么方法进行染色？

常见的病原菌除前面介绍的细菌以外，还有很多分属不同科属的细菌。本章主要介绍结核分枝杆菌、鼠疫耶尔森菌、炭疽芽胞杆菌、霍乱弧菌、幽门螺杆菌、白喉棒状杆菌、百日咳鲍特菌、铜绿假单胞菌等病原菌。

第一节　结核分枝杆菌

结核分枝杆菌（M. tuberculosis）简称为结核杆菌（tubercle bacilli）。本菌可侵犯全身各组织器官，但以肺部感染最多见。

一、生物学性状

（一）形态染色

结核分枝杆菌细长略弯曲，端极钝圆，大小约（1～4）μm × 0.4 μm，呈单个或分枝状排列（图15–1），有微荚膜，无鞭毛、无芽胞。结核分枝杆菌一般常用抗酸性染色法染色，呈红色。

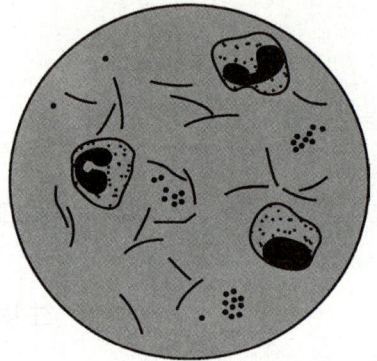

图 15–1　结核分枝杆菌

（二）培养特性

结核分枝杆菌为专性需氧菌。最适pH 6.5～6.8，最适温度为37℃，营养要求高，在含有蛋黄、马铃薯、甘油和天门冬素等的固体培养基上才能生长，生长缓慢，接种后培养3～4周才出现肉眼可见的菌落。菌落为干燥、坚硬、表面呈颗粒状、乳酪色或黄色，形似菜花样。

（三）抵抗力

结核分枝杆菌细胞壁含有大量脂质，对某些理化因子的抵抗力较强。在干燥痰中存活6～8个月，若黏附于尘埃上，保持传染性8～10天。在3%盐酸或4%氢氧化钠溶液中15分钟不受影响，因而常以此浓度的酸碱溶液处理严重杂菌污染的标本，杀死杂菌和消化黏稠物质，提高检出率。但结核分枝杆菌对湿热、紫外线、酒精的抵抗力弱。在液体中加热62℃～63℃ 15分钟，直射日光下2～3小时，75%乙醇内数分钟即死亡。

（四）变异性

结核分枝杆菌可发生形态、菌落、毒力、免疫原性及耐药性变异。对链霉素、利福平、异烟肼等抗结核药物较易产生耐药性，耐药菌株常伴毒力减弱。卡介苗是利用牛型结核分枝杆菌的毒力变异制备的减毒活疫苗，用于预防接种。

【知识拓展】◆ ⋮

卡介苗的发明

从1907年秋天开始法国细菌学家卡默德和介兰将牛型结核分枝杆菌培养于胆汁、甘油、马铃薯培养基中，经230次传代，历时13年，使其毒力发生变异，成为对人无致病性，而仍保持良好免疫原性的菌苗株，称为卡介苗。1921年卡介苗第一次应用于人类的结核病预防。人体接种卡介苗后，可获得抗结核分枝杆菌的特异性免疫力。

二、致病性和免疫性

（一）致病物质

结核分枝杆菌无内毒素，也不产生外毒素和侵袭性酶类，其致病作用主要靠菌体成分。

1.脂质　主要是磷脂、脂肪酸和蜡质等。①磷脂：能刺激单核细胞增生，并可抑制蛋白酶的分解作用，使病灶组织溶解不完全，形成干枯样坏死。②索状因子：具有破坏细胞线粒体膜，毒害微粒体酶类，抑制中性粒细胞游走和吞噬作用，引起慢性肉芽肿。③蜡质D：能引起迟发型变态反应，并具有佐剂作用。④硫酸脑苷脂：能抑制吞噬细胞中的吞噬体与溶酶体融合，使结核分枝杆菌在细胞内存活。

2.结核菌素　结核菌素与蜡质D结合，能引起较强的迟发型超敏反应。

3.荚膜　荚膜对结核分枝杆菌有保护作用，主要表现为黏附作用、抗吞噬作用和阻止有害物质进入菌体内。

（二）所致疾病

结核杆菌可通过呼吸道、消化道和破损的皮肤黏膜进入机体，侵犯多种组织器官，引起相应器官的结核病，其中以肺结核最常见。

1.原发感染　原发感染是首次感染结核分枝杆菌，多见于儿童。结核分枝杆菌随同飞沫和尘埃通过呼吸道进入肺泡，被巨噬细胞吞噬后，在细胞内大量生长繁殖，最终导致细胞死亡崩解，如此反复引起渗出性炎症病灶，称为原发灶。原发灶内的结核分枝杆菌可经淋巴管扩散在肺门淋巴结，引起淋巴管炎和淋巴结肿大。极少数免疫功能低下者，结核分枝杆菌可经淋巴、血流扩散至全身，导致全身粟粒性结核或结核性脑膜炎。

2.继发感染　继发感染也称原发后感染，多见于成年人或年龄较大儿童。大多为内源性感染，极少由外源性感染所致。继发感染的特点是病灶局限，一般不累及邻近的淋巴结，主要表现为慢性肉芽肿性炎症，形成结核结节，发生纤维化或干酪样坏死。

（三）免疫性

结核分枝杆菌是胞内寄生菌，抗结核免疫主要是T细胞介导的细胞免疫。抗结核免疫功能的持久性，依赖于结核分枝杆菌在机体内的存活，一旦体内结核分枝杆菌消亡，抗结核免疫功能也随之消失，这种免疫称为有菌免疫或传染性免疫。

三、实验室与免疫学检查

（一）标本采集

根据结核分枝菌感染的类型，应采取病灶部位的适当标本。如肺结核可采集痰（最好取早晨第一次咳出的痰）；其他结核病可采集尿液、粪便、脑脊液、胸腔积液等。

（二）病原检查

1.直接涂片染色　痰可直接涂片，用抗酸染色法染色。

2.分离培养　以酸碱处理后浓缩集菌的沉淀物接种于固体培养基上，37℃培养3~4周后检查结果。

3.PCR检测　PCR检测结核分枝杆菌DNA可用于结核病的早期及快速诊断。

（三）结核菌素试验

结核菌素试验的目的是检测机体对结核分枝杆菌是否存在迟发型超敏反应，从而判断机体有无感染过结核分枝杆菌或接种过卡介苗。试验方法是：将结核菌素纯蛋白衍生物（purified protein derivative，PPD）5个单位注射于前臂屈侧前1/3中央皮内，48~72小时观察结果。若注射部位无红肿或红肿硬节直径小于5 mm，则为阴性反应；若注射部位红肿硬节直径大于5 mm，但小于15 mm，为阳性反应。若注射部位反应较强烈或红肿硬节直径超过15 mm以上，为强阳性反应。

阳性反应表明机体过去曾感染过结核分枝杆菌或接种过卡介苗。强阳性反应则表明可能有活动性感染，应进一步检查是否有结核病。阴性反应表明未感染过结核分枝杆菌或接种过卡介苗，但应考虑以下情况：如受试者处于原发感染早期，尚未产生超敏反应，或正患严重结核病，机体已丧失反应能力，或受试者正患其他传染病，在此类情况下，均可暂时出现阴性反应。结核菌素试验应用：①可为接种卡介苗及测定免疫效果提供依据；②可作为婴幼儿结核病诊断的参考；③测定肿瘤患者的细胞免疫功能；④结核病的流行病学调查。

四、防治原则

接种卡介苗是预防结核病的有效措施。对新生儿进行卡介苗的初种，7岁时复种。6个月以内健康儿童可直接接种，较大儿童须作结核菌素试验，健康且阴性者接种。

■ 第二节　动物源性细菌

动物源性细菌是人兽共患病（zoonosis）的病原菌，其中绝大多数是以动物作为传染源。由于人类直接接触病畜或其污染物及媒介动物叮咬等途径感染而致病，这些病主要发生在畜牧区或自然疫源地。这里主要介绍鼠疫耶尔森菌和炭疽芽胞杆菌。

一、鼠疫耶尔森菌

鼠疫耶尔森菌（Y·pestis）俗称鼠疫杆菌，是鼠疫的病原菌。鼠疫是一种自然疫源性的烈性传染病，历史上曾发生过三次世界性大流行。我国把鼠疫列为了甲类传染病。人类鼠疫是被寄生在疫鼠体表的鼠蚤叮咬而受染。

（一）生物学性状

1. 形态与染色 为两端浓染的卵圆短杆菌（图15-2），大小为（0.5～0.8）μm×（1～2）μm。革兰染色阴性。有荚膜，无鞭毛，无芽胞。

2. 培养特性 兼性厌氧，最适生长温度为27℃～30℃，最适pH为6.9～7.2。在肉汤培养基中开始呈混浊，24小时后表现为沉淀生长，48小时后逐渐形成菌膜，稍加摇动菌膜呈"钟乳石"状下沉，此特征有一定鉴别意义。

图15-2 鼠疫耶尔森菌

3. 抵抗力 湿热70℃～80℃ 10分钟或100℃ 1分钟死亡，5%甲酚（来苏）或5%石炭酸20分钟内可将痰液中病原体杀死，但在自然环境中的痰液中能存活36天，在蚤粪和土壤中能存活1年左右。

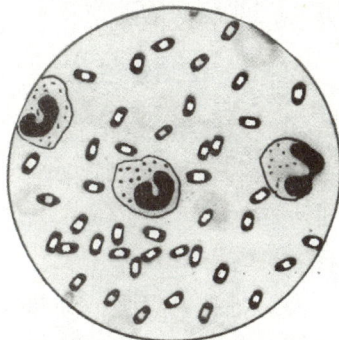

（二）致病性

鼠疫是自然疫源性传染病，一般先在鼠类间发病和流行，通过带菌鼠蚤的叮咬而传染人类。临床常见有腺型、肺型和败血症型鼠疫。

（1）腺型：鼠疫耶尔森菌侵入人体，被吞噬细胞吞噬后能在细胞内生长繁殖，并随吞噬细胞到达局部淋巴结，引起严重的淋巴结炎。犯及的淋巴结多在腹股沟，一般为单侧，并引起肿胀、出血和坏死，称为腺鼠疫。

（2）肺型：吸入染菌的尘埃则引起原发性肺鼠疫，也可由腺型或败血症型鼠疫蔓延而致继发性肺鼠疫。患者高热寒战，咳嗽、胸痛、咳血、呼吸困难，全身衰竭而出现严重中毒症状，多于2～4天内死亡。患者死亡后皮肤常呈黑紫色，故有"黑死病"之称。

（3）败血症型：重症腺型或肺型鼠疫患者的病原菌可侵入血流，导致败血症型鼠疫，体温升高至39℃～40℃，发生休克和DIC，皮肤黏膜见出血点及瘀斑，常并发支气管肺炎和脑膜炎等症状，多迅速恶化而死亡。

（三）防治原则

灭鼠灭蚤是切断鼠疫传播环节，消灭鼠疫源的根本措施。我国目前应用EV无毒株生产活菌疫苗，多用皮下、皮内接种或

恐怖的黑死病

皮上划痕，免疫功能可维持8～10个月。此外，应加强国境、海关检疫。治疗必须早期足量用药，采用磺胺类、链霉素、氯霉素、氨基苷类抗生素等均有效。

二、炭疽芽胞杆菌

炭疽芽胞杆菌（B.anthracis）俗称炭疽杆菌，是动物和人类炭疽病的病原菌。炭疽芽胞杆菌是人类发现的第一个病原菌，牛与羊等食草动物的发病率最高，人可通过摄食或接触患炭疽病的动物及畜产品而感染。

（一）生物学性状

革兰阳性粗大杆菌，（5～10）μm×（1～3）μm，两端截平，呈竹节样排列。有荚膜，在有氧条件下形成芽胞、椭圆形、位于菌体中央，无鞭毛（图15-3）。

芽胞抵抗力很强，细菌芽胞在干燥土壤或皮毛中能存活数年至20余年，牧场一旦被污染，传染性可持续数十年。高压蒸汽灭菌法15分钟能杀灭芽胞。本菌对青霉素、红霉素、氯霉素等均敏感。

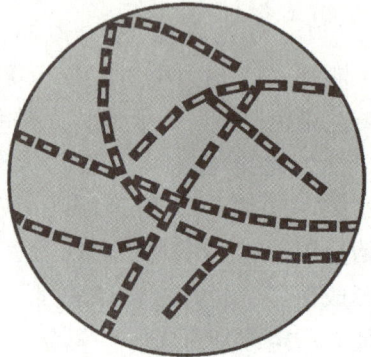

图 15-3　炭疽芽胞杆菌

（二）致病性

人因接触患病动物或受染毛皮而引起皮肤炭疽，食入未煮熟的病畜肉类、奶或被污染食物引起肠炭疽，或吸入含有大量病原体芽胞的尘埃可发生肺炭疽。上述三型均可并发败血症，偶见引起炭疽性脑膜炎，病死率极高。皮肤炭疽最为多见，细菌由颜面、四肢等皮肤小伤口侵入，经一天左右局部出现小痂，继而周围形成水疱、脓疮、最后形成坏死、溃疡并形成特有的黑色焦痂，故名炭疽。

（三）防治原则

病畜应严格隔离或处死，死畜严禁剥皮或煮食，必经焚毁或深埋2m以下。杜绝在无防护条件下现场剖检取材，对易感家畜应进行预防接种。对易感人群如疫区皮革、毛纺工人、牧民、屠宰牲畜人员、兽医等进行特异性预防用炭疽减毒活疫苗，皮上划痕接种，免疫力可持续1年。治疗以青霉素首选，也可选用其他抗生素。

■ 第三节　　其他细菌

霍乱弧菌

霍乱弧菌（V.colera）是引起霍乱的病原菌。霍乱是一种烈性消化道传染病，属于国际检疫的传染病，在我国列为甲类传染病。

（一）生物学性状

革兰阴性菌，弧形、逗点状，单端单鞭毛、无芽胞、有菌毛、多数没有荚膜（图15-4）。取患者米泔水样粪便做活菌悬滴观察，可见细菌运动极为活跃，呈鱼群样穿梭。兼性厌氧，在pH 8.8～9.0的碱性蛋白胨水或琼脂平板中生长良好。在淡水、咸水中均可生存，与浮游生物和藻类结合，夏季可大量繁殖。对热、干燥、化学消毒剂和酸敏感，耐低温和碱性环境。

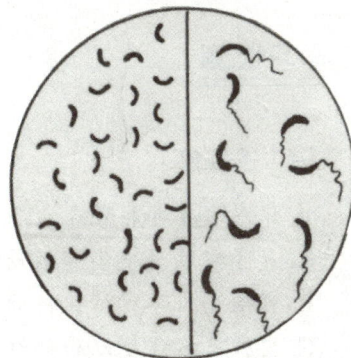

图 15-4　霍乱弧菌

（二）致病性

霍乱患者是主要的传染源，人是唯一的易感者，主要因食入被污染的水和食物感染，属粪口途径传播。霍乱弧菌产生的主要致病物质是霍乱肠毒素，导致患者剧烈呕吐、腹泻、排泄物呈米泔水样。由于水、电解质大量流失，患者可出现明显脱水、电解质紊乱和代谢性酸中毒，甚至休克或死亡。病后可获得牢固的免疫力。

（三）实验室检查和防治原则

霍乱是烈性传染病，对首例患者的病原学诊断应快速、准确，并及时做出疫情报告。可采集患者呕吐物、米泔水样便直接涂片镜检或用悬滴法观察细菌运动。

防治原则是加强水源和粪便的管理、培养良好的个人卫生习惯和饮食习惯。对患者应及时补充液体和电解质，同时使用抗生素治疗。

表 15-1　其他病原菌

	形态	染色	特殊结构	致病性
幽门螺杆菌	螺旋形、S 形	G⁻	单端2～6根鞭毛，运动活泼	可引发慢性浅表性胃炎、弥漫性胃窦胃炎，少部分发展为消化性溃疡
铜绿假单胞菌（绿脓杆菌）	直或微弯杆菌	G⁻	有1～3根单端鞭毛，有菌毛和微荚膜，不形成芽胞	主要致病物质是内毒素。可感染人体任何组织引起化脓性炎症，如手术切口和烧伤组织的化脓性感染
百日咳鲍特菌	短小杆菌	G⁻	有毒株有荚膜，有菌毛，无芽胞，无鞭毛	主要致病物质是百日咳毒素。所致疾病：百日咳，分三期①卡他期：类似普通感冒，持续一周；②痉咳期：出现阵发性痉挛性咳嗽，持续1～6周，③恢复期：完全恢复需要数周到数月不等
白喉棒状杆菌	细长微弯，末端膨大	G+	无荚膜，无鞭毛，无芽胞	主要致病物质是白喉毒素。所致疾病：白喉。患儿咽喉部黏膜细胞坏死，形成灰白色膜状物即假膜，如脱落可引起窒息。毒素入血可引起心肌炎、声嘶、吞咽困难、膈肌麻痹等中毒症状

学习检测

一、选择题

1. 有关结核菌素试验，下述错误的是（   ）。

A. 属于皮肤迟发型超敏反应

B. 可检测机体对结核杆菌的免疫状况

C. 皮肤反应程度以局部红肿、硬结的直径为标准

D. 可检测机体细胞免疫功能

E. 12～18 小时观察结果

2. 下列哪种对象适合接种卡介苗？（   ）

A. 肺结核病患儿

B. 结核菌素试验阴性的麻疹患儿

C. 结核菌素试验阳性儿童

D. 新生儿和结核菌素试验阴性儿童

E. 结核菌素试验阴性的细胞免疫缺陷者

3. 对疑似肺结核的患者痰液进行直接涂片后应采取以下哪种染色方法？（   ）

A. 革兰染色 　　　　　　　　　　B. 镀银染色

C. 抗酸染色 　　　　　　　　　　D. 负染色法

E. 孔雀绿染色法

4. 对霍乱弧菌描述错误的是（   ）。

A. 通过呼吸道传播 　　　　　　　B. 耐碱不耐酸

C. 导致患者剧烈吐泻 　　　　　　D. 有单鞭毛，运动活泼

E. 主要致病物质是霍乱肠毒素

5. 流感嗜血杆菌可引起的疾病中不包括（   ）。

A. 鼻咽炎 　　　　　　　　　　　B. 慢性支气管炎

C. 化脓性脑膜炎 　　　　　　　　D. 流行性感冒

E. 中耳炎

6. 下列哪种细菌是动物源性细菌？（   ）

A. 结核分枝杆菌 　　　　　　　　B. 金黄色葡萄球菌

C. 炭疽芽胞杆菌 　　　　　　　　D. 霍乱弧菌

E. 淋病奈瑟菌

二、简答题

简述结核菌素试验的结果分析。

第十六章
其他原核细胞型微生物 ————————————

学习目标

1. 掌握常见病原性螺旋体、支原体、立克次体、衣原体的主要生物学性状、致病性。

2. 熟悉常见病原性螺旋体、支原体、立克次体、衣原体感染的防治原则。

学习导入

患者，女，14 岁。因发热 10 天，咳嗽 3 天入院。患者于 10 天前无明显诱因开始发热，体温 39.5 ℃，无其他伴随症状，曾自服退热药效果不佳。8 天前在当地县医院就诊，外周血白细胞增高。给予阿奇霉素 0.4 g/ 日及利巴韦林 0.4 g/ 日静滴治疗 4 天，患者仍高热不退，体温持续在 39 ℃左右并出现咳嗽咳痰。X 线胸片显示右上肺叶致密阴影伴肺张。诊断为支原体肺炎。

思考 ···

1. 患者使用阿奇霉素和利巴韦林后未见效应如何考虑？

2. 支原体肺炎还有哪些临床表现？

原核细胞型微生物是指细胞的分化程度较低，仅有原始核，无核膜、核仁，细胞器很不完善，数量最多的就是细菌。但是除了细菌外，还有一些我们并不熟悉的类型，如螺旋体、立克次体、支原体和衣原体等，它们同样可以引起人类疾病，而且比例在逐年扩大。

■ 第一节　螺旋体

螺旋体广泛分布在自然界和动物体内，种类很多，有的有致病性，有的无致病性。

一、钩端螺旋体

钩端螺旋体（Leptospira）简称钩体，种类很多，可分为致病性钩体及非致病性钩体两大类。致病性钩体能引起人及动物的钩端螺旋体病，简称钩体病，是在世界各地都广泛流行的一种人畜共患者，我国绝大多数地区都有不同程度的流行，尤以南方各省最为严重，对人民健康危害很大，是我国重点防治的传染病之一。

（一）生物学性状

1.形态染色　钩体纤细，长短不一，具有细密而规则的螺旋，钩体一端或两端弯曲呈钩状，常为"C""S"等形状。在暗视野显微镜下可见钩体像一串发亮的微细珠粒，运动活泼，可屈曲，前后移动或围绕长轴作快速旋转。电镜下钩体为圆柱状结构。

2.培养特性　钩体是唯一可用人工培养基培养的螺旋体，最适湿度8℃～30℃，pH 7.2～7.5，常用柯索夫（Korthoff）氏液培养基培养，生长缓慢，接种后3～4天开始繁殖，1～2周后，液体培养基呈半透明云雾状混浊生长。

3.抵抗力　钩体对理化因素的抵抗力较其他致病螺旋体为强，在水或湿土中可存活数周至数月，这对本菌的传播有重要意义，该螺旋体对干燥、热、日光直射的抵抗力均较弱，56℃ 10分钟即可杀死，60℃只需10秒，对常用消毒剂如0.5%甲酚、0.1%石炭酸、1%漂白粉等敏感，10～30分钟可杀死，对青霉素、金霉素等抗生素敏感。

4.抗原组成　致病性钩体的抗原组成比较复杂，与分型有关的抗原主要有两种：一种是表现抗原（P抗原），另一种是内部抗原（S抗原），为钩体分群的依据。目前全世界已发现20个血清群，200多个血清型，我国至少发现了18个血清群，70多个血清型。

（二）致病性

1.致病物质

（1）溶血毒素：不耐热，对氧稳定，具有类似磷脂酶的作用，能使细胞膜溶解，当注入小羊体内时，可使小羊出现贫血、出血坏死、肝肿大与黄疸、血尿等。

（2）细胞毒因子：在试管内对哺乳动物细胞有致细胞病变作用，小鼠脑内接种1～2小时后出现肌肉痉挛，呼吸困难，最后死亡。

（3）内毒素样物质：其性质不同于一般细菌的内毒素，但也能使动物发热，引起炎症和坏死。

此外，钩体在宿主体内的代谢产物如有毒脂类以及某些酶类，可损害毛细血管壁，使其通透性升高，引起广泛出血，对肾也有损害，可致血尿、蛋白尿等。

2.致病过程及临床类型　钩体病为自然疫源性疾病，在野生动物和家畜中广泛流行。钩体在肾小管中生长繁殖，从尿中排出。肾长期带菌的鼠和猪是钩体的重要储存宿主和传染源。猪、鼠的尿污染的水源、稻田、小溪、塘水等称为疫水，人在参加田间运动、防洪、捕鱼等接触疫水时，由于钩体有较强的侵袭力，能穿过正常或破损的皮肤和黏膜，侵入人体。进食被病鼠排泄物污染的食物或饮水时，钩体可经消化道黏膜进入人体，也可经胎盘感染胎儿引起流产。此外，钩体还可经吸血昆虫传播。

人群普通对钩体易感，但发病率高低与接触疫水的机会和机体免疫力有关。以农民、支农外来人员、饲养员及农村青少年发病率较高。钩体病主要在多雨、鼠类等动物活动频繁的夏、秋季节流行。

钩体通过皮肤黏膜侵入机体，约在局部经7～10天潜伏期，然后进入血流大量繁殖，引起早期钩体败血症。在此期间，由于钩体及其释放的毒性产物的作用，出现发热、恶寒、全身酸痛、头痛、结膜充血、腓肠肌痛。钩体在血中约存在一个月左右，随后钩体侵入肝、脾、肾、肺、心、淋巴结和中枢神经系统等组织器官，引起相关脏器和组织的损害和体征。

钩体病常见类型

3.免疫性　感染早期机体可通过非特异性免疫杀灭钩体，但作用不强。感染1～2周后血中可出现特异性抗体，可迅速清除血中钩体，一般7～10天可把器官中的钩体清除，但肾脏中钩体受抗体影响较小，维持时间长。故尿中可较长时间（数周～数年）排菌。

钩体隐性感染或病后可获得对同型钩体的持久免疫力，以体液免疫为主，细胞免疫作用不大。

（三）微生物学检查

1.病原学检查　发病1周内取血液，第2周以后取尿，有脑膜炎型症状者取脑脊液进行检查。

2.血清学试验　一般在病初及发病2～3周各采血一次进行显微镜凝集试验。

另外，补体结合试验、间接免疫荧光试验、ELISA等血清学方法亦可用于诊断。

（四）防治原则

大力灭鼠，加强病畜管理。保护好水源，避免或减少与疫水接触。提高易感人群免疫力，对流行区的居民、矿工、饲养员及外来易感人员进行多价钩体死疫苗接种。钩体对多种抗生素敏感，但以青霉素效果最好，对过敏者可用庆大霉素或金霉素。

二、梅毒螺旋体

梅毒螺旋体（Treponema Pallidum）是梅毒的病原体，因其透明，不易着色，故又称苍白密螺旋体。梅毒是一种广泛流行的性病，近几年在我国发病率又有所回升。

（一）生物学特性

梅毒螺旋体细长，形似细密的弹簧，两端尖直。电镜下显示梅毒螺旋体结构复杂，一般染料不易着色。梅毒螺旋体有生活发育周期，分为颗粒期、球形体期及螺旋体期，平均约30小时增殖一代，发育周期与所致疾病周期、隐伏发作及慢性病程有关。

梅素螺旋体对温度、干燥均特别敏感，离体干燥1~2小时死亡，41℃中1小时死亡，对化学消毒剂敏感，1%~2%石炭酸中数分钟死亡，对青霉素、四环素、砷剂等敏感。

（二）致病性

人是梅毒的唯一传染源，由于感染方式不同可分先天性梅毒和后天性梅毒。前者是患梅毒的孕妇经胎盘传染给胎儿的；后者是出生后感染的，其中95%是由性交直接感染，少数通过输血等间接途径感染。

先天性梅毒又称胎传梅毒。梅毒螺旋体经胎盘进入胎儿血循环，引起胎儿全身感染，螺旋体在胎内儿脏（肝、脾、肺及肾上腺）及组织中大量繁殖，造成流产或死胎，如胎儿不死则称为梅毒儿，会出皮肤梅毒瘤、骨膜炎、锯齿形牙、神经性耳聋等症状。

后天获得性梅毒表现复杂，依其传染过程可分为三期：

一期梅毒：梅毒螺旋体侵入皮肤黏膜约三周后，在侵入局部出现无痛性硬结及溃疡，称硬性下疳。局部组织镜检可见淋巴细胞及巨噬细胞浸润。下疳多发生于外生殖器，其溃疡渗出物含有大量梅毒螺旋体，传染性极强。下疳常可自然愈合，2~3个月无症状的隐伏期后进入第二期。

二期梅毒：此期的主要表现为全身皮肤黏膜出现梅毒疹，全身淋巴结肿大，有时亦累及骨、关节、眼及其他器官。在梅毒疹及淋巴结中有大量螺旋体。不经治疗症状一般可在3周~3个月后自然消退而痊愈；部分病例经隐伏3~12个月后可再发作。二期梅毒因治疗不当，经过5年或更久的反复发作，而进入三期。

三期梅毒：主要表现为皮肤黏膜的溃疡性损害或内脏器官的肉芽肿样病变（梅毒瘤），严重者在经过10~15年后引起心血管及中枢神经系统损害，导致动脉瘤、脊髓痨及全身麻痹等，此期的病灶中螺旋体很少，不易检出。

一、二期梅毒又统称为早期梅毒，此期传染性强而破坏性小。三期梅毒又称为晚期梅毒，该期传染性小，病程长、而破坏性大。

目前尚未证明梅毒螺旋体内毒素或分泌外毒素，其致病机理尚不清楚，可能与螺旋体对宿主细胞的直接损害及Ⅲ型、Ⅳ型变态反应有关。

梅毒的免疫是有菌免疫，以细胞免疫为主，体液免疫只有一定的辅助防御作用，意义不大。当螺旋体从体内清除后仍可再感染梅毒，而且仍可出现一期梅毒症状。此病周期性潜伏与再发的原因可能与体内产生的免疫功能有关，如机体免疫功能强，螺旋体能变成颗粒形或球形，在体内一些部位潜伏起来，一旦机体免疫功能下降，螺旋体又可侵犯体内某些部位而复发。

一、T细胞

在外周血中，T细胞约占血液淋巴细胞的75%；在淋巴结中，T细胞约占75%。

（一）T细胞表面分子

T细胞在发育的不同阶段，细胞表面表达不同的糖蛋白分子，其中主要的有以下几种。

1.T细胞抗原受体（T cell antigen receptor，TCR） TCR是T细胞特异性抗原识别受体，为所有T细胞特征性标志。TCR识别与MHC分子结合的抗原肽。TCR与CD_3分子结合成TCR-CD_3复合物，此复合物是T细胞识别抗原和转导活化信号的主要单位。

2.细胞因子受体（cytokine receptor，CK-R） T细胞表面可表达多种细胞因子受体。这些受体与相应的细胞因子结合可促进或诱导T细胞活化、增殖、分化。

3.白细胞分化抗原（CD抗原或CD分子） CD分子是T细胞在分化过程中产生的抗原，在细胞的不同发育阶段其表达不完全相同。其中主要的有：

（1）CD_3分子：与TCR结合成TCR-CD_3复合物，可将TCR识别抗原所产生的活化信号传递到细胞内。

（2）CD_4和CD_8分子：分别表达于不同亚群的T细胞表面。CD_4分子识别MHC-Ⅱ类分子，CD_8分子识别MHC-Ⅰ类分子，可增强T细胞与抗原提呈细胞或靶细胞之间的相互作用并辅助TCR识别抗原，同时使T细胞识别抗原分别受到自身MHC-Ⅰ类分子和MHC-Ⅱ类分子的限制。

4. MHC分子 MHC-Ⅰ类分子分布于所有T细胞表面，MHC-Ⅱ类分子分布于激活的T细胞表面。

（二）T细胞亚群及功能

根据细胞表面表达的CD分子不同，T细胞可分为CD_4^+T细胞和CD_8^+T细胞。

1. CD_4^+T细胞 主要是辅助性T细胞（helper T cell，Th）。根据Th细胞分泌的细胞因子及功能不同，可分为Th1和Th2两类。Th1细胞与抗原接触后，可释放多种细胞因子，参与细胞免疫应答，引起炎症反应或迟发型超敏反应，故Th1细胞又称炎性T细胞。Th2细胞主要通过分泌多种细胞因子，辅助B细胞活化、分化为浆细胞产生抗体。

2. CD_8^+T细胞 主要包括细胞毒性T细胞（cytotoxic T cell，CTL或Tc）和抑制性T细胞（suppresser T cell，Ts）。Tc细胞识别抗原后可活化、增殖产生大量效应Tc细胞，特异性杀伤靶细胞。效应Tc细胞是细胞免疫应答的主要效应细胞。杀伤靶细胞的机制主要为分泌穿孔蛋白等直接杀伤靶细胞或通过Fas/FasL途径诱导靶细胞凋亡。Ts细胞可分泌抑制因子减弱或抑制免疫应答。

二、B细胞

在外周血中，B细胞占血液淋巴细胞的10%～15%；在淋巴结中，B细胞约占25%。

如虱、蚤、蜱、螨等。虱、蚤的传播方式是含大量病原体的粪便在叮咬处经搔抓皮损处侵入人体；蜱、螨传播则是由叮咬处直接注入体内。进入人体后，可导致细胞肿胀、中毒，出现血管炎症，管腔堵塞而形成血栓、组织坏死。也能进入血流而扩散，到达皮肤、肝、脾、肾等处而出现毒血症症状。立克次体还能直接破坏血管内皮细胞，使透性增加、血容量下降和水肿。另外，血管活性物质的激活可加剧血管扩张，导致血压降低，休克、DIC等。发病后期由于免疫复合物等的参与还可使病理变化和临床表现加重。

由于立克次全是严格细胞内寄生的病原体，其抗感染免疫是以细胞免疫为主，体液免疫为辅。病后一般能获得较强的免疫性。

（三）实验室检查

1.**分离培养** 除恙虫病和立克次体痘用小白鼠分离外，其他均可采用接种雄性豚鼠腹腔，如体温>40℃，有阴囊红肿，表示有立克次体感染，应进一步将分离株接种鸡胚或细胞培养，用免疫荧光试验等加以鉴定。

2.**血清学试验** 特异性试验目前较多应用可溶性（群特异）抗原或颗粒性（种特异）抗原进行补体结合试验或凝集试验做确切诊断。

（四）防治原则

预防立克次体重点应针对中间宿主及储存宿（节肢动物）加以控制和消灭。讲究卫生、消灭体虱有望根绝流行性斑疹伤寒；灭鼠、杀灭媒介节肢动物和个人预防是防止地方性斑疹伤寒、恙虫热、斑点热的有效措施。

在特异性预防上，以接种灭活疫苗为主，接种后有一定的成效。恙虫热因病原体抗原型别多、抗原性弱，至目前仍未获得满意的疫苗。活疫苗正处于实验阶段。

氯霉素和四环素类抗生素对各种立克次体均有很好效果，能明显缩短病程，大幅度降低病死率。但某些立克次体病的复发日渐增多，可能为药物未能杀死所有病原体的缘故。病原体的最终清除仍有赖于机体免疫机能（尤其是细胞免疫）。

二、主要病原性立克次体

（一）普氏立克次体

普氏立克次体（R.prowazekii）是流行性斑疹伤寒的病原体。

1.**生物学特性** 短杆状，单个存在或呈短链排列。对热、紫外线、一般消毒剂很敏感，对低温及干燥抵抗力较强。

2.**致病性** 患者是唯一传染源，主要传播媒介是体虱。虱叮咬患者后，立克次体进入虱肠管上皮细胞内繁殖。当虱再去叮咬健康人时，立克次体即随粪便排泄在皮肤上，并经搔抓的皮肤破损处侵入人体。立克次体在干燥粪便中于室温下能保持感染性达2个月。偶有经呼吸道或眼结膜传染的。

人感染立克次体后，经两周左右的潜伏期后急性发病，主要表现为高热、皮疹，伴有神经系统、心血管系统或其他实质脏器损害的症状。这些症状与普氏立克次体在体内的繁殖及其毒素样物质的作用有关。

病后免疫力持久，而且对斑疹伤寒群内其他立克次体感染有交叉免疫。

3.实验室检查　发病后尽快于1周内采血并注射入雄性豚鼠腹腔，每日测量体温并观察阴囊有肿大。若体温超过40℃或阴囊有红肿则说明有立克次体感染。若无阴囊红肿而体温超过40℃，可取脾组织接种鸡胚卵黄囊，35℃孵育数日，如卵黄囊膜涂片查见立克次体可能即为普氏立克次体，并根据形态、细胞内部位及免疫荧光法等进行鉴定。

血清学试验常用外斐氏反应和补体结合试验。

4.防治原则　消灭体虱是预防本病的重要措施。治疗可用氯霉素、四环素。我国目前采用甲醛处理的鼠肺灭活疫苗，可使发病率降低70%～90%，免疫功能维持一年。

（二）恙虫病立克次体

恙虫病立克次体（R.tsutsugamushi）是恙虫病的病原体。

1.生物学性状　短杆状，常见成双排列，抵抗力低。

2.致病性　恙虫病是一种自然疫源性疾病，主要在啮齿动物之间流行。啮齿动物内能长期保存病原体且多无症状，是本病的主要传染源。

恙虫病立克次体寄居于恙螨，人被恙螨叮咬可感染得病。叮咬部位出现溃疡，周围红晕，上盖黑色痂皮（焦痂），为恙虫病特征表现之一。另外，本病还可有皮疹、神经系统、心血管系统以及肝、脾、肺等脏器损害症状。病死率随毒株不同而有很大差异。病后对同型同株有持久免疫力。

3.实验室检查　病原体分离可取急性期患者血液做小鼠腹腔接种，濒死时刮取腹壁黏膜细胞做涂片染色、镜检。血清学试验有外斐氏试验、补体结合试验、间接免疫荧光法以及ELISA法等。

4.防治原则　预防措施以灭鼠为主，消灭恙螨滋生地。目前尚无理想的预防接种疫苗。治疗可用氯霉素和四环素。

（三）贝纳氏柯克斯体

贝钠氏柯克斯体，又称Q热柯克斯体，是Q热的病原体。

1.生物学性状　高度多形性，球杆形或短杆形，抵抗力大于一般无芽胞细菌。70℃～90℃ 30～60分钟，牛乳煮沸超过10分钟方可将其杀死。1%甲醛需48小时才能灭活。耐干燥，在蜱粪、尘土中4℃时可活一年以上。

2.致病性　Q热的传染源主要是受染家畜，如牛、羊等。贝纳氏柯克斯体通过蜱传播给野生啮齿动物和家畜，再经受染动物的粪便、尿污染环境，由接触或呼吸道（气溶胶）感染人。Q热的症状类似流感或原发性非典型肺炎，轻者可自愈，重症病例如并发肝炎、心内膜炎。

病后有一定免疫力，以细胞免疫为主。

3.实验室检查　分离病原体可采血进行豚鼠腹腔接种，发热后取脾脏做涂片染色检查。还可选用鸡胚卵黄囊或细胞培养。如外斐氏试验阴性，可用补体结合试验或凝集试因子。后来发现IL的产生细胞和作用细胞并非局限于白细胞，但这一名称仍被沿用。目前发现的IL有38种。

（二）干扰素

干扰素（interferon，IFN）具有干扰病毒感染和复制的能力。根据来源和理化性质，可将干扰素分为α、β和γ三种类型。IFN-α/β主要由白细胞、成纤维细胞和病毒感染的组织细胞产生，称为Ⅰ型干扰素。IFN-γ主要由活化T细胞和NK细胞产生，称为Ⅱ型干扰素。干扰素主要的功能是抗病毒、抗肿瘤和免疫调节。

【知识拓展】◆

干扰素治疗慢性乙型肝炎

1976年Greenberg等首先报道用人白细胞干扰素治疗4例慢性活动性乙型肝炎患者，治疗后有2例HBeAg消失。随后几十年，干扰素的生产工艺不断改进，目前可供临床选用的干扰素种类很多。干扰素已广泛应用于慢性乙型肝炎的治疗，疗效显著。但是干扰素治疗周期长、价格相对昂贵，且不良反应较多，如发热、寒战、头痛、乏力、肌肉疼痛、失眠、脱发、食欲减退等。

（三）肿瘤坏死因子

肿瘤坏死因子（tumor necrosis factor，TNF）是一类能引起肿瘤组织出血坏死的细胞因子。肿瘤坏死因子分为TNF-α和TNF-β两种，前者主要由活化的单核-巨噬细胞、NK细胞、T细胞产生，亦称恶病质素；后者主要由活化的T细胞产生，又称淋巴毒素。

（四）集落刺激因子

集落刺激因子（colony stimulating factor，CSF）是指能够刺激多能造血干细胞和不同发育分化阶段造血干细胞增殖分化在半固体培养基中形成相应细胞集落的细胞因子。主要包括：干细胞生成因子（SCF）、巨噬细胞集落刺激因子（M-CSF）、粒细胞集落刺激因子（G-CSF）、粒细胞-巨噬细胞集落刺激因子（GM-CSF）和促红细胞生成素（EPO）。

（五）生长因子

生长因子（growth factor，GF）是具有刺激细胞生长作用的细胞因子。包括转化生长因子-β、表皮生长因子、血管内皮生长因子、成纤维细胞生长因子、神经生长因子等。

（六）趋化性细胞因子

趋化性细胞因子（chemokine）简称趋化因子，是一组由70～90个氨基酸组成的小分子量的蛋白质，主要由白细胞和造血微环境中的基质细胞分泌。趋化因子的主要功能是召集血液

主要的细胞因子

中的中性粒细胞、淋巴细胞、单核细胞等进入感染部位。

学习检测

一、选择题

1. 属于中枢免疫器官的是（　　　）。

A. 阑尾 　　　　　　　　　　　　B. 淋巴结

C. 脾脏 　　　　　　　　　　　　D. 骨髓

E. 扁桃体

2. T 细胞发育成熟的场所是（　　　）。

A. 胸腺 　　　　　　　　　　　　B. 淋巴结

C. 脾脏 　　　　　　　　　　　　D. 骨髓

E. 扁桃体

3. 属于外周免疫器官的是（　　　）。

A. 胸腺、淋巴结、脾脏 　　　　　　　　B. 骨髓、淋巴结、脾脏

C. 骨髓、脾脏、黏膜相关淋巴组织 　　　　D. 胸腺、脾脏、黏膜相关淋巴组织

E. 淋巴结、脾脏、黏膜相关淋巴组织

4. 识别抗原后能分化为浆细胞产生抗体的细胞是（　　　）。

A. T 细胞 　　　　　　　　　　　　B. B 细胞

C. 中性粒细胞 　　　　　　　　　　D. 巨噬细胞

E. 树突状细胞

5. 不需要抗原刺激就可直接杀伤靶细胞的免疫细胞是（　　　）。

A. Th1 细胞 　　　　　　　　　　B. Th2 细胞

C. NK 细胞 　　　　　　　　　　　D. B 细胞

E. Tc 细胞

二、简答题

1. 简述免疫系统的组成。
2. 简述 T 淋巴细胞亚群及功能。

4.性病淋巴肉芽肿 通过两性接触传播，是一种性病。男性侵犯腹股沟淋巴结，引起化脓性淋巴结炎和慢性淋巴肉芽肿。女性可侵犯会阴、肛门、直肠，出现会阴-肛门-直肠组织狭窄。

机体感染衣原体后，能诱导产生特异性细胞免疫和体液免疫。但通常免疫力不强，且为时短暂，因而常造成持续性感染、隐性感染和反复感染。此外，也可能出现免疫病理损伤，由迟发型超敏反应引起，如性病淋巴肉芽肿等。

（三）实验室诊断

多数衣原体引起的疾病可根据临床症状和体征确诊。

1.直接涂片镜检 沙眼急性期患者取结膜刮片，Giemsa或碘液及荧光抗体染色镜检。包涵体结膜炎及性病淋巴肉芽肿，也可从病损局部取材涂片，染色镜检。

2.分离培养 用感染组织的渗出液或刮取物，接种鸡胚卵黄囊或传代细胞，分离衣原体，再用免疫学方法鉴定。

3.血清学试验 主要用于性病淋巴肉芽肿的辅助诊断。常用补体结合试验，若双份血清抗体效价升高4倍或以上者，有辅助诊断价值。也可用ELISA、凝集试验。

4.PCR试验 设计不同的特异性引物，应用多聚酶链式反应可特异性诊断沙眼衣原体，具有敏感性高，特异性强的特点，现被广泛应用。

（四）防治原则

沙眼无特异的预防方法，疫苗在试用，效果不肯定。注意个人卫生，不使用公共毛巾和脸盆，避免直接或间接接触传染，是预防沙眼的重要措施。生殖道衣原体感染的预防同其他性病一样。

治疗一般用利福平、四环素、氯霉素、强力霉素及磺胺等药物。

■ 第四节　支原体

支原体是目前已知一类能在无生命培养基上生长繁殖的最小的原核细胞型微生物。自然界分布广泛，种类多，与人类感染有关的主要是肺炎支原体和解脲脲原体。

一、概述

（一）生物学性状

支原体的生物学性状

1.形态与结构 支原体可通过滤菌器，常给细胞培养工作带来污染的麻烦。无细胞壁，不能维持固定的形态而呈现多形性。革兰染色不易着色。凡能作用于胆固醇的物质（如两性霉素B、皂素等）均可引起支原体膜的破坏而使支原体死亡。肺炎支原体的一端有一种特殊的末端结构，能使支原体黏附于呼吸道黏膜上皮细胞表面，与致病性有关。

2.培养特性　营养要求比一般细菌高，除基础营养物质外还需加入10%～20%人或动物血清以提供支原体所需的胆固醇。最适pH 7.8～8.0之间，低于7.0则死亡，但解脲脲原体最适pH 6.0～6.5。

大多数兼性厌氧，有些菌株在初分离时加入5% CO_2生长更好。生长缓慢，在琼脂含量较少的固体培养基上孵育2～3天出现典型的"荷包蛋样"菌落。此外，支原体还能在鸡胚绒毛尿囊膜或培养细胞中生长。

繁殖方式多样，主要为二分裂繁殖，还有断裂、分枝、出芽等方式，皆因缺乏细胞壁造成分裂时二个子细胞大小不均所致。同时，支原体分裂和其DNA复制不同步，可形成多核长丝体。

3.抵抗力　支原体对热的抵抗力与细菌相似。对环境渗透压、重金属盐、石炭酸、来苏和一些表面活性剂较细菌敏感，但对醋酸铊、结晶紫和亚锑酸盐的抵抗力比细菌大。对影响壁合成的抗生素如青霉素不敏感，但红霉素、四环素、链霉素及氯霉素等作用于支原体核蛋白体的抗生素，可抑制或影响蛋白质合成，有杀灭支原体的作用。

（二）致病性

支原体不侵入机体组织与血液，而是在呼吸道或泌尿生殖道上皮细胞黏附并定居后，通过不同机制引起细胞损伤。

巨噬细胞、lgG及lgM对支原体均有一定的杀伤作用。呼吸道黏膜产生的SlgA抗体已证明有阻止支原体吸附的作用。在儿童中，致敏淋巴细胞可增强机体对肺炎支原体的抵抗力。

二、主要病原性支原体

（一）肺炎支原体

肺炎支原体（M.pneumonia）是人类支原体肺炎的病原体。支原体肺炎的病理改变以间质性肺炎为主，有时并发支气管肺炎，称为原发性非典型性肺炎。主要经飞沫传染，潜伏期2～3周，发病率以青少年最高。一般临床症状较轻。

肺炎支原体的致病首先通过其顶端结构黏附在宿主细胞表面，并伸出微管插入胞内吸取营养、损伤细胞膜，继而释放出核酸酶、过氧化氢等代谢产生引起细胞的溶解、上皮细胞的肿胀与坏死。诱发机体产生的抗体也可能参与了上述病理损伤。呼吸道分泌的SlgA对再感染有一定防御作用，但不够牢固。

肺炎支原体的诊断方法主要依靠分离培养和血清学试验。治疗可选用红霉素、四环素和氯霉素等。

支原体死疫苗和减毒活疫苗仍在试验中。

（二）解脲脲原体

解脲脲原体菌落微小，须在低倍显微镜下观察，故旧称T株。菌落表面有粗糙颗粒，在合适条件下可转成典型的荷包蛋样菌落。

样的抗原，分别产生不同的特异性免疫应答。免疫应答的多样性是由淋巴细胞抗原受体的抗原结合位点结构的多样性决定的。

■ 第二节　B细胞介导的体液免疫应答

B细胞介导的特异性免疫应答主要通过抗体发挥免疫效应，因为抗体存在于体液中，故称为体液免疫。TD抗原和TI抗原均可刺激B细胞活化诱发体液免疫应答，但是两类抗原激发机体产生免疫应答的机理不同。B细胞对TD-Ag的应答需要Th细胞的帮助，对TI-Ag则直接产生应答。

B细胞介导的免疫应答可分为抗原识别、B细胞活化增殖与分化、合成分泌抗体并发挥效应三个阶段。

一、B细胞对TD抗原的免疫应答

（一）抗原识别提呈阶段

TD抗原在体内出现后被抗原提呈细胞APC捕获经加工处理，TD抗原以抗原肽-MHCⅡ类分子复合物形式表达于APC表面供CD_4^+ T细胞识别，CD_4^+ T细胞识别抗原时受MHC限制。

（二）活化、增殖与分化阶段

1. Th细胞的活化　首先是CD_4^+ Th细胞通过表面的TCR与APC上的抗原肽结合，Th细胞表面的CD_4分子与APC细胞表面的MHC-Ⅱ类分子结合，这是CD_4^+ Th活化的第一信号；其次是APC表面的黏附分子同时分别与Th表面的某些黏附分子相应配体结合后产生第二信号，在双信号刺激及有关细胞因子作用下，Th才能活化、增殖、分化（图6-1）。

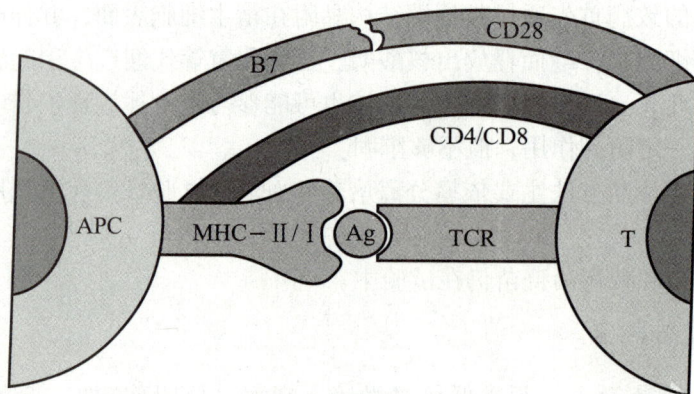

图 6-1　T细胞活化的双信号

除上述双信号外，T细胞的充分活化还有赖于细胞因子参与。活化的APC和T细胞可分泌IL-1、IL-2、IL-6、IL-12等多种细胞因子，活化的Th细胞表面还可以表达CD₄₀L，它们在T、B细胞激活中发挥重要作用。

2. B细胞的活化　激活B细胞也需要两个信号和多种细胞因子参与。B细胞表面的抗原受体（BCR）与特异性抗原表位结合，启动第一信号。激活B细胞的第二信号（协同刺激信号）由表达于B细胞表面的CD₄₀和表达于活化的CD₄⁺Th细胞表面的CD₄₀L及多个黏附分子对的相互作用所提供，其中最重要的是CD₄₀与CD₄₀L。只有在双信号的作用下B细胞才能活化、增殖，最终分化成浆细胞（图6-2）。

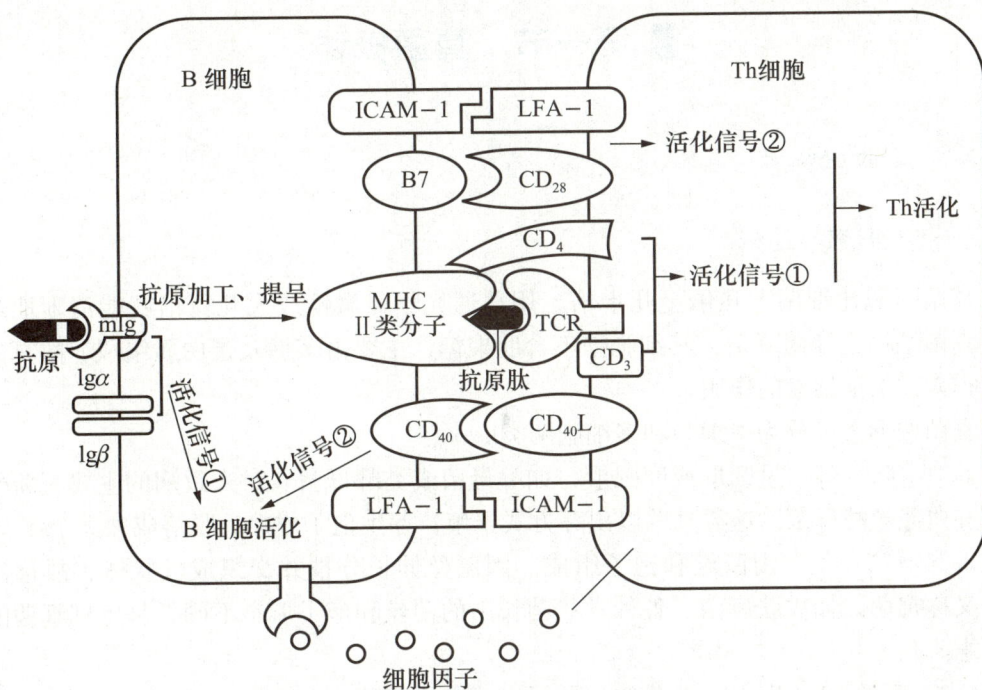

图6-2　Th细胞与B细胞的相互作用

在此阶段，有部分淋巴细胞T、B淋巴细胞中途停止分化，成为静止状态的记忆细胞，当它们与同一抗原再次相遇时，可迅速增殖分化为效应淋巴细胞，发挥特异性免疫应答。

（三）效应阶段

效应阶段是浆细胞分泌抗体发挥免疫效应的阶段。浆细胞产生抗体的类别与分化过程中受到不同细胞因子（其中重要的是白细胞介素）的影响有关。

二、B细胞对TI抗原的应答

TI抗原引起的体液免疫应答无须Th细胞的辅助，可直接激活B细胞产生IgM类抗体。

根据结构特点的不同，TI抗原分为TI-1和TI-2。TI-1抗原主要是细菌的细胞壁成真菌（fungus）是一种真核细胞型微生物。具有典型细胞核和完整细胞器，但不含叶绿素，无根、茎、叶的分化。真菌在自然界中分布广泛，种类繁多。真菌在酿酒、制醋、生产抗生素和酶制剂等很多方面对人有利。少数能引起人类疾病。近年来，由于广谱抗生素、免疫抑制药、激素、抗肿瘤药物的大量使用，器官移植、放射治疗、介入性治疗技术的开展，尤其是艾滋病、糖尿病、恶性肿瘤等引起机体免疫功能低下等原因，导致真菌感染率，尤其是条件致病性真菌引起的感染有明显上升趋势，已引起医学界的高度重视。

■ 第一节　真菌概述

一、生物学特性

（一）形态与结构

真菌一般比细菌大几倍至几十倍，用普通光学显微镜放大几百倍就能清晰地观察到。真菌结构比细菌复杂，其细胞壁不含肽聚糖，主要由多糖及蛋白质组成，故真菌不受青霉素或头孢菌素的作用。

真菌按形态可分为单细胞和多细胞两类。

1.单细胞真菌　呈圆形或卵圆形，如酵母菌或类酵母菌。对人致病的主要有新生隐球菌和白假丝酵母菌。这类真菌以出芽方式繁殖，芽生孢子成熟后脱落成独立个体。

2.多细胞真菌　由菌丝和孢子组成。因菌丝伸长分枝并交织成丝状体，故称丝状菌，又称霉菌。如皮肤癣菌。各种丝状菌长出的菌丝和孢子形态不同，是鉴别真菌的重要标志。

（1）菌丝（hypha）：真菌的孢子以出芽方式繁殖。在适宜的环境中，真菌的孢子长出芽管，逐渐延长呈丝状，称菌丝。菌丝又可长出许多分枝并交织成团称菌丝体。有的菌丝伸入到培养基中吸取营养，称营养菌丝；部分菌丝向上生长，暴露于空气中则称气中菌丝；气中菌丝中能产生孢子的称生殖菌丝。菌丝有多种形态，如螺旋状、鹿角状、球拍状、结节状和梳状等。根据菌丝结构不同，又有有隔菌丝和无隔菌丝之分。

（2）孢子（spore）：孢子是真菌的繁殖结构，与细菌芽胞不同，其抵抗力不强，加热60℃～70℃短时间即可将其杀死。根据繁殖方式真菌孢子可分为有性孢子与无性孢子两类。有性孢子是由二个细胞融合经减数分裂形成，无性孢子是菌丝上的细胞分化或出芽生成。致病性真菌多为无性孢子。无性孢子根据形态可分为叶状孢子、分生孢子和孢子囊等。

（二）培养特性

真菌营养要求不高，在细菌培养基上能生长。实验室培养真菌常用沙保（sabouraud）培养基。培养真菌的最适pH 4～6，一般最适温度为22℃～28℃，但有些深部感染的真菌其最适生长温度为37℃。培养真菌还需较高的湿度和氧气。多数病原性真菌生长缓慢，在沙保培养基上培养1~4周才能形成典型菌落，有的生长较快，能在1~2天内长出菌落，如类酵母菌。真菌菌落有3种类型：

1.**酵母型菌落**　是单细胞真菌形成的菌落形式，与一般细菌菌落相似，不透明，一般为圆形，表面光滑湿润，柔软致密，如酵母菌及新生隐球菌的菌落。

2.**类酵母型菌落**　菌落外观性状与酵母型菌落相似，但由于出芽繁殖后，芽管延长不与母细胞脱离，有芽生孢子与母细胞连接形成的假菌丝向下生长伸入到培养基中，故称类酵母型菌落。如白假丝酵母菌的菌落。

3.**丝状菌落**　也叫霉菌型菌落，是多细胞真菌的菌落形式，由疏松的菌丝体组成。菌落呈棉絮状，绒毛状或粉末状。如皮肤癣菌形成的菌落。

有些真菌体内或在含有动物蛋白的培养基上37℃培养时呈酵母型菌落，在普通培养基上25℃培养时则呈现丝状菌落。这类可因环境条件的改变，发生形态互变，称为二相性真菌，如球孢子菌、组织胞浆菌、芽生菌和孢子丝菌等。

（三）变异性与抵抗力

真菌易发生变异，在人工培养基上反复传代或培养时间过久，其形态、培养特性以及毒力均可发生变异。真菌对干燥、日光、紫外线及一般消毒剂有较强的抵抗力。但对热抵抗力不强，60℃ 1小时菌丝与孢子均被杀死。对2%石炭酸、2.5%碘酊、1%升汞及10%甲醛等较敏感。真菌对常用的抗细菌感染的抗生素均不敏感。灰黄霉素、制霉菌素、两性霉素B、克霉唑、酮康唑、伊曲康唑等对多种真菌有较强的抑制作用。

二、致病性与免疫性

（一）致病性

不同的真菌可通过以下几种形式致病。

1.**致病性真菌感染**　主要为外源性感染。可引起皮肤、皮下组织和全身性真菌感染。浅部真菌有嗜角质性，能产生角蛋白酶水解角蛋白，在感染的局部（表皮、毛发和指（趾）甲）大量繁殖，通过机械刺激和代谢产物作用，引起局部炎症和病变。深部真菌具有抗吞噬作用，感染后被吞噬细胞吞噬而不被杀死，反而能在细胞内繁殖，引起慢性肉芽肿或组织溃疡、坏死。

2.**条件致病性真菌感染**　主要为内源性感染。如假丝酵母菌、隐球菌、曲霉、毛霉等。这些真菌的致病力不强，当在机体免疫力降低或菌群失调时易发生。在临床上以导管、插管入口为入侵门户导致的真菌的全身感染屡见不鲜。

3.**真菌性超敏反应**　过敏体质者当吸入或食入某些真菌的菌丝或孢子时可发生各种类型的超敏反应，如荨麻疹、变应性皮炎、哮喘、过敏性鼻炎等。

4.**真菌性中毒**　某些真菌污染粮食、食品或饲料，并在其中生长繁殖产生毒素，人或动物食入后可引起急性或慢性中毒。病变多样，因毒素而异，有的引起肝肾损害，有的引起血液系统变化，有的作用于神经系统引起抽搐和昏迷等症状。真菌中毒发病有地

三、细胞免疫效应阶段

（一）CD$_4^+$ T 细胞——Th1 的作用

Th1 细胞在接触相应的抗原活化后，可通过释放IL-2、IFN-γ和TNF-β等细胞因子，招募、激活巨噬细胞发挥细胞免疫效应，同时使局部组织产生以淋巴细胞和单核吞噬细胞浸润为主的慢性炎症反应或迟发型超敏反应。

Th1 也通过分泌细胞因子和表达CD$_{40}$L 来促进巨噬细胞的杀伤活性，活化的巨噬细胞抗原提呈功能大为增强，同时可行使杀灭胞内微生物的功能。活化的巨噬细胞也能分泌TNF、IL-1 等细胞因子诱导急性炎症反应发生。

（二）CD$_8^+$ 效应 T 细胞——CTL（Tc）的作用

CTL又称细胞毒性T 细胞，其主要作用是直接特异性结合并杀伤靶细胞，其过程为：CTL 细胞在与抗原细胞特异性结合的过程中同时识别抗原细胞表面的MHC 分子，活化的CTL 细胞通过分泌穿孔素使靶细胞裂解，分泌颗粒酶破坏靶细胞的DNA，以及通过表达FasL与靶细胞表面的Fas结合导致靶细胞凋亡。这样既可杀死靶细胞又可防止病毒在细胞内的复制，杀伤靶细胞的同时CTL自身不被损伤。CTL 细胞的杀伤作用特点为：① 特异性杀伤抗原细胞；② 有MHC 分子限制性；③ 可连续杀伤靶细胞。

四、细胞免疫应答的效应

1.抗感染　某些病原微生物在机体的细胞内寄生，存在于体液中的抗体不易对细胞内病原微生物发挥作用，所以对细胞内寄生的病原微生物，如结核分枝杆菌、麻风分枝杆菌、病毒及某些真菌等引起的感染，主要通过细胞免疫来清除这些细胞内病原微生物。

2.抗肿瘤　效应CTL 细胞可直接杀伤带有相应抗原的肿瘤细胞，CTL 细胞分泌的细胞因子可直接或间接杀伤肿瘤细胞同时增强巨噬细胞和NK 细胞的杀肿瘤效应，所以细胞免疫在抗肿瘤中起着极为重要的作用。

3.免疫损伤　细胞免疫应答在器官移植排斥反应中起主要作用，降低细胞免疫应答功能可以减轻器官移植排斥反应，另外IV 型超敏反应就是由病理性细胞免疫应答引起的。

学习检测

一、选择题

1.受 Ag 刺激后发生免疫应答的部位是（　　　）。

A. 骨髓　　　　　B. 胸腺　　　　　C.腔上囊　　　　　D. 淋巴结

2. 在免疫应答过程, 免疫记忆形成于哪一阶段? (　　　)

A. Ag 提呈阶段　　　　　　　　　　B. 活化分化阶段

C. Ag 识别阶段　　　　　　　　　　D. 效应阶段

3. 下列哪种不属于细胞免疫现象? (　　　)

A. 免疫复合物病　　　　　　　　　　B. 对胞内寄生菌的抗感染作用

C. 迟发型超敏反应　　　　　　　　　D. 抗肿瘤免疫

4. 细胞间相互作用不受 MHC 限制的是 (　　　)。

A. NK 与肿瘤细胞　　　　　　　　　B. Th 细胞与 B 细胞

C. TC 细胞与肿瘤细胞　　　　　　　D. 巨噬细胞与 Th 细胞

5. 下列哪种免疫作用在无抗体时仍可发生? (　　　)

A. ADCC　　　　　B. 免疫调理作用　　　　C. 经典途径激活　　　　D. 中和毒素

6. 哪种细胞因子不参与迟发型超敏反应? (　　　)

A. IL-2　　　　　B. IL-4　　　　　　C. IFN-γ　　　　　D. TNF

7. 最容易诱导免疫耐受的时期是 (　　　)。

A. 胚胎期　　　　　B. 幼年期　　　　　C. 青年期　　　　　D. 成年期

二、简答题

1. 简述适应性免疫应答的基本过程和特点。

2. 简述抗体产生的一般规律及其医学意义。

（三）皮下组织感染真菌

主要有申克孢子丝菌和着色真菌，为外源性真菌，经外伤感染。此类真菌一般只限于局部生长繁殖，但也可扩散至周围组织。

1.申克孢子丝菌 是一种两相性真菌。属于腐生性真菌，广泛存在于土壤、木材及植物表面等。常因伤口接触被孢子丝菌污染的花草、腐植和土壤等引起感染。多见于农民及园林工作者。

2.着色真菌 本菌为腐生菌，存在于土壤、腐木、农作物的秸秆中。常经外伤侵入皮肤而引起感染，好发于肢体暴露部位，其引起的疾病称为着色真菌病。潜伏期为1个月至1年不等，皮损初起的表现为红色丘疹，逐渐演变成斑块结节，最终形成菜花状或乳头瘤样而明显高出正常皮肤。随病情发展，原病灶结疤愈合，但又在四周产生新的病灶，日久形成广泛的瘢痕，影响淋巴回流，从而形成肢体象皮肿。免疫功能低下时，亦可侵犯中枢神经系统或经血行播散。

二、深部感染真菌

深部感染真菌是指能侵袭机体深部组织和内脏以及全身的真菌。深部感染真菌可分为致病性真菌和条件致病性真菌，前者多为外源性感染，后者多属内源性感染。外源性病原性真菌致病力较强，常引起慢性肉芽肿样炎症、溃疡和坏死，严重时可致患者死亡。条件致病性真菌常在广谱抗生素、皮质激素类药物、抗肿瘤化疗或放疗、介入性诊疗手段的广泛应用时，以及因病毒感染、消耗性疾病、衰老等因素的影响下引起的感染，已成为导致危重患者死亡的重要原因。

（一）白假丝酵母菌

又称白色念珠菌，常存在于人体的皮肤、口腔、上呼吸道、肠道及阴道黏膜上，属于人体正常菌群。当机体免疫力降低或菌群失调时可引起机体皮肤、黏膜和内脏的急性和慢性炎症，是临床上最常见的条件致病性真菌。

1.生物学性状

白假丝酵母菌菌体呈圆形或卵圆形，革兰染色阳性，着色不均匀。以出芽方式繁殖，形成芽生孢子。孢子伸长成芽管，不与母体脱离，形成较长的假菌丝。本菌在普通琼脂、血平板和沙保培养基上均能生长良好，需氧，室温或37℃中培养1～3天，可形成灰白色或奶油色的类酵母型菌落。在玉米粉培养基上可长出厚膜孢子。临床标本中假菌丝和厚膜孢子均有助于白假丝酵母菌的鉴定。

2.致病性与免疫性

当人体免疫力低下时，白假丝酵母菌可侵犯人体多个部位，如口腔与阴道黏膜、皮肤、肺、肠、肾和脑。近年来白假丝酵母菌感染日益增多。血培养阳性率仅次于大肠埃希菌和金黄色葡萄球菌。常见白假丝酵母菌感染有以下几种常见临床类型：

（1）皮肤、黏膜感染：皮肤感染好发于潮湿、皱褶处，如腋窝、腹股沟、乳房下、会阴、肛门周围以及指（趾）间等，形成有分泌物的糜烂病灶，易与湿疹混淆。也可引起甲沟炎及甲床炎。黏膜感染最常见的有鹅口疮、口角糜烂、外阴与阴道炎等，其中以鹅口疮最多，又名雪口病。念珠菌性阴道炎也是常见的妇科疾病之一，有外阴瘙痒、灼痛等，症状严重时坐卧不宁，可有尿频、尿痛及性交痛，白带增多呈白色稠厚豆渣样等症状。

（2）内脏感染：主要有肺炎、支气管炎、食管炎、肠炎、膀胱炎和肾盂肾炎等，偶尔也可引起败血症。其中以肺炎较多见。

（3）中枢神经感染：可有脑膜炎、脑膜脑炎、脑脓肿等，通常预后不良。主要发生于抵抗力极低者。

人对白假丝酵母菌的免疫发挥作用的主要是天然免疫。

（二）新生隐球菌

新生隐球菌又叫溶组织酵母菌或新型隐球菌，种类较多，广泛分布于自然界，如土壤和鸽粪中检出率较高。

1.生物学性状

新生隐球菌为圆形酵母型菌，外周有一层宽厚荚膜，折光性强。一般染色法不被着色难以发现，故名隐球菌。用墨汁做负染色检查，可在黑色背景中见圆形或卵圆形透亮的菌体，内有一个较大与数个小的反光颗粒，外包有一层透明的荚膜。菌体上常见有出芽，但无假菌丝。非致病的隐球菌则无荚膜。新生隐球菌在沙保培养基和血琼脂上，于25℃和37℃都能生长，非致病性隐球菌则在37℃不能生长。培养3～5天即形成酵母型菌落，表面黏稠，由乳白色逐渐转变为橘黄色，最后呈棕褐色。此菌能分解尿素，可与假丝酵母菌相区别。

2.致病性
荚膜多糖是新生隐球菌主要的致病物质。新生隐球菌一般为外源性感染，主要的入侵途径是呼吸道，常引起肺部感染。大多数肺感染者症状不明显，且能自愈；有的患者可致支气管肺炎，严重者可见肺大片浸润，呈爆发性感染迅速致死。新生隐球菌也可从肺部经血行播散至其他部位，包括皮肤、骨、心脏等，而最易侵犯的是中枢神经系统，引起亚急性和慢性脑膜炎，预后不良。新生隐球菌也可见于人体正常微生物群中，当机体免疫力低下时可发生内源性感染，如易发于白血病、艾滋病及糖尿病患者。近年来，由于抗生素、激素、免疫抑制药的广泛使用、艾滋病的流行等原因，新生隐球菌病发病率越来越高，已成为艾滋病患者死亡的重要原因之一。

三、其他真菌

（一）曲霉菌

曲霉菌是自然界中分布最广泛的真菌之一，对人致病的主要是烟曲霉菌、黄曲霉菌等。引起人类致病最多见的为烟曲霉菌，主要由呼吸道侵入，导致支气管哮喘或肺部感染。严重病例可经血流播散至脑、心肌和肾等。有些曲霉菌能产生毒素，可引起真菌毒素性疾病。常见的曲霉菌病有：呼吸系统曲霉菌病、全身性曲霉菌病、曲霉毒素中毒与致癌。

（三）细胞

1.肥大细胞和嗜碱性粒细胞　肥大细胞广泛分布于皮下结缔组织中的小血管周围，呼吸道、消化道黏膜下层及部分内脏被膜上也有存在。嗜碱性粒细胞主要分布于血流中，在全身过敏反应时迁移到反应部位发挥作用。肥大细胞和嗜碱性粒细胞胞浆中有大量的嗜碱颗粒，颗粒中含有多种参与超敏反应的生物学活性物质。

2.嗜酸性粒细胞　主要分布于呼吸道、消化道等的黏膜下层结缔组织中，外周血中有少量存在，在超敏反应发病中参与迟缓相反应，可加重超敏反应的症状。嗜酸性粒细胞也可以吞噬肥大细胞等释放的颗粒、释放组胺酶灭活组胺、释放芳基硫酸酯酶灭活白三烯、释放磷脂酶D灭活血小板活化因子而参与超敏反应的调节。

（四）生物活性介质

参与超敏反应的介质主要有组胺、激肽原酶、嗜酸性粒细胞趋化因子、前列腺素D2、血小板活化因子（PAF）和白三烯（LTs）等。组胺的释放快（数分钟）维持时间短（≤2小时），扩张血管作用强，是引起痒感的唯一介质，而白三烯的释放及发挥作用缓慢（4～6小时），但维持时间长（1～2天），可引起支气管平滑肌更强烈持久的收缩，是引起过敏性哮喘的主要介质。

二、发生机制

Ⅰ型超敏反应的发生机制分为两个阶段（图7-1）。

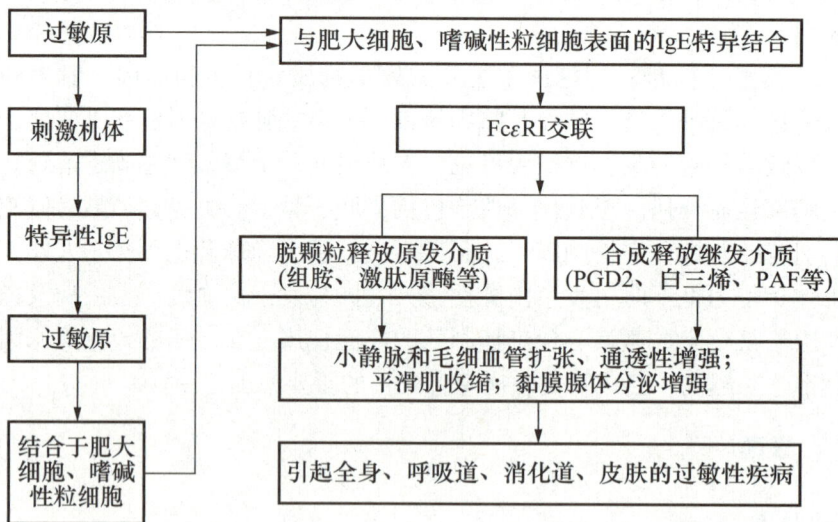

图 7-1　Ⅰ型超敏反应发生的机制

（一）致敏阶段

抗原初次进入机体，引起免疫应答，产生针对抗原的IgE类抗体，这类亲细胞的IgE抗体的Fc段与机体肥大细胞或嗜碱性粒细胞膜表面的Fc受体结合，机体即处于致敏状

第十八章
病毒学概论

学习目标

1. 掌握病毒、干扰现象的概念，病毒的基本形状，化学组成与结构、增殖方式及抵抗力特点。

2. 掌握病毒的感染与抗病毒免疫。

3. 熟悉病毒的感染方式和类型。

4. 了解病毒感染的检查方法与防治原则。

学习导入

李女士，35岁，非法献血3次。去年出现发热、乏力、肌肉痛、关节痛等不适症状，1个月后症状无减轻到医院检查，诊断为流感，对症治疗后得到缓解。半年后，再次出现发热、全身疼痛、腹泻，同时伴有颈部淋巴结肿大，皮肤大面积皮疹，呼吸困难，少言。一般检查：体温38.6℃，脉搏90次/分，肝肋下3 cm，脾肋下5 cm。实验室检查：抗HIV抗体阳性。

思考 ·····················

1. 李女士感染疾病的方式是什么？属于哪一种传播途径？

2. 如何对非法献血者这类人群开展健康教育？

病毒（virus）是一类体积微小，结构简单，仅有一种核酸（DNA或RNA），必须用电子显微镜放大几万至几十万倍后才能看到，只能在活细胞内以复制方式进行增殖的非细胞型微生物。

病毒广泛分布于自然界，与人类的关系十分密切。在微生物引起的疾病中，由病毒引起的约占75%。病毒性疾病具有流行广泛、传播途径多、传染性强、易发生并发症、后遗症严重、病死率高等特点。有些病毒可引起持续感染、慢发感染，有的则与自身疫病及肿瘤的发生关系密切。

▌第一节　病毒的基本性状

一、病毒的大小与形态

大小：纳米（nm，1 nm = 1/1000 μm）

形态：多形性，多数病毒呈球形，少数为杆状、丝状、砖块状、弹状和蝌蚪状等（如图18-1）。引起和动物疾病的病毒多数为球形。

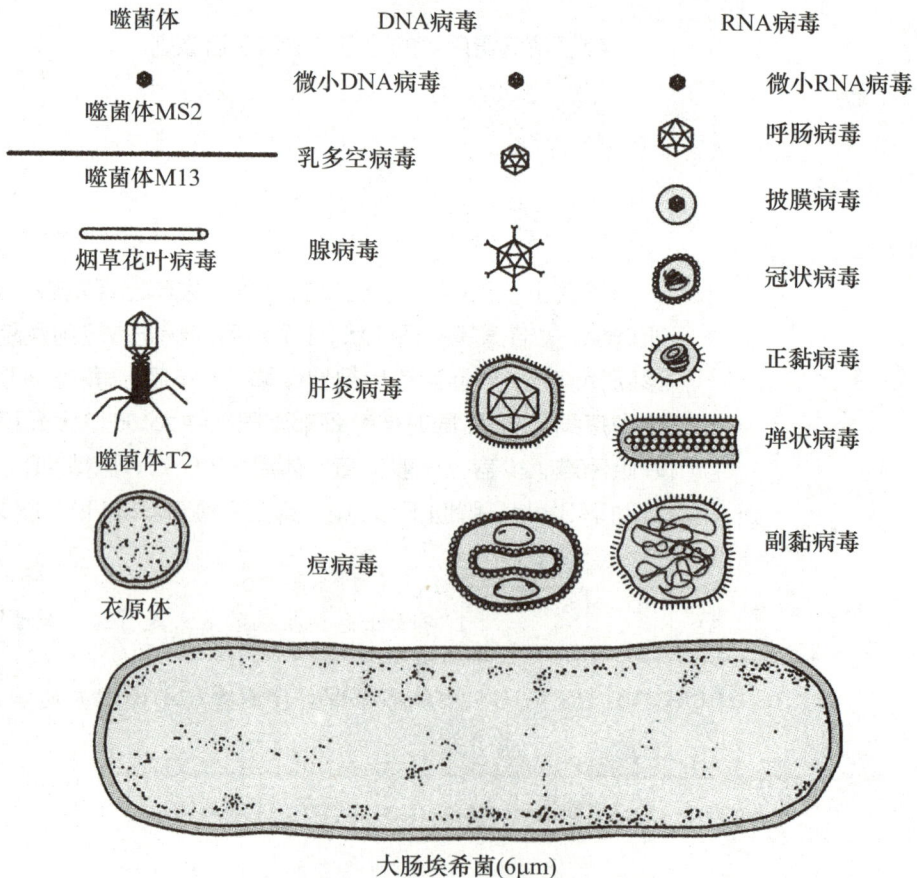

图 18-1　常见病毒的形态结构

二、病毒的化学组成与结构

病毒结构简单，无完整的细胞结构。基本结构由核心和衣壳构成，称为核衣壳。有些病毒在核衣壳外还有一层包膜（图18-2）。

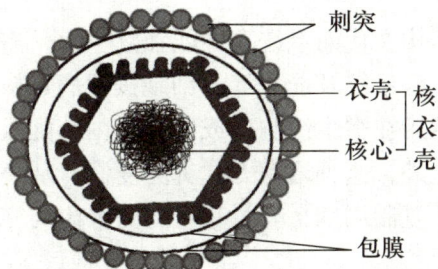

图 18-2 病毒的结构示意图

（一）病毒的化学组成

病毒的主要化学成分是核酸（RNA或DNA）和蛋白质，有的还含有少量的脂质和糖类。

（二）病毒的结构

病毒属于非细胞型微生物，无典型细胞结构，其基本结构由核心和衣壳组成，两者构成核衣壳，即裸露病毒。有些病毒在核衣壳外还有包膜，称为薄膜病毒。两者都是具有感染性结构完整的病毒颗粒，统称为病毒体。

1. **核心** 病毒的基本结构之一，位于病毒的中心，由单一核酸（RNA或DNA）组成，病毒核酸携带全部遗传信息，构成病毒的基因组，控制着病毒的形态、遗传、变异、复制、传染性等生物学性状。根据核酸类型不同可将病毒分为RNA病毒和DNA病毒两大类。

2. **衣壳** 衣壳是包围在核心外的蛋白质结构，由许多壳微粒（即蛋白质亚单位）组成，排列成不同的立体构型。按壳微粒数量和排列方式不同可以将病毒结构分为二十面体立体对称型、螺旋对称型和复合对称型3种构型。衣壳的功能：①保护作用，使病毒核酸免受核酸酶的或其他理化因素的破坏；②吸附作用，协助病毒吸附、穿入易感细胞；③具有免疫原性，可诱导机体产生免疫应答。

3. **包膜** 某些病毒在衣壳外面包围的一层膜状结构，为脂蛋白双层结构，是病毒成熟过程中以出芽方式穿过宿主细胞膜或核膜时获得的，因此，包膜既含有来源于宿主细胞的成分（脂类），又含有病毒基因编码的糖蛋白。包膜的功能：①保护壳衣壳；②与病毒的吸附、穿入易感宿主细胞有关；③病毒刺突具有免疫原性，可诱导机体产生免疫应答。有些病毒的包膜表面有糖蛋白组成的突起，称为刺突。刺突的主要特征是：①具有很强的免疫原性，引起机体产生保护性免疫或病理性免疫；②可特异性的吸附于易感细胞表面的受体，增强病毒的感染性；③可作为区分病毒的种、型和亚型的依据，可用于病毒性疾病的特异性诊断。

三、病毒的增殖

（一）病毒的复制

病毒缺乏完整的细胞结构及代谢系统，不能独立生存，需侵入到易感细胞内部，利用宿主细胞所提供的原料、酶系统及能量等，细胞按照病毒核酸的指令，进行病毒核酸的复制及蛋白质的合成，然后在宿主细胞质或细胞核内装配成具有感染性的这次病毒，再以不同的方式释放到细胞外，这种增殖方式称为复制。从病毒体侵入易感细胞到子代病毒体生成释放，称为一个复制周期，其过程可分为吸附与穿入、脱壳、生物合成、组装及释放等步骤（图18-3）。

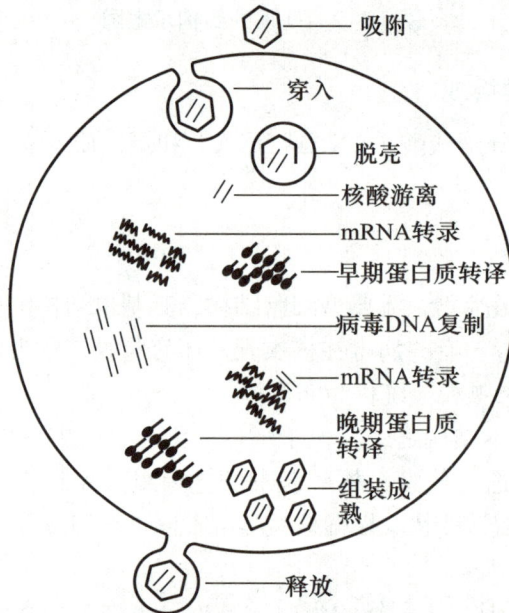

图 18-3　病毒的增殖示意图

1.吸附与穿入　病毒感染易感细胞的第一步是吸附，即病毒体依靠其表面结构与易感细胞膜上特定的病毒受体结合黏附在细胞膜的表面。吸附可分为两个阶段：病毒体与细胞接触，进行静电结合；真正的吸附，即病毒体表面位点与宿主细胞膜上相应受体结合。病毒吸附于宿主易感细胞膜上，可通过几种方式穿入。有包膜的病毒多数通过包膜与易感细胞融合后进入细胞；无包膜病毒是经细胞膜运动吞入，即细胞内吞，称胞饮；也有病毒体衣壳构型改变，使病毒核酸直接进入宿主细胞内，如噬菌体。

2.脱壳　病毒进入易感细胞脱去蛋白质衣壳的过程称为脱壳。多数病毒的脱壳靠细胞溶酶体酶的作用，脱去衣壳放出核酸；有的病毒在吸附穿入易感细胞的过程中，衣壳已受损，核酸即可释放至胞浆。少数病毒如呼肠病毒并不完全脱壳，只是脱去外层衣壳，以整个核心进行核酸转录和复制。病毒脱壳则需借助脱壳酶的作用，这些酶主要来自宿主细胞。

3.生物合成　是指病毒因进入细胞后，指令宿主细胞按照病毒基因分别进行病毒的核酸复制和蛋白质合成的过程。此期易感细胞内由于没有完整的病毒颗粒可检测出，所以也称为"隐蔽期"。根据病毒基因组在生物合成阶段转录mRNA及转译蛋白质的不同，将病毒分为DNA病毒、RNA病毒、逆转录病毒。

4.装配与释放　装配是指在宿主细胞内分别合成的子代病毒核酸和蛋白质组合成新的病毒颗粒的过程。病毒种类不同，在宿主易感细胞内组装的部位也不同，分别可在胞核内、核膜、胞质内及胞质膜上。释放是指装配的成熟病毒向细胞外释出的过程。释放的方式依病毒不同而异，有的病毒在宿主细胞内积累到一定数量后，细胞裂解释放；有的病毒外包上一层宿主细胞膜的成分以出芽方式逐次释放；有的病毒通过细胞间桥和细胞融合释放。

（二）包涵体

某些病毒在宿主细胞内增殖后，在细胞质或细胞核内形成圆形或椭圆形的结构，称为包涵体。包涵体在普通光学显微镜下可见，是细胞被病毒感染的标志。根据包涵体的形态、位置、染色性的不同，可协助诊断某些病毒性疾病，如狂犬病毒的包涵体（即内基小体）。

四、病毒的干扰现象与干扰素

（一）干扰现象

病毒的干扰现象是指两种病毒感染同一宿主细胞时，发生的一种病毒抑制另一种病毒增殖的现象。发生干扰现象的原因可能是因为病毒诱导细胞产生了干扰素。在预防接种时，应避免同时使用两种具有干扰作用的病毒疫苗，以防治降低疫苗的免疫效果。

（二）干扰素

干扰素（interferon，IFN）是病毒或干扰素诱生剂刺激宿主细胞产生的一组具有多种生物学功能的特殊糖蛋白。根据产生干扰素的细胞不同，干扰素可分为3种：①α干扰素（IFN-α）主要由人类白细胞产生；②β干扰素（INF-β）主要由成纤维细胞产生；③γ干扰素（INF-γ）由T细胞产生。其中，α和β干扰素属于I类干扰素，主要发挥抗病毒作用，γ干扰素属于II类干扰素，主要起免疫调节作用。干扰素抗病毒的机制可能是通过诱导易感细胞产生抗病毒蛋白质来抑制病毒的增殖。干扰素的作用特点：①种属特异性，即人类细胞产生的干扰素只能保护人类细胞，而对动物细胞无效；②广谱抗病毒作用；③抗肿瘤和免疫调节作用。

五、病毒的抵抗力

病毒受理化因素的作用而失去传染性，称为病毒的灭活。

（一）物理因素

1.温度　病毒大多数耐冷不耐热，除肝炎病毒外，多数病毒加热56℃ 30分钟或

100℃几秒钟即可灭活。室温下短时间死亡。在0℃以下温度生存良好。温度愈低（干冰温度-70℃和液氮中-196℃）其生命力维持愈久，但反复冻融亦可使病毒感染活性下降甚至灭活。因此保存病毒标本应尽快低温冷冻，且应避免不必要的冻融。长期保存病毒种常用真空冷冻干燥法。

2.辐射 病毒对射线敏感。电离辐射中的 χ 线和 γ 射线使核苷酸链发生断裂，而紫外线照射可使核苷酸链形成胸腺嘧啶二聚体，抑制病毒核酸的复制。

（二）化学因素

1.脂溶剂 包膜病毒对脂溶剂敏感，因其包膜富含脂类，因而易被乙醚、丙酮、氯仿、阴离子去垢剂及去胆酸盐等脂溶剂所溶解，使病毒失去感染的能力。无包膜病毒对脂溶剂有抗性，故借此可鉴别包膜病毒和无包膜病毒。

2.酚类 可使病毒蛋白质变性，去除病毒的衣壳蛋白或破坏包膜病毒的脂蛋白膜，故可作为病毒的消毒剂。常与去垢剂合用（如1%～5%苯酚）可使许多病毒灭活。

3.醛类 甲醛对病毒蛋白质和核酸都有破坏作用，使病毒失去感染性，是常用的灭活剂。甲醛也可与蛋白质氨基酸发生反应，但对蛋白质的构型作用不强，因此对免疫原性影响不大，故常用于病毒灭活疫苗的制备。

4.氧化剂、卤素及其化合物 病毒对过氧化氢、漂白粉、高锰酸钾、碘和碘化物及其他卤素类化学物质都很敏感，为有效的病毒灭活剂。70%甲醇及乙醇能使大多数病毒灭活。次氯酸盐、过氧乙酸等对肝炎病毒等有较好的消毒作用。

5.抗生素与中草药 抗生素对病毒无效，但可以抑制待检标本中的细菌，利于病毒的分离。近年来研究证明，某些中草药如大青叶、板蓝根、贯众、大黄等对某些病毒有一定的抑制作用。

第二节　病毒的感染与免疫

一、病毒的感染

（一）病毒的感染途径和方式

1.水平传播 是指病毒在人群中不同个体之间的传播。其主要的传播途径和方式：①经呼吸道传播；②经消化道传播；③血液传播；④经媒介昆虫叮咬与动物咬伤等。有些病毒可经多种途径侵入人体，引起疾病，如乙型肝炎（乙肝）病毒、人类免疫缺陷病毒。

2.垂直传播 是指病毒通过胎盘或产道由母体传播给胎儿的方式。如风疹病毒、巨细胞病毒、HIV、HBV及疱疹病毒等的传播，危害极大，可导致胎儿畸形、早产、死胎等。

（二）病毒的感染类型

1.隐性感染　病毒侵染机体后未引起明显的临床症状，称为隐性感染或亚临床感染。病毒隐性感染者较常见，虽无临床症状，但有些仍有病毒增殖并可向外界播散，是重要的传染源。同时，隐性感染亦可使机体获得相应的特异性免疫力，如脊髓灰质炎、甲型肝炎等。

2.显性感染　病毒侵入机体后引起明显的临床症状，称为显性感染或临床感染。根据发病特点可分为以下2种。

（1）急性感染：潜伏期较短，起病急，病程短（数日至数周），病愈后机体内不再有病毒存在，如流行性感冒、甲型肝炎等。

（2）持续性感染：病情较长，病毒可在体内存续数月、数年甚至终生、机体可表现或不表现临床症状，但病毒不断向外界散播，成为重要的传染源。持续性感染包括：①慢性感染，如慢性乙型肝炎等；②潜伏感染如水痘—带状疱疹、单纯疱疹等；③慢发病毒感染，如HIV引起的AIDS；④急性病毒感染的迟发并发症，如亚急性硬化性脑炎（SSPE）。

（三）病毒的致病机制

1.对宿主细胞的直接损伤

（1）杀细胞效应：某些病毒在细胞内增殖引起宿主细胞溶解死亡，多见于无包膜病毒的感染，如脊髓灰质炎病毒、柯萨奇病毒。

（2）细胞膜的改变：某些病毒感染细胞后，使宿主细胞膜发生改变。①使感染细胞与未感染细胞融合，形成多核巨细胞，有利于病毒的扩散；②感染细胞膜出现新抗原，引起免疫病理损伤；③导致细胞膜通透性改变。

（3）细胞转化：某些病毒感染细胞后，可将其核酸整合到宿主细胞的染色体中，致使细胞遗传性改变，甚至发生癌变，与肿瘤的形成有关。

（4）细胞凋亡：是指在细胞基因控制下发生的细胞程序性死亡过程。某些病毒感染细胞后，作为诱导因子导致细胞凋亡。

2.引起免疫病理损伤　某些病毒感染细胞后，可导致宿主细胞膜上自身抗原发生改变或出现新抗原，两者可刺激机体产生病理性免疫应答，引起组织细胞损伤。

二、机体的抗病毒免疫

机体的抗病毒免疫包括非特异性免疫与特异性免疫。两者在抗病毒感染的过程中协同作用，共同发挥抗病毒作用。

（一）非特异性免疫的抗病毒作用

非特异性免疫在抗病毒感染中发挥重要作用。如健康完整的皮肤、黏膜是阻止病毒感染的第一道屏障；胎盘屏障能有效保护胎儿免受来自母体病毒的感染；血—脑屏障能阻止病毒入侵中枢神经系统；干扰素在机体抗病毒免疫中发挥重要作用，在病毒感染早期，即可干扰病毒增殖，阻止病毒在机体内扩散，使病程终止。

（二）特异性免疫的抗病毒作用

病毒具有较强的免疫原性，可诱导机体产生有效的特异性免疫（包括体液免疫和细胞免疫）。细胞外游离的病毒，通过抗体（IgG、IgM及sIgA）的中和作用，使病毒不能吸附和穿入易感细胞，再通过激活补体，调理吞噬作用、ADCC作用等多种途径清除病毒。因抗体存在于体液中，不能进入细胞，对于细胞内病毒的清除主要依赖细胞免疫发挥作用，包括Tc细胞直接杀伤带有病毒抗原的靶细胞；Th1细胞释放多种细胞因子，通过激活吞噬细胞、NK细胞或直接杀伤带有病毒抗原的靶细胞；Th1细胞释放多种细胞因子通过激活吞噬细胞、NK细胞或直接杀伤作用清除病毒，终止感染。

■ 第三节　病毒感染的检查方法与防治原则

一、病毒感染的检查方法

（一）标本的采集与送检

标本采集应做到无菌操作、尽早采集，根据不同的病毒疾病采取不同部位的标本，通常有鼻咽分泌液、痰液、粪便、血液、脑脊液等。标本采集后应立即送检；对不能立即送检的标本需置于50%甘油盐水缓冲液中并冷藏保存；若标本被细菌污染，可加适量抗生素处理。

（二）形态学检查

1.光学显微镜检查　仅用于某些大病毒颗粒（如痘类病毒）及病毒包涵体的检查。
2.电子显微镜检查　可观察病毒的形态、结构，协助疾病早期诊断；也可将病毒标本与特异性抗体混合，使病毒凝集成团，再用电镜观察即免疫电镜法，可提高病毒的检出率。

（三）分离培养

病毒只能在活的易感细胞内增殖，所以培养病毒需要活的易感细胞。常用方法有组织细胞培养法、动物接种法和鸡胚培养法。

（四）免疫学检查

应用抗原—抗体反应的原理，诊断某些病毒性疾病或鉴定病毒。常用方法有酶联免疫吸附试验（ELISA）、免疫荧光技术、放射免疫法、免疫电泳、反向间接血凝试验等，它们具有操作简便、反应迅速、敏感度高、特异性强等特点，目前已广泛用于疾病的快速诊断。

（五）病毒核酸检查

1.DNA探针技术　是一种核酸分子杂交技术，以同位素标记的单链核酸作为探针，可检测标本中同源或部分同源的病毒核酸。

2.聚合酶链反应（PCR）　是一种DNA片段体外加入特异性扩增的技术，利用该技术能在一至数小时内使待测DNA扩增至数百万倍。由于该技术快速、简便，且敏感度高、特异性强等优点，目前已广泛应用于病毒基因组检测。

二、病毒感染的防治原则

（一）特异性预防

1.人工主动免疫　目前常用的疫苗：①减毒活疫苗，如麻疹疫苗；②灭活疫苗（死疫苗），如乙型脑炎疫苗。

2.人工被动免疫　主要用于某些病毒性疾病（如甲型肝炎、麻疹等）的紧急预防。常用的生物制剂有胎盘球蛋白、丙种球蛋白、转移因子、抗病毒免疫血清等。

（二）病毒感染的治疗

1.化学药剂　目前尚无十分理想的药物。临床上抗病毒药剂主要有盐酸金刚烷胺、阿昔洛韦、阿糖腺苷、碘苷等。

2.干扰素及干扰素诱生剂　干扰素具有广谱抗病毒作用，对某些病毒性疾病（如疱疹病毒性角膜炎、带状疱疹等）的防治有较好的效果。同时，干扰素诱生剂如聚肌苷酸—聚胞苷酸，对乙型肝炎、带状疱疹等也有一定疗效。

3.中草药　中草药的抗病毒作用也越来越受到重视，常用的有大青叶、板蓝根、黄芪、贯众等。

学习检测

一、选择题

1. 下列不是病毒特征的是（　　　）。

A. 结构简单　　　　　　　　　　　　B. 体积微小

C. 只含单一核酸　　　　　　　　　　D. 对抗生素敏感

E. 以复制方式增殖

2. 测量病毒大小的单位是（　　　）。

A. nm　　　　B. μm　　　　C. mm　　　　D. cm　　　　E. kg

3. 病毒结构中的核心成分是（　　　）。

A. 细胞膜　　　B. 蛋白质　　　C. 核酸　　　D. 脂质　　　E. 糖类

4. 病毒内的核酸通常含有（　　　）。

A. DNA 和 RNA
B. DNA 或 RNA
C. DNA
D. RNA
E. 蛋白质

5. 干扰素抗病毒的机制是（　　　）。

A. 直接杀死细胞内病毒

B. 杀死细胞外毒素

C. 阻止病毒进入易感细胞

D. 诱导细胞产生抗病毒蛋白质，抑制病毒复制

E. 以上均不是

6. 水平传播的感染途径不包括（　　　）。

A. 伤口　　　　B. 胎盘　　　　C. 虫媒　　　　D. 消化道　　　E. 呼吸道

7. 送检病毒标本时不符合要求的是（　　　）。

A. 标本采集必须执行无菌操作

B. 应立即送检

C. 病变组织可置于 50% 甘油缓冲盐水中送检

D. 若污染的标本可加适量抗生素处理后送检

E. 标本采集无需严格无菌操作

8. 某病毒性肝炎患者应用干扰素治疗，其干扰素的生物活性有（　　　）。

A. 抗肿瘤作用
B. 免疫调节作用
C. 抗病毒作用
D. 对某些病毒性疾病的预防有效
E. 以上都是

9. 某乙脑患者入院后需实验室检查，标本采集及送检的原则不包括（　　　）。

A. 迅速送检
B. 标本注意保温
C. 尽早采集
D. 根据不同病程送检不同标本
E. 根据感染不同采取不同标本

二、简答题

1. 简述病毒的结构特点。

2. 简述病毒的感染方式与途径。

3. 病毒感染机体有哪些类型？

第十九章
呼吸道病毒

学习目标

1. 掌握流感病毒的分型，抗原变异与流感流行关系，流感病毒、麻疹病毒的致病性。

2. 熟悉流感病毒、麻疹病毒的生物学性状，风疹病毒、冠状病毒的致病性。

3. 了解风疹病毒、冠状病毒的生物学性状。

学习导入

2016 年 1 月某市某区疾控中心接辖区某社区卫生服务中心电话报告，称辖区某小学近期多名学生出现发热、咳嗽、咽痛等流感样症状。接到报告后，该疾控中心立即成立疫情调查组赶赴学校进行调查。调查结果：流感暴发疫情罹患率为 5.26 %（113/2150），无重症及死亡病例。采集 20 份病例咽拭子检出 B 型流感病毒核酸阳性 11 份，分离检出 Victoria 系 B 型流感病毒 9 株。

思考

1. 流感病毒可以分成哪些类型？

2. 不同类型的流感病毒导致的疾病及流行特点有什么区别？

呼吸道病毒是指主要以呼吸道为侵入门户，造成呼吸道及其他器官损害的病毒的总称，分属不同科属。据统计，临床上的急性呼吸道感染中有90%以上是由这类病毒引起的。常见的呼吸道病毒见表19-1。本章主要介绍流感病毒、麻疹病毒、风疹病毒、冠状病毒。

表 19-1　常见呼吸道病毒

科	病毒种、型	所致主要疾病
正黏病毒科	流感病毒（甲、乙、丙型）	流行性感冒
副黏病毒科	副流感病毒（1，2，3，4，5型）	普通感冒，小儿支气管炎
	呼吸道合胞病毒	细支气管炎、肺炎
	麻疹病毒	麻疹
	腮腺淡病毒	流行性腮腺炎
披膜病毒科	风疹病毒	小儿风疹、胎儿畸形
小 RNA 病毒科	鼻病毒	普通感冒，支气管炎
冠状病毒	SARS 冠状病毒	严重急性呼吸综合征（SARS）
	普通冠状病毒	普通感冒、急性上呼吸道感染
腺病毒科	腺病毒	支气管炎、肺炎

第一节　流行性感冒病毒

流行性感冒病毒（influenza virus）简称流感病毒，是引起流行性感冒（简称流感）的病原体，包括人流感病毒和动物流感病毒。

一、生物学性状

（一）形态与结构

流感病毒具有多种形态，有的呈丝状、有的呈杆状，但一般为球形，直径为80～120 nm。流感病毒的结构主要包括内部的核衣壳和外面的包膜两部分（图19-1）。

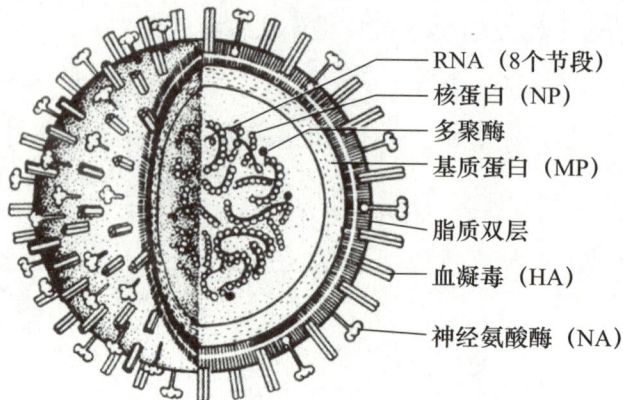

图 19-1　流行性感冒病毒

1.核衣壳　核衣壳位于病毒的核心，由核蛋白和核酸构成。核酸为单股负链RNA，呈螺旋对称排列、分节段，甲、乙型流感病毒为8个节段，丙型为7个节段，每一个节段就是一个基因，其基因组分节段的特点使本病毒易发生基因重组，容易发生变异。核蛋白的抗原稳定，很少发生变异，具有型特异性。

2.包膜　包膜由内向外，可分为基质蛋白（M蛋白或MP）、脂质双层。M蛋白是包围在病毒核衣壳外的一层膜结构，介于核蛋白与脂质双层膜之间，在维持病毒形状与完整性上起重要作用。脂质双层中镶嵌的两种糖蛋白向外突出形成刺突。刺突包括两种，一种是血凝素（HA），与对病毒侵入宿主细胞有关；一种是神经氨酸酶（NA），有利于成熟病毒的释放。HA和NA抗原结构较易发生变异，是流感病毒亚型的划分依据。

（二）分型、变异与流行

按核蛋白和M蛋白的抗原性不同，流感病毒被分为甲（A）、乙（B）和丙（C）三型。乙型和丙型流感病毒的抗原比较稳定，甲型流感病毒的表面抗原（HA和NA）易变异，故甲型流感病毒又根据HA和NA抗原性的不同再分为若干亚型。甲型流感病毒易引起大流行甚至世界大流行，其流行规模的大小，主要取决于病毒表面抗原变异幅度大小。由核酸序列的点突变导致的变异，抗原变异幅度小，属于量变，称抗原漂移，可引起中小流行。由核酸序列不断的突变积累或外来基因片断重组所致形成新的亚型，抗原变异幅度大，属于质变，称抗原转变，可引起大规模甚至世界性的流感流行。

【知识拓展】◆⋮

流感大流行

公元前400多年就有了类似流感症状的记述，但最早被详细描述的流感大流行发生于1580年的意大利和西班牙，导致数十万人死亡。过去一百年，流感大流行数次发生。2009—2010年，甲型H1N1流感全球流行，全球有214个国家和地区报告了确诊病例，至少18449人死亡。

（三）培养特性

流感病毒在鸡胚中生长良好，病毒在鸡胚羊膜腔和尿囊腔中增殖。可用人胚肾、猴肾细胞等组织细胞进行细胞培养。

（四）抵抗力

流感病毒抵抗力较弱，不耐热，56 ℃30分钟即被灭活，室温下感染性很快消失；对干燥、日光、紫外线及乙醚、甲醛等敏感；酸性条件下更易灭活，但在-70 ℃或冷冻干燥后活性可长期保存。

二、致病性与免疫性

甲型流感病毒主要导致人类流感，还能感染禽、猪、马等动物；乙型流感病毒可以感染人和猪；丙型流感病毒只感染人类。感染动物的流感病毒可以传播给人类，如禽流感病毒，但不在人与人之间直接传播，可是重组形成的新病毒可能引起人间流行。

人类流感的传染源是患者、隐性感染者或患病动物。流感病毒主要经过飞沫传播，但也可以通过握手、共用毛巾等接触传播。流感病毒侵入呼吸道，经1～4天的潜伏期，感染者即可出现流感症状，往往全身症状较局部症状明显。病毒在呼吸道黏膜上皮细胞内增殖，造成细胞变性、坏死脱落，黏膜充血水肿，腺体分泌增加，出现喷嚏、鼻塞、咳嗽等症状。病毒在上皮细胞内复制，很少入血，但可释放内毒素样物质入血，引起全身症状，即发热、头痛、全身酸痛、疲乏无力、白细胞数下降等。流感病毒感染一般数日内自愈，但幼儿或年老体弱患者易继发细菌感染，如合并肺炎等，病死率高。

病后对同型病毒有免疫力，可维持1～2年，主要为分泌型IgA和血清中和抗体IgM、IgG共同的作用。对不同型及亚型的流感病毒无交叉免疫。

三、实验室检查

1.病毒分离与鉴定　采取急性期患者鼻咽洗液或含漱液，加抗生素杀菌后，接种于鸡胚或细胞培养，用血凝试验检查有无病毒增殖。若血凝试验为阳性，可用已知流感病毒各型特异性抗体与新分离病毒进行血凝抑制试验，鉴定型别。

2.血清学试验　测定患者急性期和恢复期血清中抗体，恢复期血清的抗体效价是急性期的4倍或4倍以上，具有协助诊断意义。

3.其他　免疫荧光技术直接检测鼻分泌物中病毒抗原，能够达到快速诊断的目的。也可用核酸杂交、PCR或序列分析检测病毒核酸和进行分型测定。

四、防治原则

应以预防为主。流行期间应尽量避免人群聚集，公共场所如教室、宿舍应常通风换气，必要时进行空气消毒。

流感疫苗有灭活疫苗和减毒活疫苗，但因流感病毒抗原易变，及时掌握变异动态及选育毒株使制成的疫苗抗原性与流行株相同或近似极为重要。

治疗尚无特效方法，目前主要是对症治疗及预防继发细菌感染。

■ 第二节　麻疹病毒

麻疹病毒（measles virus）是引起麻疹的病原体。麻疹曾经是儿童最常见的一种急性呼吸道传染病。

一、生物学性状

麻疹病毒的形态与结构大致与流感病毒相似，为球形、丝状等多种形态，其结构由内向外分为核衣壳和外面的包膜两部分。核衣壳内的核酸为单股负链RNA；其衣壳呈管状螺旋对称结构。对理化因素抵抗力较低，加热56℃30分钟和一般消毒剂均易被灭活。

二、致病性与免疫性

麻疹传染性强，易感者接触后90%以上都可能发病，特别是儿童。传染源是麻疹患者，患者从潜伏期到出疹期均有传染性。冬春季发病高。病毒存在于鼻咽和眼分泌物中，通过用具、玩具、飞沫等传播，侵入易感者上呼吸道及周围淋巴结，潜伏期9～12天。病毒入血形成第一次病毒血症，病毒随血流到达单核—巨噬细胞系统内增殖，再次释放入血形成第二次病毒血症，病毒进一步播散至全身皮肤黏膜的毛细血管周围增殖（有时可达中枢神经系统），损伤血管内皮。患者的前驱症状是发热、咳嗽、眼结膜充血等。发热两天后口腔黏膜出现中心灰白色、外绕红晕的黏膜斑，即koplik斑（科氏斑）。此后1～3天全身相继出现红色丘疹，从面部到躯干、最后到四肢，若无并发症，数天后红疹消退，麻疹自然痊愈。年幼体弱的患儿易发细菌感染，引起支气管炎，肺炎和中耳炎等。极个别患者在患疹数年后会患一种亚急性硬化性全脑炎（SSPE），患者表现为精神异常、运动障碍、最后出现昏迷死亡。麻疹病毒感染的免疫功能持久，一般不会出现再次感染。

三、防治原则

6个月以内的婴儿有被动免疫力，但随年龄增长逐渐消失，易感性增加。目前我国给8个月的婴儿普遍接种麻疹减毒活疫苗。为增强免疫，在儿童1.5岁和6岁时，给予接种腮腺炎、麻疹、风疹三联减毒活疫苗（简称麻风腮疫苗，MMR）。

第三节　其他呼吸道病毒

一、风疹病毒

风疹病毒（rubella virus）是风疹的病原体，只有一个血清型。病毒呈不规则球形，直径50～70 nm，单股正链RNA，有包膜。不耐热、紫外线。

人是风疹病毒的唯一自然宿主，人群普遍对风疹病毒易感，但以儿童最多见。病毒主要通过飞沫传播。病毒经呼吸道侵入，在呼吸道黏膜上皮细胞和局部淋巴结增殖，约7天后入血并扩散至全身，引起风疹。患者多表现为发热、轻微的麻疹样出疹，并伴有耳后和枕下淋巴结肿大。风疹病程短，并发症少，但成人感染症状较重，除皮疹外，还可出现关节炎、血小板减少、出疹后脑炎等。风疹病毒还可发生垂直传播，妊娠12周内的孕妇感染风疹病毒，病毒可通过胎盘感染胎儿，引起流产、死胎，还可导致先天性风疹综合征，患儿出生后可表现为先天性心脏病、先天性耳聋、白内障、黄疸性肝炎、肺炎、脑膜炎等。风疹病毒感染后机体能获得牢固的免疫力。

二、冠状病毒

冠状病毒（corona virus）广泛分布于自然界，可感染人类和多种动物，主要引起普通感冒。病毒核酸为不分节段的单正链RNA，有包膜，包膜表面有日冕或冠状的突起。冠状病毒主要经飞沫传播，主要引起呼吸道炎症，偶尔还导致胃肠炎。病后免疫功能不强，容易发生再感染。

SARS冠状病毒是一种新的冠状病毒，引起严重急性呼吸综合征（severe acute respiratory syndrome，SARS）。SARS冠状病毒抵抗力较普通冠状病毒强。传染源为SARS患者，主要通过飞沫传播或直接和间接的接触传播。起病急、潜伏期一般为2～10天，患者一般表现为高热、头痛、肌肉痛、干咳、胸闷等，有的患者伴有腹泻，严重的病例出现呼吸困难、低氧血症，并进一步产生呼吸窘迫、休克、DIC、心率不齐，病死率可达10%以上。

实验室检查包括病毒分离培养与鉴定、核酸检测、血清学检测等。病毒分离必须在三级生物安全（BSL-3）实验室进行。预防措施主要是严格隔离和治疗SARS患者及疑似患者，流行期避免人群聚集及进行空气消毒。治疗主要采取支持疗法。目前尚无有效的疫苗用于特异性预防。

SARS 病毒

学习检测

一、选择题

1. 流感病毒最易变异的成分是（　　）。

A. 核蛋白　　　　　　　　　　　B. M 蛋白

C. 甲型流感病毒的 HA　　　　　　D. 乙型流感病毒的 HA

E. RNA 多聚酶

2. 流感病毒容易引起世界大流行的原因是（　　）。

A. 型别多　　　　　　　　　　　B. 病毒抗原性弱

C. 病毒发生抗原转换　　　　　　D. 病毒发生抗原漂移

E. 多个亚型同时流行

3. 下列有关麻疹病毒致病特点中，错误的是（　　）。

A. 经飞沫或接触传播大多数为隐性感染　B. 出现二次病毒血症

C. 科氏斑有早期诊断意义　　　　　　　D. 可侵犯中枢神经系统

E. 病后免疫功能不持久

4. 目前我国麻疹疫苗初次免疫的年龄是（　　）。

A. 新生儿　　　　B. 6 个月　　　　C. 8 个月　　　　D. 1 岁　　　　E. 6 岁

5. 孕妇感染后可引起胎儿患先天性风疹综合征的病原体是（　　）。

A. 流感病毒　　　B. 副流感病毒　　C. 风疹病毒　　　D. 鼻病毒　　　E. 腮腺炎病毒

二、简答题

试述流感病毒抗原性变异与流行的关系。

第二十章
肠道病毒

学习目标

1. 掌握肠道病毒的共同特点。

2. 熟悉脊髓灰质炎病毒的生物学特性、致病性、免疫性及防治原则。

3. 了解柯萨奇病毒、埃可病毒与轮状病毒的致病性。

学习导入

患儿，男，3岁，持续发热2天，口腔溃疡疼痛，流涎拒食。入院检查：口腔内颊部、舌出现疱疹。手足心、肘部出现小米粒大小、周围发红的灰白色小疱疹。实验室检查：WBC计数 9×10^9/L。WBC分类计数：中性粒细胞：0.40，淋巴细胞：0.50，嗜酸性粒细胞：0.30，嗜碱性粒细胞：0，单核细胞：0.70。

思考 ⋯⋯⋯⋯⋯⋯⋯⋯⋯⋯⋯⋯⋯

1. 该儿童最可能患的是什么疾病？由哪种病原微生物引起？

2. 请分析预防该病发生应采取哪些护理措施？

肠道病毒（enterovirus）是一类经消化道感染并引起肠道病变或其他组织器官病变的病毒，肠道病毒属于小RNA病毒科（picornaviridae）肠道病毒属，有70多个血清型，主要包括脊髓灰质炎病毒、柯萨奇病毒、轮状病毒、埃可病毒和新肠道病毒（表20-1）。

表 20-1　肠道病毒的种类和所致疾病

病毒名称（血清型）	所致疾病
脊髓灰质炎病毒	无菌性脑膜炎、脊髓灰质炎（小儿麻痹）、原因不明发热
柯萨奇病毒A组	疱疹性咽峡炎、无菌性脑膜炎、麻痹、皮疹、急性咽炎、手足口病、婴幼儿腹泻、普通感冒、急性出血性结膜炎、婴幼儿肺炎、肝炎等
柯萨奇病毒B组	无菌性脑膜炎、麻痹、皮疹、心肌炎、心包炎、流行性胸痛、上呼吸道感染、肺炎、肝炎、原因不明发热等
埃可病毒	无菌性脑膜炎、麻痹、皮疹、心肌炎、心包炎、呼吸道疾病、腹泻、肝脏疾病、急性特发性神经炎等
新肠道病毒	细支气管炎、肺炎、急性出血性结膜炎（70型）、无菌性脑膜炎（70型、71型）、麻痹（70型、71型）、手足口病（71型）等

肠道病毒的共同特征有：①病毒体呈球形，直径24~30 nm，无包膜，核心为单正链RNA，衣壳为20面体对称。②核酸为单链RNA，有感染性。③在宿主细胞质内增殖，引起细胞病变。④耐乙醚，耐酸，pH 3~5条件下稳定，不易被胃酸和胆汁灭活，56 ℃ 30分钟可灭活，对紫外线、干燥敏感。⑤经粪—口途径传播，临床表现多样化。

■ 第一节　脊髓灰质炎病毒

脊髓灰质炎病毒（poliovirus）是脊髓灰质炎的病原体。该病毒可侵犯脊髓前角运动神经细胞，引起暂时性或迟缓性肢体麻痹症，多见于儿童。

一、生物学性状

脊髓灰质炎病毒为球形，直径27~30 nm，核心为单正链RNA，核衣壳为20面体立体对称，无包膜（图20-1）。

核衣壳由4种衣壳蛋白组成，分别称为VP1、VP2、VP3和VP4。其中VP1~VP3位于病毒体表面，是与宿主细胞结合的部位；VP4则完全不暴露，但在维持病毒结构中起重要作用。病毒可在人胚肾、人胚肺、人羊膜及猴肾细胞等灵长类细胞中增殖，引起典型的细胞病变，导致细胞变圆、堆积、坏死和脱落。

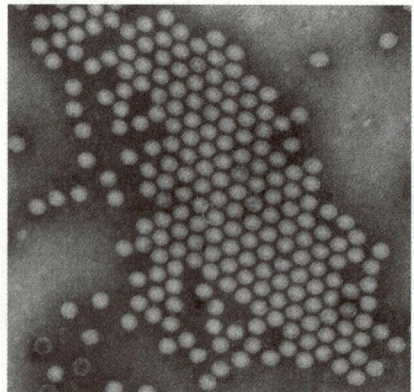

图 20-1　脊髓灰质炎病毒颗粒负染电镜照片

病毒对理化因素的抵抗力较强，在污水和粪便中可生存数月。在pH值为3~9的环境中稳定，对胃酸和胆汁有抵抗力，因而易通过胃和十二指肠到达肠道组织增殖。而各种氧化剂，如高锰酸钾、过氧化氢溶液、漂白粉等可使之灭活。对紫外线、干燥及热敏感，56℃经30分钟可被灭活，煮沸时病毒立即死亡。在室温下病毒可存活数日。

二、致病性与免疫性

脊髓灰质炎病毒的主要传染源是患者或无症状带毒者，60%～80%患者可经粪便大量排毒，通过污水、食物、手及玩具传播。病毒侵入人体后，先在咽喉部、扁桃体、肠黏膜及肠道集合淋巴结中增殖，90%以上感染后，由于机体免疫力较强，病毒仅限于肠道，不进入血流，不出现症状或只有微热、咽痛、腹部不适等轻症感染或隐性感染。少数感染者由于机体抵抗力较弱，在肠道局部淋巴结内增殖的病毒侵入血流，引起第一次病毒血症。临床上出现发热、恶心、头痛等症状。当病毒随血流播散至全身的淋巴组织或其他易感的神经外组织中进一步增殖后，大量病毒再度入血流形成第二次病毒血症。患者全身症状加重，表现为发热、头痛、乏力、咽痛和呕吐等症状，机体免疫功能的强弱显著影响其结局。若抵抗力强，则迅速恢复。少数患者由于免疫功能弱，则病毒经血流播散至靶器官，如脊髓前角运动神经细胞、脑膜、心肌等引起细胞病变，病毒在细胞内大量复制和释放，阻断宿主细胞的核酸和蛋白质合成，轻者发生暂时性肌肉麻痹，以四肢多见，下肢尤甚。重者可造成肢体弛缓性麻痹后遗症。极少数患者发展为延髓麻痹，导致呼吸、心脏功能衰竭死亡。

> 【知识拓展】
>
> ### 脊髓灰质炎病毒感染特点
> 脊髓灰质炎病毒识别的受体为免疫球蛋白超家族的细胞黏附分子，只有很少的组织表达这种受体，如脊髓前角细胞、背根神经节细胞、运动神经元、骨骼肌细胞和淋巴细胞等，因而限制了它的感染范围。

脊髓灰质炎病毒感染后，机体可获得对同型病毒的牢固免疫力。在保护性免疫中，体液免疫发挥着重要作用。主要有SIgA和血清中IgG、IgM和IgA发挥作用。SIgA能清除咽喉部和肠道内病毒，防止其侵入血流。血清中和抗体可清除血流中的病毒，阻止病毒向中枢神经系统扩散。中和抗体在病毒感染后2～6周达高峰，可持续多年，甚至终生。因此，再度感染同型病毒极为少见。婴幼儿可通过胎盘接受母体给予的IgG抗体或通过初乳给予的SIgA获得自然被动免疫，因而6个月以内的婴儿较少发生感染。

三、微生物学检查

（一）病毒的分离与鉴定

取患者粪便标本，经抗生素处理后，接种于原代猴肾细胞或人源性传代细胞内培养，出现典型细胞病变后，再用中和试验进一步鉴定其型别。

（二）免疫检查

取患者发病初期及恢复期双份血清进行中和试验，如恢复期血清特异性抗体效价增高4倍或4倍以上，则有诊断意义。

（三）快速诊断

用PCR或核酸杂交法检测病毒核酸，可对脊髓灰质炎病毒感染做出快速诊断。

四、防治原则

疫苗接种是预防脊髓灰质炎的有效措施。脊髓灰质炎病毒可用脊髓灰质炎灭活疫苗（IPV，Salk疫苗）和口服活疫苗（OPV，Sabin疫苗）进行特异性预防。我国自1986年实行2月龄开始连续3次口服脊髓灰质炎减毒活疫苗，即三价混合糖丸疫苗，每次间隔1个月，4岁时加强一次的措施，脊髓灰质炎发病率持续下降。目前，我国已无新发病例，但因流动人口增强，应加强对流动儿童疫苗接种的监测及补充接种是预防脊髓灰质炎的重要工作之一。

目前尚无特异性治疗脊髓灰质炎病毒感染的药物。

▌ 第二节　急性胃肠炎病毒

人类轮状病毒（human rotavirus，HRV）是1973年澳大利亚学者从因患急性非细菌性胃肠炎而住院治疗的儿童十二指肠黏膜上皮细胞超薄切片中首次发现的病毒颗粒，因这些病毒颗粒形似车轮，故将其命名为轮状病毒。该病毒是引起急性胃肠炎的一种病毒，属于呼肠病毒科，为双链RNA病毒，是秋、冬季婴幼儿腹泻的主要病原体，其特点是发病率高、流行广、病死率高。这种轮状病毒引起的秋季腹泻症状类似细菌性痢疾，临床容易误诊，应加以注意。

一、生物学形状

病毒体为大小不等的球形，直径为60～80 nm，有双层衣壳，从内向外呈放射状排列，形同车轮的辐条，故称为轮状病毒。具有双层衣壳的轮状病毒体才具传染性。核心为双股RNA，由11个基因节段组成。根据内衣壳的免疫原性不同，可将其分为7个组（A～G）。

人类轮状病毒的抵抗力较强，在粪便中可存活数天或数周，在室温中其传染性能保持7个月，耐酸（pH3），故能抵抗胃内的酸性环境。轮状病毒生长要求严格，不易培养。常用恒河猴肾细胞、非洲绿猴肾传代细胞培养，常不出现明显细胞病变，因此分离病毒成功率较低（50%）。为提高细胞培养的阳性率，病毒标本处理以及细胞维持液中均加入胰蛋白酶，以增强其感染性。

轮状病毒

二、致病性与免疫性

人类感染轮状病毒的传染源是患者和无症状带毒者，粪—

口是主要的传播途径，潜伏期为24～48小时。患者每克粪便中排出的病毒体可达10^{10}个，温带地区晚秋和冬季是疾病发生的主要季节。病毒侵入人体后在小肠黏膜绒毛细胞内增殖，造成细胞溶解、死亡及微绒毛萎缩、变短、脱落至肠腔释放大量病毒，随粪便排出。腺窝细胞增生、分泌增多，导致电解质平衡失调，大量水分进入肠腔，引起严重水样腹泻。起病突然并伴有发热、呕吐、腹痛等症状。腹泻严重者，可出现脱水、酸中毒而导致死亡。轻者病程3～5天，可完全恢复。

三、防治原则

目前对轮状病毒引起的急性胃肠炎的预防措施主要是控制传染源、切断传播途径。特异性疫苗正在加紧研制中。治疗原则主要是积极对症治疗、及时输液、补充血容量、纠正电解质失调等支持疗法，防止严重脱水和酸中毒的发生，降低婴幼儿的病死率。

第三节　其他肠道病毒

一、柯萨奇病毒

柯萨奇病毒的生物学性状与脊髓灰质炎病毒相似，病毒体直径为28 nm，核酸为单股RNA，但在RNA碱基组成方面明显不同。该病毒可在多种组织细胞中增殖，并引起细胞病变。新生乳鼠有较高的敏感性，少数病变株能在人羊膜细胞、人胚肺成纤维细胞中生长。

人是柯萨奇病毒唯一的天然宿主，接触是其重要的感染方式，大多数人感染后无症状或仅有轻微症状，常不被人们所重视。但近年来，有关此病毒严重感染的报道逐渐增多，尤其是婴幼儿感染，使人们对其有了更深的认识。

柯萨奇病毒感染后，机体对同型病毒有牢固免疫力，以体液免疫为主。

由于本病毒所致临床症状多样化的特点，因此，仅仅根据临床症状不能对病因做出准确诊断，必须进行病毒分离或血清学检查，双份血清抗体检测结果，效价增高4倍以上的可辅助病因诊断。

二、埃可病毒

埃可病毒是1951年在脊髓灰质炎流行期间，偶尔从健康儿童的粪便中分离出来的。当时不知它与人类何种疾病相关，故称其为"孤儿"病毒，现称为人类肠道致细胞病变孤儿病毒（ECH0，埃可病毒）。

埃可病毒的理化性质与柯萨奇病毒类似，细胞培养与脊髓灰质炎病毒近似，对人胚肾、猴肾细胞敏感，但对猴和黑猩猩不引起明显感染。目前已确定埃可病毒有34个血清型，但不都对人类致病。

埃可病毒主要经消化道传播为主，患者及隐性感染者为传染源，其致病机制与柯萨奇病毒相似。在患者咽部分泌物及粪便中可检出病毒。个别血清型能侵及神经组织。临床上常见的埃可病毒感染引起的疾病有：无菌性脑膜炎、暴发性婴幼儿腹泻、普通感冒、麻痹性疾病等。1岁以下的婴儿感染后常因神经性后遗症导致智力障碍。这在脊髓灰质炎已基本消灭的地区，应引起注意。

埃可病毒感染后产生特异性中和抗体，对同型病毒感染可获牢固免疫力。

三、新型肠道病毒

新型肠道病毒包括肠道病毒第68、69、70、71（即手足口病毒）及72（即甲肝病毒）型，主要引起急性出血性结膜炎、小儿肺炎、支气管炎、脑脊髓膜炎和肝炎等。

手足口病

学习检测

一、选择题

1.肠道病毒不会引起的疾病是（　　　）。

A.脊髓灰质炎　　　　　　　B.急性出血性结膜炎　　C.心肌炎

D.无菌性脑膜炎　　E.流行性乙型脑炎

2.小儿麻痹症的病原体是（　　　）。

A.麻疹病毒　　　　　　　B.脊髓灰质炎病毒　　　C.乙型脑炎病毒

D.单纯疱疹病毒　　　　E.EB病毒

3.婴幼儿腹泻最常见的病原体是（　　　）。

A.柯萨奇病毒　　　　　　B.埃可病毒　　　　　　C.轮状病毒

D.新肠道病毒　　　　　E.霍乱病毒

4.常引起手足口病的病毒主要是（　　　）。

A.脊髓灰质炎病毒　　　　B.甲肝病毒　　　　　　C.麻疹病毒

D.柯萨奇病毒　　　　　E.轮状病毒

5.轮状病毒的致泻机制是（　　　）。

A.小肠黏膜细胞cGMP水平升高，导致体液平衡紊乱

B.小肠黏膜细胞cAMP水平升高，导致小肠细胞分泌过度

C.病毒直接损伤小肠黏膜细胞，导致电解质紊乱，大量水分进入肠腔

D.病毒作用于肠壁神经系统，便肠功能紊乱

E.以上都不是

二、简答题

简述肠道病毒的共同特点。

第二十一章
肝炎病毒

学习目标

1. 掌握甲型和乙型肝炎病毒的形态、大小、核酸类型、传染源、传播途径、致病性及防治原则。

2. 熟悉理化因素对甲型和乙型肝炎病毒的影响及病毒感染的防治原则。

3. 了解肝炎病毒的致病机制及病毒的检查方法。

学习导入

患者，男，36 岁，以"反复性乏力食欲不振 3 年，加重 1 年"来诊。该患者 3 年前开始，时感全身乏力、食欲不振，时有恶心，但无呕吐。查体：面黄、体瘦，肝区叩、触痛（+），肝大右肋缘下 2.5 cm。实验室检查：乙型肝炎病毒标志物 HBsAg（+）、HBeAg（+）、抗 -HBc（+）。肝功能：ALT 171U/L，AST 120U/L。既往：慢性乙型肝炎病史不详，父亲，两个姐姐均患慢性乙型肝炎，其父亲已经肝硬化。

思考

1. 该患者患有哪种疾病？
2. 说出该病的病原体及传播途径。

肝炎病毒（hepatitis virus）是一大类以侵害肝脏为主并引起病毒性肝炎的一组不同种属的病毒。目前公认的人类肝炎病毒至少有7种类型，包括A、B、C、D、E、F、G共7型，在我国被译为甲、乙、丙、丁、戊、己、庚型肝炎病毒。这些病毒分别属于不同的病毒科属，生物学性状也显著不同，均可引起病毒性肝炎，但致病特点不相同。

■ 第一节　甲型肝炎病毒

甲型肝炎病毒（hepatitis A virus，HAV）是引起甲型肝炎的病原体，经消化道传播，常因患者粪便污染食物或水源引起流行。

一、生物学性状

（一）形态与结构

HAV属小RNA病毒科肠道病毒属第72型。病毒体呈球形，直径27～32 nm，20面体立体对称，无包膜。HAV的核酸为单股正链RNA，基因组全长7470～7478个核苷酸。HAV仅有1个血清型。

（二）培养与动物模型

黑猩猩、狨猴及红面猴对HAV易感，经口或静脉注射感染HAV可发生肝炎，并能在肝细胞质中检出HAV。HAV可不经动物传代直接在人胚二倍体细胞株中增殖，也可在人胚肾细胞、非洲绿猴肝、肾细胞中增殖，生长缓慢，不引起细胞病变。应用免疫荧光、免疫电子显微镜及放射免疫法均可检出HAV。

（三）抵抗力

HAV对乙醚、酸、热稳定，60 ℃ 1小时不被灭活，100 ℃ 5分钟可将其灭活。过氧乙酸（2%，4小时）、甲醛（0.35%，37 ℃，72小时）等均可消除其传染性。鉴于HAV抵抗力较强，故对HAV患者的排泄物处理时应特别小心。

二、致病性与免疫性

（一）传染源与传播途径

HAV的主要传染源是患者和隐性感染者。HAV感染后大多表现为隐形，但粪便中仍有病毒排出，是重要的传染源。其潜伏期为15～50天，病毒常在患者转氨酶升高前5～6天就存在于患者的血液和粪便中。

HAV主要由粪—口途径传播，通过污染水源、食物、海产品、食具等传播而造成散发性流行或大流行。由于HAV比肠道病毒更耐热、耐氯化物的消毒作用，故可在污染的废水、海水及食品中存活数月或更久。

（二）致病性

HAV经口侵入人体，首先在口咽部或唾液腺中增殖，然后在肠黏膜与局部淋巴结中大量增殖，并侵入血流形成病毒血症，最终侵犯靶器官肝脏。甲型肝炎患者有明显的肝脏炎症，伴有肝细胞的变性、溶解。HAV引起肝细胞损伤的机制尚不十分清楚，目前认为，HAV一般并不直接造成肝细胞的损害，其致病机制主要与免疫病理反应有关。在感染早期，主要是自然杀伤细胞（NK细胞）起作用，引起受感染的肝细胞溶解。然后机体特异性细胞免疫被激活，杀伤性T淋巴细胞（CTL）在HLA的介导下杀伤肝细胞。γ干扰素在甲型肝炎病毒的感染和免疫损伤机制中也起重要作用，在感染的过程中，机体产生的高水平的γ干扰素可促进肝细胞表达HLA，从而增强了HLA介导的CTL对肝细胞毒作用。甲型肝炎一般为自限性疾病，不发展成慢性肝炎。

（三）免疫性

显性与隐性感染均可使机体产生特异抗体（IgG和IgM），IgM在体内可持续2个月左右，IgG可维持多年，两者对HAV的再感染有免疫力。中国成人血清中抗-HAV阳性率可达70%～90%。特异性细胞免疫也有一定作用。

三、微生物学检查

甲肝病原体一般不做直接检查，免疫学检查主要是检测患者血清HAV-IgM抗体。检测方法为ELISA法和放射免疫测定（RIA）。患者血清HAV-IgM检测是甲型肝炎早期诊断最实用的方法。一般抗HAV-IgM只持续2～4个月。用双份血清作HAV-IgG检测，若抗体效价有4倍以上增长表明近期有HAV感染。若仅有抗HAV-IgG阳性，且动态观察效价未呈4倍增高，则说明是既往感染。血清HAV-IgG检测主要用于流行病学调查。

四、防治原则

减毒疫苗和灭活疫苗已用于甲型肝炎和特异性预防。我国已研制成功H2株和L-A-I株甲肝减毒活疫苗，免疫效果良好。国外灭活疫苗已研制成功并广泛使用，具有良好的免疫保护效果和安全性。基因工程亚单位疫苗与基因载体疫苗等新型疫苗正在研制中。

■ 第二节 乙型肝炎病毒

乙型肝炎病毒（hepatitis B virus，HBV）是乙型肝炎的病原体。现归属于嗜肝DNA病毒科（hepatophilic DAN viridae）（图21-1）。乙型肝炎的危害性比甲型肝炎大，HBV感染后，临床表现呈多样性，可表现为重症肝炎、急性肝炎、慢性肝炎或无症状携带者，部分可演变为肝硬化或原发性肝细胞癌。

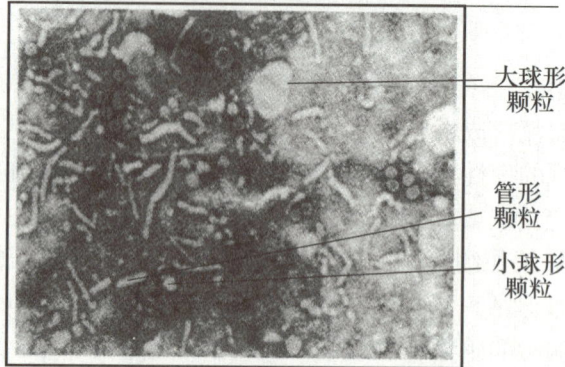

图 21-1 乙型肝炎病毒形态电镜图

一、生物学性状

（一）形态与结构

电子显微镜下观察，患者血清中存在3种形态的病毒颗粒。

1.大球形颗粒 乙型肝炎病毒是有感染性的HBV完整颗粒，呈球形，直径42 cm，具有双层衣壳，又称Dane颗粒（由Dane于1970年首先发现）（图21-2）。外衣壳相当于一般病毒的包膜，由脂质双层与蛋白质组成，HBV的表面抗原（hepatitis B surface antigen，HBsAg）即镶嵌于脂质双层中。内衣壳直径为27 nm的20面体核心结构，内衣壳蛋白为HBV核心抗原（hepatitis B core antigen，HBcAg）。HBcAg经酶或去垢剂作用后，可暴露出e抗原（hepatitis Be antigen，HBeAg）。HBeAg可自肝细胞分泌而存在于血清中，而HBcAg则仅存在于感染的肝细胞核内，一般不存在于血循环中。病毒核心内部含病毒的双链DNA分子、DNA聚合酶等。

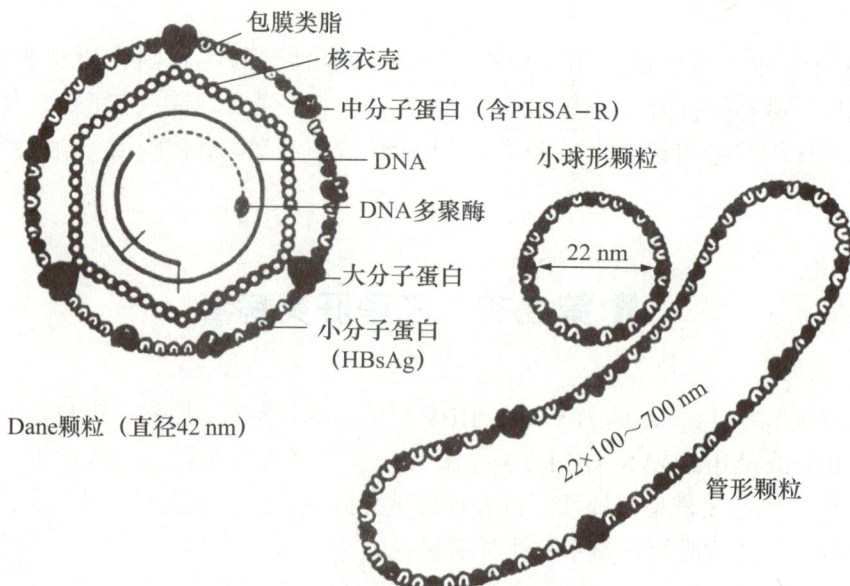

图 21-2 乙型肝炎病毒形态结构示意图

2.小球形颗粒　直径为22 nm，为一种中空颗粒，成分为HBsAg，是由HBV在肝细胞内复制时产生过剩的HBsAg装配而成。不含病毒DNA及DNA聚合酶，因此无感染性。这种小球形颗粒大量存在于血流中。

3.管形颗粒　由小球形颗粒聚合而成，成分与小球形颗粒相同，因此具有与HBsAg相同的抗原性。颗粒长100～500 nm，直径22 nm，亦存在于血液中。

（二）基因结构

HBV的基因结构非常特殊，为双股未闭合的环状DNA结构，其中一段为单股，单股区的长短在不同的病毒体之间可不等，但一般不超过基因全长的一半。其长股为负股，长约3.2 kb；短股为正股，长度相当于负股的50%～85%。负股DNA上有4个开放读码区，均为重叠基因，包括S区、C区、P区和X区。S区中有S基因、前S1基因和前S2基因，分别编码HBV的HBsAg、PreS1和PreS2抗原。C区中有前C基因和C基因，分别编码PreC蛋白和核心蛋白HBcAg。PreC蛋白经切割加工后形成HBeAg并分泌到血循环中。P区为编码多聚酶的基因；X区编码HBxAg与肝癌的发生有关。

（三）HBV的复制方式

（1）HBV吸附并进入肝细胞后，在胞质脱去衣壳，病毒的DNA进入肝细胞核内。

（2）在DNA多聚酶的催化下，以负链DNA为模板，延长修补正链DNA裂隙区，使形成完整的环状双链DNA。

（3）双链DNA继而形成超螺旋环状DNA，在细胞RNA多聚酶的作用下，以负链DNA为模板，转录形成长度主要为2.1 kb和3.5 kb的RNA。前者作为mRNA转译出外衣壳蛋白；后者除转译出内衣壳蛋白外，还作为HBV DNA复制的模板，故亦称其为前基因组。

（4）病毒的前基因组、蛋白引物及DNA多聚酶共同进入组装好的病毒内衣壳中。

（5）在病毒DNA多聚酶的逆转录酶活性作用下，自DR区开始，以前基因组RNA为模板，逆转录出全长的HBV DNA负链。在负链DNA合成过程中，前基因组被RNA酶降解而消失。

（6）病毒以新合成的负链DNA为模板，也自DR区开始复制互补的正链DNA。

（7）复制中的正链DNA（长短不等）与完整的负链DNA结合并包装于内衣壳中，再包上外衣壳成为病毒体，从细胞质释放至细胞外。

（四）抗原组成

HBV抗原主要包括HBV表面抗原（HBsAg）、前S1抗原（Pre S1）和前S2抗原（Pre S2）、HBV核心抗原（HBcAg）及e抗原（HBeAg）。

1.表面抗原（HBsAg）　由S基因编码，相对分子质量为25万，其化学成分是糖脂蛋白。在患者血清中以3种不同形式存在。①小球形颗粒：是最多见的存在形式。②管形颗粒：由一串小球形颗粒聚合而成。③Dane颗粒：为病毒的外衣壳成分，除HBsAg外，也含有Pre S1和Pre S2抗原。

HBsAg具有免疫原性，是制备疫苗的主要成分，可刺激机体产生抗体（抗-HBs），抗-HBs是有特异性保护作用的中和抗体。HBsAg大量存在于感染者血中，是HBV感染的主要指标。相反，血清中出现抗-HBs表示机体对乙型肝炎有免疫功能。

2. Pre S1和Pre S2　由S基因编码，被证明其具有吸附于肝细胞表面的决定簇，可以使HBV吸附于肝细胞表面，有利于病毒侵入细胞内。其抗原性比HBsAg强，可刺激机体产生有中和作用的前S1抗体（抗-Pre S1）和前S2抗体（抗-Pre S2），能阻止HBV侵入肝细胞。若乙型肝炎患者血清中出现抗-Pre S1和抗-Pre S2提示病情好转。

3. 核心抗原（HBcAg）　核心抗原存在于Dane颗粒核心结构的表面，由C基因编码，相对分子质量为22万，在感染者肝细胞内合成，呈20面体排列。由于HBV以出芽方式从细胞内释放时表面包围有外衣壳，故在外周血中很难检出HBcAg。HBcAg主要成分是蛋白质，抗原性强，可刺激机体产生相应抗体（抗-HBc）。抗-HBc的IgG在血清中维持时间较长，为非保护性抗体，而抗-HBc的IgM则提示HBV正在肝内增殖。抗-HBcIgM阴性可排除急性肝炎。

HBcAg可在受感染的肝细胞表面表达，是杀伤性T细胞识别和清除感染的肝细胞的靶抗原之一。

4. e抗原（HBeAg）　e抗原是一种可溶性蛋白质，相对分子质量为19万。Pre C蛋白加工后的产物，游离存在于外周血中，其消长与病毒体及DNA聚合酶的消长基本一致，故可作为HBV复制及具有强感染性的一个指标。抗-HBe能与受染肝细胞表面的HBeAg结合，破坏受染的肝细胞，故对HBV感染有一定的保护作用。抗-HBe的出现是预后良好的象征。近年，中国及国外学者发现有HBV的Pre C区突变株，不产生HBeAg，不被抗-HBe及相应的致敏淋巴细胞识别而清除，可在抗-HBe阳性的情况下仍大量复制，其血清仍具有传染性。因此抗-HBe阳性的患者，应同时检测血清中病毒DNA以判断其预后。

"澳抗"发现者

（五）抵抗力

HBV抵抗力较强，对低温、干燥、紫外线和一般消毒剂均有耐受性。高压蒸汽灭菌或100 ℃经10分钟可将其灭活。环氧乙烷、0.5%过氧乙酸、5%次氯酸钠及2%戊二醛等可消除其传染性，但仍可保留其抗原性。但须注意HBV不被70%乙醇灭活。

二、致病性与免疫性

（一）传染源

乙型肝炎患者和HBV无症状携带者是主要的传染源。乙型肝炎的潜伏期较长（30～160天），在潜伏期、急性期、慢性活动期的患者血清中均有HBV，具有传染性。无症状携带者数量巨大，血液中长期有HBV存在，是更危险的传染源。

（二）传播途径

乙型肝炎传播途径主要是经血或血制品传播、垂直传播和性传播三种途径传播。此外，凡含有HBV的体液（唾液、乳汁、羊水、精液和分泌物等）直接进入或通过破损的皮肤、黏膜进入体内也可造成传播。

1.血液、血制品传播　因感染者血流中存在大量HBV，而人群又对之极易感，故极少量污染血进入人体即可致感染。输血、输液、注射、手术、针刺、刷牙及妇科操作、纤维内窥镜等均可传播。

2.垂直传播　主要是围生期感染，即分娩时新生儿经产道通过微小伤口或受母体血、羊水或分泌物的病毒感染所致。

3.性接触及密切接触传播　HBV可以经过性接触、精液、阴道分泌物，月经血和唾液中均可含有病毒。

（三）致病性

HBV进入人体后主要侵犯肝脏，在肝细胞内复制增殖，引起临床上各种类型的乙型肝炎。其特点是潜伏期长，起病慢，易转变为慢性肝炎（5%～20%）及无症状携带者，少数可演变为肝硬化或肝癌。

乙型肝炎临床表现复杂多样，从无症状携带者到急性、慢性、重症肝炎等。临床表现主要决定于病毒和机体的免疫状态两个方面。①机体免疫功能正常，进入机体的病毒数量较少，仅少部分肝细胞受损，病毒最终被清除，患者表现为隐性感染或急性肝炎。②机体的免疫功能低下，不能将病毒完全清除，致使肝细胞不断受损，则表现为慢性肝炎。③对HBV形成耐受，HBV持续存在而不能诱导机体的免疫应答，则表现为无症状携带者。④如机体的免疫应答过强，短时间内导致大量肝细胞破坏，则为急性重症肝炎。⑤部分患者可由于HBV的DNA整合入肝细胞DNA中，导致细胞转化而发展成肝癌。

（四）免疫性

免疫防御主要是依靠中和抗体和CTL。

体液免疫产生的一系列抗体中有保护作用的主要是抗HBs和抗-Pre S2。抗HBs是中和抗体，可中和体液中HBV。抗-Pre S2可以阻止病毒与肝细胞表面受体结合，继而阻止其吸附肝细胞。抗-HBe与肝细胞表面HBeAg结合后，可通过补体介导参与破坏病毒感染的靶细胞，有一定的保护作用。

三、微生物学检查

（一）乙型肝炎抗原抗体检测

目前主要用血清学方法检测HBsAg、抗-HBs、HBeAg、抗-HBe及抗-HBc（俗称"两对半"）。用酶联免疫吸附试验（ELISA）和放射免疫法（RIA）检测患者血清中的HBV抗原抗体，是目前临床上诊断乙型肝炎最常见的检测方法。

（二）乙型肝炎抗原抗体检测结果的分析

HBV抗原、抗体的血清学标志与临床关系较为复杂，必须对几项指标同时分析，方能有助于临床判断（表21-1）。近年来，用核酸杂交技术、PCR技术来检查HBV DNA，以助诊断。

（1）HBsAg阳性是HBV感染的重要指标，在感染早期出现，急性肝炎恢复后1~4个月内消失，持续6个月以上提示为慢性肝炎或HBV携带者。抗-HBs是HBV的特异性中和抗体，见于恢复期、既往感染、疫苗接种后。抗-HBs阳性提示机体对乙肝有免疫力。

（2）HBeAg阳性提示病毒在体内复制，具有传染性，抗-HBe的出现提示机体获得免疫力，病毒复制减弱，传染性降低。

（3）HBcAg不易检出，HBcAg为阳性提示病毒颗粒存在，血液具有传染性。抗-HBcIgM阳性提示HBV处于复制状态，具有强的传染性，抗-HBcIgG低滴度提示既往感染，高滴度提示急性感染。

表 21-1　HBV 抗原抗体检测结果的临床分析

HBsAg	HBeAg	抗-HBs	抗-HBe	抗-HBc	结果分析
+	−	−	−	−	HBV 感染或无症状携带者
+	+	−	−	−	急性或慢性乙型肝炎，或无症状携带者
+	+	−	−	+	急、慢性乙型肝炎（传染性强，"大三阳"）
+	−	−	+	+	急性感染趋向恢复期（"小三阳"）
−	−	+	+	+	乙型肝炎恢复期
−	−	−	−	−	既往感染
−	−	+	−	−	既往感染或接种过疫苗

四、防治原则

对于具有传染性的患者应进行隔离治疗，对无症状HBV携带者应随访观察。严格血制品检查，严格筛选献血员。手术器械、牙科器械、注射器、针头、针灸针应严格灭菌。对有高度感染危险的人群、HBV阳性母亲所生的婴儿应采取特异性预防。

1.人工被动免疫　用于应急性预防，使用含高效价抗-HBs制备的人免疫球蛋白（HBIg）。注射剂量0.08 mg/kg，接触HBV后8天内注射有效，2个月后重复注射1次。

2.人工主动免疫　注射乙型肝炎疫苗是最有效的预防乙肝的方法，主要用于未感染人群。新生婴儿使用可有效地阻断母婴传播；此外，还可用于高危人群，如血液透析和肾移植单位及传染病院等医务人员。中国正式生产的第一代疫苗是血浆来源的乙肝疫苗，由HBsAg携带者血浆提取，甲醛灭活后制成。对于新生儿采用出生时、出生后1个月、6个月各注射1次，共3次，预防效果好。HBsAg基因工程疫苗为第二代疫苗，基因工程疫苗可大量制备且可排除血源性疫苗中可能存在未知病毒的感染，已广泛应用，效果与血源疫苗相同。

第三节　丙型肝炎病毒

20世纪60年代以后，许多学者发现，有一种输血后肝炎，经血清学检测既不是甲型肝炎，也不是乙型肝炎，故称为非甲非乙型肝炎。1989年东京国际病毒性肝炎研讨会上正式命名为丙型肝炎病毒（hepatitis C virus，HCV）。

丙型肝炎病毒呈全球性分布，主要经血或血制品传播。HCV感染的主要特征是易于慢性化，部分患者可进一步发展为肝硬化或肝癌。

一、生物学性状

（一）形态结构

HCV大小为36～62 nm，为单股正链RNA，有包膜。基因组长度约9800个核苷酸，分为编码区和非编码区。编码区又可分为结构区和非结构区。结构区编码结构蛋白，包括编码核心蛋白的C区，和编码外膜蛋白的E1（E2）区。非结构区编码病毒的非结构蛋白。其中E1（E2）区基因容易发生变异，致使外膜蛋白的抗原性改变，而原有抗体不能识别，病毒不易清除，是肝炎慢性化的原因之一。

（二）培养特性及抵抗力

HCV可感染黑猩猩并在其体内连续传代，引起慢性肝炎。

HCV对温度较敏感，加热100 ℃经5分钟或60 ℃经10小时可将其灭活。20%次氯酸钠可消除其传染性。在镁离子或锰离子存在下及碱性环境中稳定。

二、致病性与免疫性

1.致病性　丙型肝炎的传染源是患者和HCV携带者，传播途径主要经血液和血制品传播，故丙型肝炎过去称为输血肝炎。此外，HCV还可以通过母婴传播、性传播及家庭内密切等传播。本病的潜伏期2～17周，平均10周左右，临床过程轻重不一，可表现急性肝炎、慢性肝炎或无症状病毒携带者。多数丙型肝炎患者不出现症状或症状较轻，发病时已呈慢性过程。慢性肝炎的表现亦轻重不等，约20%的患者可发展为肝硬化，甚至肝癌。

2.免疫性　HCV感染后，机体不能产生有效的免疫保护反应。虽然体内先后产生抗HCV的抗体IgM和IgG，这些抗体中和作用弱，加之体内的HCV可发生变异出现免疫逃逸，故抗HCV抗体保护作用不强。

三、微生物学检查

1.检查病毒RNA　目前HCV感染诊断可用套式RT-PCR方法查HCV RNA，其方法是自待测者血清提取RNA，用反转录酶形成cDNA，再用保守序列为引物，用PCR方法两次扩增HCV-RNA，可提高检出率。

2.检查抗体　HCV感染后机体可产生针对其结构蛋白和非结构蛋白抗体，用基因重组或合成肽抗原，用酶联免疫分析（ELISA）检测感染者血中特异性HCV抗体是一种简便、快速、可靠的检测手段，可用于丙型肝炎的诊断、筛选献血员和流行病学调查。

四、防治原则

丙型肝炎的预防主要是切断传播途径。检测抗-HCV是筛选献血者的必需步骤，对血制品检测抗-HCV可降低输血后丙型肝炎的发生率。因HCV的免疫原性不强，且易发生变异，故研制疫苗有一定难度。

■ 第四节　其他肝炎病毒

一、丁型肝炎病毒

意大利学者Rzzetto于1977年首先在乙型肝炎患者的肝细胞内发现一种新的抗原，当时称δ因子。后证实是一种缺陷病毒，必须在HBV或其他嗜肝DNA病毒的辅助下才能复制。1983年将其命名为丁型肝炎病毒（hepatitis D virus，HDV）。HDV感染呈世界性分布，但多见于意大利和中东地区。中国乙型肝炎患者中HDV感染率为0～10%，以四川等西南地区多见。

（一）生物学性状

HDV为35～37 nm的球形颗粒，核心含单股负链RNA和丁型肝炎病毒抗原（HDAg）。RNA仅有约1700个核苷酸，HDAg由两种多肽组成，能刺激机体产生特异性抗体。HDV表面由HBV提供的HBsAg构成其外壳。HDV为缺陷病毒，不能独立复制，必须与HBV或其他嗜肝DNA病毒一起侵入肝细胞才能增殖。其敏感动物有黑猩猩、土拨鼠等。

（二）致病性与免疫性

HDV感染呈世界性分布，患者是主要传染源，传播方式与HBV基本相同，主要通过输血和血制品传播，也可通过密切接触（如性交）和母婴垂直传播。

由于HDV是缺陷病毒，而且其衣壳为HBV的表面抗原，从而决定了HDV只能感染HBsAg阳性者。其感染方式有两种：①联合感染，即HBV和HDV同时感染。②重叠感染，即在感染HBV的基础上再感染HDV。感染HDV后可加重HBV感染者的病情，尤其是重叠感染演变为重症肝炎或肝硬化，病死率高。目前认为，HDV的致病作用主要是病毒对肝细胞的直接损伤，机体的病理性免疫应答对丁型肝炎的发病也有重要作用。

机体感染HDV两周后可产生特异性抗体，但抗体不能清除病毒。

（三）微生物学检查

常用ELASA或RIA等方法检测患者血清中的HDAg或抗-HDV，也可用血清斑点杂交法或PCR检测HDV基因组进行诊断。

（四）防治原则

HDV与HBV有相同的传播途径，预防乙型肝炎的措施同样适用于丁型肝炎。由于HDV是缺陷病毒，如能抑制HBV，则HDV亦不能复制。接种HBV疫苗也可预防HDV感染。

二、戊型肝炎病毒

戊型肝炎病毒（hepatitis E virus，HEV）是戊型肝炎的病原体，在分类上属杯状病毒科。

（一）生物学性状

1.形态与结构　HEV呈球形，直径32～34 nm，无包膜。基因组为单股正链RNA，衣壳呈20面体立体对称。

2.培养特性与抵抗力　恒河猴等多种灵长类动物对HEV敏感，口服或静脉注射HEV可使之感染。细胞培养尚在研究中。HEV对氯仿敏感，煮沸可使其灭活，在碱性溶液和液氯中稳定。

（二）致病性与免疫性

1.传染源与传播途径　HEV的传染源为患者和隐性感染者，主要通过粪—口途径传播。患者于潜伏期和急性期传染性最强，病毒随感染者粪便排出，污染水源、食物、餐具等。HEV经血液到达肝脏，在肝细胞内增殖，通过病毒对肝细胞的直接损伤和机体免疫应答所造成的损伤两方面的作用，引起肝细胞炎症或坏死。潜伏期为10～60天，平均40天。常见的临床表现有急性黄疸型、急性无黄疸型、胆汁瘀滞型和重症肝炎4个类型。多数患者于发病后6周即好转并痊愈，不发展为慢性肝炎。但孕妇患本病时病情较重，甚至可导致死亡。

2.免疫性　机体感染HEV后可产生一定免疫力，但维持时间不长。

（三）微生物学检查

HEV的感染以病原学诊断为主，与甲型肝炎相区别。也可用电镜或免疫电镜技术检测患者粪便中的HEV病毒颗粒，或RT-PCR法检测粪便或胆汁中的HEV RNA。目前，临床诊断常用的方法是检查血清中的抗-HEV IgM或IgG。

（四）防治原则

预防戊型肝炎与预防甲型肝炎相同，主要是切断粪—口传播途径。疫苗尚在研制中。

学习检测

一、选择题

1. HBV 最主要的传播途径是（   ）。

A. 消化道传播   B. 垂直传播

C. 医学节肢动物传播   D. 输血和注射传播

E. 接触传播

2. 下列可以抗 HBV 感染的是（   ）。

A. Dane 颗粒   B. 抗 –HBs   C. 抗 –HBc   D. DNA 多聚酶   E. HBcAg

3. 血清 HBV 抗原抗体检测结果为：HBsAg（＋）、抗 –HBs（－）、HBeAg（＋）、抗 –HBe（－）、抗 HBcIgM（＋），该患者为（   ）。

A. 急性乙型肝炎   B. HBV 携带者

C. 急性乙型肝炎恢复期   D. 接种过疫苗

E. 既往感染

4. 下列关于甲型肝炎病毒的说法的说法不正确的是（   ）。

A. 传染源主要是患者   B. 粪—口途径传播

C. 很少转变成慢性肝炎   D. 病后粪便或血中长期带病毒

E. 易引起散发性或暴发性流行

5. 对 HBeAg 的叙述错误的是（   ）。

A. 存在于病毒的包膜上

B. 是反应传染性强弱的标志

C. 为可溶性蛋白

D. 其抗体对预防乙肝病毒感染有一定的保护作用

E. 与 Dane 颗粒及 DNA–P 消长一致

6. 血源中 HBsAg（－）抗 –HBs（＋），但仍发生了输血后肝炎，可能是由哪种肝炎病毒引起的（   ）。

A. HAV   B. HBV   C. HCV   D. HDV   E. HEV

7. 患者，女，30 岁，既往健康，体检时发现抗 –HBs 阳性，肝功能正常，反复查 HBV 其他血清标记物均为阴性。表示此患者为（   ）。

A. 乙型肝炎有传染性   B. 乙型肝炎病情稳定

C. 乙型肝炎病毒携带者   D. 乙型肝炎恢复期

E. 对乙型肝炎病毒有免疫力

二、简答题

乙型肝炎病毒（HBV）的主要生物学性状、传播途径及临床特点有哪些？

第二十二章
其他常见病毒 ————————————————

学习目标

1. 掌握 HIV 的传染源、传播途径及预防原则。

2. 掌握流行性乙型脑炎病毒、疱疹病毒、狂犬病毒传染源、传播途径及防治原则。

3. 熟悉几种其他病毒的生物学特性和致病性。

学习导入

王某，男，40 岁，以"肺炎"收住入院，对症治疗后好转出院。1 个月后又因"感冒引起肺炎"而入院，查体：体温 38.5 ℃右持续 1 周，无明显诱因乏力，同时伴有腹泻，后转入传染科。半个月后发现全身淋巴结肿大，背部出现皮肤 Kaposi 肉瘤，视力下降，后左眼失明，体重减轻。实验室检查：$CD_4^+ T$ 细胞减少，$CD_4^+ T/CD_8^+ T$ 为 0.5（正常范围为 1.8~2.2）6 个月后患者死亡。病史记载患者于 5 年前被派驻外工作，有不良性行为史，无输血和静脉吸毒史。

思考

1. 根据上述症状和体征，该患者是何种疾病？

2. 患者生前反复出现肺炎的主要原因是什么？

随着医学的发展与进步，不断有新的病毒体被人们发现，我们不能一一介绍。本章将针对临床上常见的、致病性强、感染范围广、危害性大的一些病毒如人类免疫缺陷病毒、乙型脑炎病毒、疱疹病毒、狂犬病毒、出血热病毒、人乳头瘤病毒等来分别叙述。

■ 第一节　人类免疫缺陷病毒

人类免疫缺陷病毒（HIV）是获得性免疫缺陷综合征（acquired immune deficiency syndrome，AIDS）即艾滋病的病原体。是一类非常特殊的反转录病毒，能特异性感染及杀伤机体的免疫细胞，使机体的免疫力下降。

【知识拓展】◆ ⋮

人类免疫缺陷病毒的发现

1983年，法国巴斯德研究所 Montagnier 等首次从一例慢性淋巴结病的男性同性恋患者血液中分离出一株病毒，当时命名为淋巴结相关病毒（lymphadenopathy associated virus，LAV）。1984年，美国 Gallo 等又从一名艾滋病患者的活体组织中分离出相似的病毒，命名为人类嗜T细胞病毒Ⅲ型。经分子生物学鉴定证明，上述两种病毒为同一种病毒，归于反转录病毒科。随后于1986年7月被国际病毒分类委员会将其统一命名为人类免疫缺陷病毒，又称艾滋病病毒。人类免疫缺陷病毒是RNA病毒，可在体外淋巴系中培养，属反转录病毒科慢病毒属。迄今已发现HIV有两型：HIV-1型和HIV-2型，两型病毒的结构和致病性大致相似。世界上的 AIDS 大多由 HIV-1型引起，HIV-2型仅在西非和西欧呈地区性流行。

一、生物学性状

（一）形态结构

HIV呈球形，直径约100～120 nm，电镜下观察到病毒内部呈一致密的圆柱状核心。HIV具有独特的三层结构：①病毒外层为宿主细胞膜脂蛋白包绕的包膜，其中嵌有gp120和gp41两种病毒特异性的糖蛋白，gp120构成包膜表面的刺突，是病毒与宿主细胞表面的CD_4^+受体结合部位；gp41为跨膜蛋白，具有介导病毒包膜与宿主细胞融合的作用。②病毒内层为结构蛋白p^{24}组成的20面体对称的核衣壳。③病毒核心含两条相同的单股正链RNA、反转录酶和核衣壳蛋白（图22-1）。

（二）基因组结构

HIV基因组由两条相同的单股正链RNA组成，全长9700 bp，含有gag、pol、env 3个结构基因和tat、rev、nef、vif、vpr、vpu 6个调节基因。其中3个结构基因编码病毒的结构蛋白和酶，而6个调节基因的编码产物则控制HIV的基因表达，故在致病性中起重要作用。

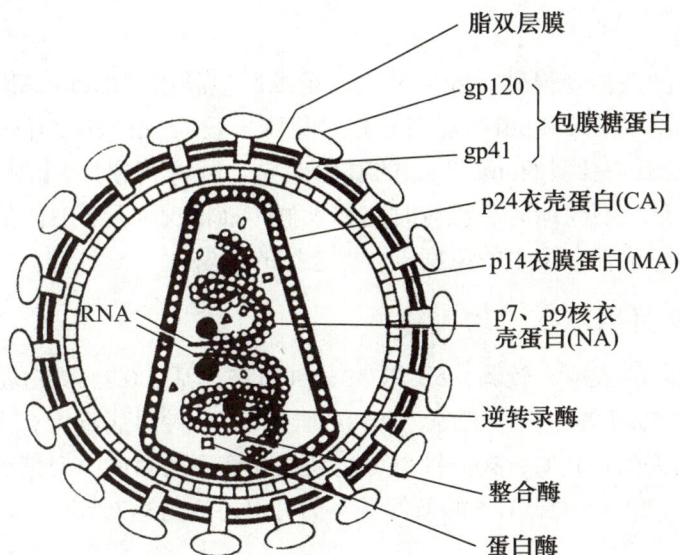

脂双层膜

gp120 ┐
      ├ 包膜糖蛋白
gp41 ┘

p24衣壳蛋白(CA)

p14衣膜蛋白(MA)

RNA

p7、p9核衣
壳蛋白(NA)

逆转录酶

整合酶

蛋白酶

图 22-1 HIV 结构模式图

（三）HIV 的复制

HIV的复制是一个特殊而复杂的过程。

1. 首先病毒的包膜蛋白刺突gp120与宿主细胞膜表面的受体CD_4分子结合，病毒与细胞膜发生融合，病毒进入细胞。

2. 病毒在细胞质内脱壳释放出核心RNA，在逆转录酶的作用下，以病毒RNA为模板，以宿主细胞的tRNA作为引物逆向转录出负链DNA，构成RNA：DNA中间体，再由RNA酶H水解除去基因组中亲代RNA链，再由负链DNA合成正链DNA，形成双链DNA，此时基因组的两端形成LTR序列并由胞浆移行到胞核内，在病毒整合酶的作用下，与宿主细胞染色体整合，这种整合的病毒双股DNA即为前病毒。前病毒有"两种方式"：①非活化形式长期潜伏于感染细胞内，随细胞分裂而进入子代细胞。②前病毒在某些因素的刺激下，被活化而进行自身转录，在宿主RNA多聚酶的作用下，转录成子代病毒RNA与mRNA。病毒mRNA在胞浆核蛋白体上翻译出多蛋白，在病毒蛋白酶的作用下，被裂解为各种结构蛋白和调控蛋白。

3. 病毒RNA再与某些结构蛋白装配形成核衣壳，以出芽方式释放到细胞外，在释放的过程中，通过宿主细胞而获得包膜，组成完整的具有感染力的子代病毒，感染周围细胞。

（四）HIV 培养特性

HIV感染的宿主范围及细胞范围都比较狭窄，对CD_4^+的T细胞和巨噬细胞具有亲嗜性，体外只感染CD_4^+的T细胞和巨噬细胞。实验室常用新鲜分离的正常人T细胞或用患者自身分离的T细胞进行病毒培养。感染后，HIV在某些T细胞中增殖，细胞可出现不同程度的病变。培养细胞中可查出病毒抗原，培养液中可测出反转录病毒酶。

（五）HIV 的变异

HIV具有高度的遗传特异性，变异最大的是编码包膜蛋白的env基因，其核苷酸序列的差异高达30%，而gag和pol的基因则相对稳定。已发现的HIV有两型：HIV-1型和HIV-2型。根据HIV-1型的env和gag的基因变异，可将其分为9个亚型，即A～H及O型。各亚型的分布因不同地区、流行时间和人群传播情况而异。HIV的变异是由其生物学特性所决定的，也是在宿主的免疫压力下选择的结果。

（六）HIV 的抵抗力

HIV对理化因素的抵抗力较弱，56 ℃ 30分钟可被灭活，0.1%漂白粉、0.2%次氯酸钙、0.3% H_2O_2、0.5%甲酚、70%乙醇、50%乙醚处理5分钟对病毒均有灭活作用。煮沸20分钟、高压蒸汽灭菌121 ℃，30分钟也可达到杀灭病毒的目的。对紫外线、γ射线不敏感。HIV在室温（20 ℃～22 ℃）的条件下，仍可保持活力达7天。

二、致病性与免疫性

（一）传染源及传播途径

1.传染源　AIDS的传染源主要为HIV无症状携带者和AIDS患者。在无症状携带者和患者的血液、唾液、精液、乳汁、阴道分泌液、骨髓、脑脊液中含有感染性HIV颗粒。AIDS的高危人群有男性同性恋者、静脉吸毒者、接受污染血制品治疗者、患AIDS的母亲所生的孩子、感染HIV的异性伴侣。

2.传播途径　HIV的传播途径有：①性传播。HIV的主要传播途径。精液与阴道分泌物中病毒的滴度较高，容易发生感染；直肠黏膜容易破损，是男性同性恋者感染的原因之一。②血液传播。输入被HIV污染的血液或血液制品、接受HIV感染的器官或骨髓移植、与静脉药瘾者共用污染的注射器及针头、人工授精等。③垂直传播。通过胎盘、产道或经哺乳等方式也可引起传播。

（二）HIV 的感染过程及致病机制

1. HIV临床表现　HIV感染机体后，根据临床表现，可将HIV感染的过程分为4个阶段：原发感染急性期、无症状潜伏期、AIDS相关综合征（AIDS-related complex，ARC）、典型AIDS期。AIDS的潜伏期长短不一，一般为3个月以上至数年或10多年。

（1）原发感染急性期：HIV感染人体后，即开始大量复制并播散至全身。感染者血清中出现HIV，从外周血细胞、脑脊液、骨髓细胞中能分离到病毒，此为原发感染急性期。此期患者症状较轻，感染者可出现发热、咽炎、淋巴结肿大、皮肤斑丘疹、黏膜溃疡等自限性症状。持续1～2周后，机体可产生免疫应答，清除病毒，病毒水平下降，外周血中HIV抗原含量很低或检测不到，进入了无症状潜伏期。

（2）无症状潜伏期：此期可持续数年之久，最长可达10年。HIV水平虽然很低，需要用敏感方法才能检测出来，但仍有病毒复制，感染者血中HIV抗体检测阳性。持续损害免疫系统，外周血CD$_4^+$T细胞数量逐渐下降。感染者不表现临床症状，或仅有无痛性淋巴结肿大。

（3）AIDS相关综合征期：随着时间的延长，当HIV受到某种因素刺激，HIV由低水平复制转为大量增殖，并造成免疫系统进行性损伤，早期有发热、盗汗、全身乏力、体重下降、皮疹、慢性腹泻，逐步发展到全身性淋巴结肿大，反复出现疱疹等，症状逐渐加重，出现免疫缺陷表现。

（4）典型AIDS期：此期患者主要表现为免疫缺陷症的合并感染和恶性肿瘤的发生。由于AIDS患者机体免疫力低下，一些对正常机体无致病作用的生物如病毒（巨细胞病毒、EB病毒）、细菌（鸟型结核分枝杆菌）、真菌（白假丝酵母菌、卡氏肺孢子菌）等，常可造成患者的致死性感染。部分患者还可并发Kaposi肉瘤、恶性淋巴瘤、肛门癌、宫颈癌等。随着疾病的发展，有些患者出现中枢神经系统疾患，如HIV脑病、脊髓病变、AIDS痴呆综合征等。感染HIV后，10年内发展为AIDS的患者约占50%，AIDS患者在5年内的病死率约占90%。

2. HIV致病机制　　HIV感染所致最重要的损害是侵犯CD$_4^+$T淋巴细胞，使其发生细胞缺陷和功能障碍；其次也侵犯能表达CD$_4^+$分子的单核细胞、巨噬细胞、树突状细胞和皮肤的郎格汉斯细胞。

（1）CD$_4^+$T淋巴细胞受损伤的方式和表现有多种。①直接损伤：HIV在受感染细胞内大量复制时，细胞染色体外的病毒DNA对细胞正常生物合成产生干扰作用，HIV膜蛋白通过改变细胞膜的完整性和通透性，导致细胞溶解和破坏。②间接损伤：受感染的CD$_4^+$T淋巴细胞表面有gp120和gp41，可与邻近未受感染的CD$_4^+$T淋巴细胞结合，导致融合细胞，形成多核巨细胞，导致细胞损伤和死亡。③骨髓造血干细胞受损：HIV可以感染破坏造血干细胞，使CD$_4^+$T淋巴细胞生成减少；④免疫损伤：血液中游离的gp120可以结合CD$_4^+$T淋巴细胞，使之形成靶细胞而被其他免疫细胞攻击。

（2）对其他细胞的损害：①HIV可以感染单核—巨噬细胞，使其成为病毒的储存场所，并在病毒的扩散中起到重要的作用，可携带病毒通过血—脑屏障，引起中枢神经系统感染。②HIV病毒的感染使CD$_4^+$T淋巴细胞减少、CD$_8^+$T淋巴细胞相对增多，导致CD$_4^+$T淋巴细胞与CD$_8^+$T淋巴细胞比例倒置。迟发型超敏反应减弱或消失，T细胞对有丝分裂原、特异性抗原、同种异型抗原的细胞增生反应低下，由T细胞和NK细胞引起的细胞毒反应降低。

（3）HIV感染的急性期后，能以潜伏或低水平慢性感染方式长期存在，是由于HIV病毒能逃避宿主免疫系统的清除而在体内潜伏或持续性感染，其机制是：①病毒损伤CD$_4^+$T细胞而使免疫系统功能失效。②病毒基因组与细胞基因组整合，长期处于潜伏状态，细胞膜上不表达或少量表达病毒的结构蛋白，而表现为"无应答"状态。③HIV外膜糖蛋白基因易发生变异，形成新抗原而逃避宿主免疫系统的识别和清除；感染的单核—巨噬细胞是HIV的长期储存细胞。

（三）免疫性

虽然机体对HIV能产生体液免疫应答和细胞免疫应答，但不足以清除病毒，HIV仍然能持续地在体内复制，导致慢性感染状态。

三、实验室检查

（一）抗原检测

在急性感染期可通过ELISA法检测患者血浆中HIV的核心蛋白p^{24}抗原，其出现早于血清抗体，可用于早期诊断。

（二）抗体检测

常用ELISA方法筛查HIV抗体阳性的感染者。血清抗体出现较迟，一般于感染后3～4周才会出现，因此，抗体阴性者不能排除HIV的早期感染，应于2～4周后复查。阳性者还必须做验证试验，检测待检血清中的HIV衣壳蛋白抗体（p^{24}）和糖蛋白抗体（gp41、gp120/160），以确定HIV感染的诊断。

此外还有病毒分离和病毒核酸检测等方法。

四、防治原则

自1981年美国报告首例AIDS以来，AIDS在世界各地迅速蔓延，病例迅速增加。目前，AIDS已经成为一种危害人类的全球性疾病。由于AIDS的高度致死性与惊人的蔓延速度，至今无满意的治疗措施，从而引起全世界的重视，许多国家已采取了预防HIV感染的综合措施，我国政府也非常重视对HIV的预防及治疗。

（一）加强预防 AIDS 综合管理措施

广泛开展社会宣传教育，普及预防AIDS的有关知识。加强性教育，杜绝吸毒、性滥交，阻断母婴传播；对供血者进行HIV抗体检测，严格筛选献血人员，确保血液及血液制品的安全；严格消毒医疗器械，推广使用一次性注射器，减少医源性HIV的传播机会；建立HIV感染的监测系统，对高危人群进行HIV抗原和抗体检测，加强对HIV的监控，控制疾病的流行蔓延。

（二）特异性预防

尚缺乏理想的特异性预防的疫苗。目前研究较多的是基因工程亚单位疫苗、合成寡肽疫苗、重组病毒载体活疫苗。

（三）抗病毒治疗

HIV感染与AIDS临床表现复杂，治疗较困难，尚无一种能完全治愈AIDS的药物。AIDS的治疗药物主要有三类。①核苷酸反转录酶抑制药：一般可采用齐多夫定（AZT）、双脱氧肌苷（DDI）、脱氧胞苷（DDC）、拉米夫定等，其机制是能干扰病毒DNA合成，抑制HIV的增殖，但对肝细胞和骨髓造血干细胞有毒性作用，长期用药还会诱导抗药突变株产生。②核苷酸反转录酶抑制药：如德拉维拉定、耐维拉平，可抑制病毒DNA合成。③蛋白酶抑制药：如赛科纳瓦、瑞托纳瓦、英迪纳瓦，能抑制HIV蛋白水解酶，使大分子聚合蛋白不被裂解，影响病毒的成熟和释放。

目前临床上还使用联合治疗方法（"鸡尾酒"疗法），即使用两种以上反转录酶抑制药和蛋白酶抑制药，此方法比使用单药治疗效果好，可较长期抑制病毒复制，受到普遍重视。

世界艾滋病日

■ 第二节　虫媒病毒

虫媒病毒（arbovirus）是指通过吸血节肢动物叮咬易感脊椎动物而传播疾病的病毒。该类病毒广泛存在于世界各地，分属于不同的病毒科属，多为自然疫源性，引起人畜共患病，同时具有明显的季节性和地方性。虫媒病毒种类很多，现已发现有500多种，其中对人致病的至少有100多种。在我国流行的主要有流行性乙型脑炎病毒、森林脑炎病毒、登革热病毒等。

虫媒病毒有以下共同特性：①病毒呈小球形。②病毒基因组核酸为单股正链RNA，病毒颗粒表面有类脂包膜，其上镶嵌着由糖蛋白组成的血凝素，衣壳呈20面立体对称型。③病毒对热、脂溶剂和去氧胆酸钠等多种理化因素敏感。④病毒宿主范围广，可在许多野生动物、家畜或节肢动物（蚊、蜱、白蛉等）体内增殖。其中节肢动物既是病毒的传播媒介，又是储存宿主，人、家畜、野生动物及鸟类受其叮咬后引起感染。

一、流行性乙型脑炎病毒

流行性乙型脑炎病毒（epidemic type B encephalitis virus）简称乙脑病毒，是流行性乙型脑炎的病原体。该病毒于1933年首先由日本学者成功分离到，亦称为日本乙型脑炎病毒。乙脑是一种以蚊为传播媒介的急性传染病，多发于夏秋季。儿童发病率高，近年来成人及老年人患者相对增加。病毒主要侵犯中枢神经系统，临床表现不一，重者病死率较高，幸存者中有10%～15%的人留有严重后遗症。

（一）生物学性状

乙脑病毒呈球形，直径约35～50 nm。其核心为单股正链RNA，编码3种结构蛋白，即衣壳蛋白（C蛋白）、外膜蛋白（M蛋白）和包膜蛋白（E蛋白）。核衣壳呈二十面体对称。有包膜，包膜表面有血凝素刺突，能凝集雏鸡、鸽、鹅及绵羊等的红细胞。特异性免疫血清能抑制本病毒引起的血凝现象。此病毒最易感的动物是乳小鼠，在小白鼠脑内接种后，多于3～5天发病。病毒可在鸡胚细胞、地鼠肾、幼猪肾细胞中增殖，在C6/36蚊传代细胞培养中也能增殖，能引起明显的细胞病变。

乙脑病毒只有一个血清型，主要的抗原成分为E蛋白，可诱导机体产生特异性中和抗体。抗原性稳定，很少变异，株间毒力差异小，故应用疫苗预防效果良好。

（二）致病性与免疫性

在我国，乙脑病毒的主要传播媒介是三带喙库蚊、致乏库蚊、白纹伊蚊，我国南方该病的流行高峰在6～7月，华北地区为7～8月，东北地区为8～9月，与各地蚊密度的高峰相一致。蚊感染病毒后，在一定条件下，病毒在其唾液腺、肠内增殖，此时蚊若叮咬猪、牛、羊、马等家禽家畜，均可引起感染。动物感染乙脑病毒后，虽不出现明显症状，但有短暂的病毒血症期。感染的动物成为传染源。在病毒血症期的动物，可成为更多蚊虫感染病毒的传染源。带病毒蚊再叮咬易感动物而形成蚊→动物→蚊的不断循环。若叮咬易感人群则可引起人体感染。乙脑患者和隐性感染者也可成为传染源。幼猪是乙脑病毒传播中最重要的中间宿主或扩散宿主。蚊虫可携带病毒越冬，且能经卵传代，因此蚊不仅是传播媒介，而且也是乙脑病毒的长期储存宿主。

乙脑病毒侵入人体后，先在毛细血管内皮细胞、局部淋巴结等处增殖，继而少量病毒进入血流，引起第一次病毒血症，病患者开始出现发热症状。病毒随血流播散到肝、脾等处的单核吞噬细胞内继续大量增殖，再次进入血流，引起第二次病毒血症，患者出现发热、寒战、全身不适等症状。绝大多数患者病情不再继续发展，发生顿挫感染。少数免疫功能低下或血—脑屏障发育不全者，病毒可突破血脑屏障而侵入脑组织内增殖，造成脑实质及脑膜炎症，表现为高热、昏睡、剧烈头痛、呕吐、痉挛及颈项强直等。病死率较高，幸存者可遗留后遗症，如痴呆、偏瘫、失语、智力减退等。

乙脑病后和隐性感染均可刺激机体产生持久免疫力，以体液免疫为主。病毒感染1周左右，机体即产生IgM中和抗体，第二周IgM抗体达高峰，并出现IgG中和抗体及血凝抑制抗体。IgG抗体维持时间长，可达数年。

（三）实验室检查

1.病毒的分离　取发病初期患者血液、脑脊液和尸检脑组织，接种于C6/36、BHK-21等传代细胞，均可分离出乙脑病毒。

2.血清学检查

（1）抗原检测：用免疫荧光染色技术检测发病初期患者血液或脑脊液中的乙脑病毒抗原，阳性结果具有早期诊断意义。

（2）抗体检测：乙脑病毒特异性抗体IgG抗体检测通常需检测急性期和恢复期双份血清，恢复期血清抗体效价比急性期血清抗体效价升高4倍或4倍以上时才有诊断价值。也可采用ELISA法检测患者血清或脑脊液中的特异性IgM抗体，阳性率在90%以上。

（四）防治原则

预防乙脑的关键是防蚊灭蚊，消灭传播媒介、切断传播途径、疫苗接种和管理动物宿主。对易感人群特别是6个月至10岁以下儿童进行疫苗接种可显著降低乙脑发生率。猪是乙脑病毒主要传染源和中间宿主，在流行季节前对猪接种疫苗，可控制传染源，降低乙脑发病率。

二、登革病毒

登革病毒（dengue virus）是登革热的病原体。登革热是一种由伊蚊传播的急性传染病，流行于热带、亚热带特别是东南亚、西太平洋和中南美洲地区。在我国广东、海南、台湾及广西等南方地区均有发生，主要在夏秋季流行。

登革病毒形态结构与乙脑病毒相似。体积较小，有4个血清型。在多种组织细胞中能增殖，并产生明显的细胞病变。

初生小鼠对登革病毒敏感，但用3周鼠或成鼠接种病毒很少出现症状。如将病毒接种于猴、猩猩、长臂猿等实验动物，可致隐性感染而不产生症状。

登革病毒经蚊传播，传染源主要为患者和隐性感染者。病毒通过伊蚊叮咬进入人体，在血管内皮细胞和单核吞噬细胞系统中增殖，然后经血流播散，引起发热、肌肉和关节酸痛、淋巴结肿胀、皮肤及内脏器官出血，甚至休克等。一般初次感染病情较轻，1周内恢复；再次感染病情较重，往往出现登革热综合征，病死率达5%～10%。这可能是患者血清中已有特异性抗体的关系。

在患者发热1～3天时采集患者血清，因为此时患者出现病毒血症，血清中病毒滴度也较高，故可将患者急性期血清接种白纹伊蚊C6/36株细胞分离病毒，也可接种巨蚊成蚊胸内或巨蚊幼虫脑内。血清学诊断一般采集患者早期和恢复期血清测血凝抑制抗体或补体结合抗体。若单份血清血凝抑制抗体滴度超过1：1280补体结合抗体滴度超过1：32有诊断意义。双份血清恢复期抗体滴度比急性期升高4倍以上者，可确诊。近年来应用抗体捕获ELISA法及斑点免疫测定法检测特异性IgM抗体，有助早期诊断。

三、森林脑炎病毒

森林脑炎病毒（forest encephalitis virus）又称俄罗斯春夏型脑炎病毒，是引起森林脑炎的病原体。森林脑炎是一种由蜱传播的自然疫源性疾病。最初在俄罗斯东部发现，以后在中欧与德国亦有病例报告。在我国东北和西北一些林区曾有流行。

森林脑炎病毒的形态、结构、培养特性及抵抗力与乙型脑炎病毒相似。动物感染范围广，以小鼠的敏感性最高，任何途径接种均能感染。在原代鸡胚细胞和地鼠肾传代细胞培养中生长并引起病变。

森林脑炎是一种中枢神经系统的急性传染病，蜱既为传播媒介，也是储存宿主。在自然疫源地，病毒通过蜱叮咬兽类和野鸟而在动物间传播和循环。易感人群进入自然疫源区被蜱叮咬而感染。近年发现病毒也可通过胃肠道传播。感染病毒的山羊可通过乳汁排出病毒，饮用生羊奶可引起感染。人感染病毒后，大多数为隐性感染，少数感染者经7～14天潜伏期后突然发病，出现高热、头痛、昏睡、颈项强直、肢体弛缓性麻痹等症状。重症患者可出现发音、吞咽困难、呼吸及循环衰竭等，病死率高达30%。感染后无论是否发病均可获得持久的免疫力。

森林脑炎的预防应以灭蜱和防蜱叮咬为重点，尤其在林区工作者应特别做好个人防护。特异性预防方法是对有关人员接种地鼠肾细胞培养的灭活疫苗，第一年接种3次，以后每年加强免疫1次，已证明安全有效。

第三节　疱疹病毒

疱疹病毒（herpesviridae）是一组中等大小有包膜的DNA病毒（图22-2），现已发现100多种，与人类致病有关的疱疹病毒主要有单纯疱疹病毒、水痘—带状疱疹病毒、EB病毒、巨细胞病毒等。其中，单纯疱疹病毒Ⅰ型引起的疾病最为常见，20%以上的成人都曾经感染过。

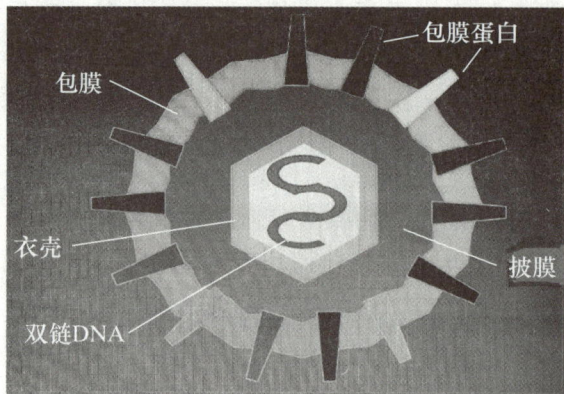

图 22-2　疱疹病毒结构模式图

疱疹病毒的主要特征：

（1）病毒呈球形，直径约120 nm，核衣壳是由162个壳微粒组成的立体对称20面体，病毒核心由线性双链DNA组成。核衣壳周围有一层厚薄不等的非对称性被膜，最外层有包膜，包膜表面是有糖蛋白组成的刺突。

（2）人疱疹病毒能在二倍体细胞核内复制，产生明显的细胞病变，形成嗜酸性包涵体。病毒可通过细胞间桥直接扩散，感染细胞与邻近未感染细胞融合，形成多核巨细胞。

（3）病毒感染宿主细胞可表现为潜伏性感染和增殖性感染。潜伏性感染病毒不增殖，其DNA稳定地持续于细胞核内，病毒基因组的表达受到抑制，直到受刺激激活后，可转为增殖性感染。增殖性感染是指病毒在感染细胞内增殖，并引起细胞破坏。

一、单纯疱疹病毒

单纯疱疹病毒（herpes simplex virus，HSV）能够在感染急性期引起水疱性皮疹，故称之为单纯疱疹病毒，它是疱疹病毒中的典型代表。

（一）生物学特性

单纯疱疹病毒呈球形，直径约150 nm，有包膜，基因组由2个互相连接的长片段

（L）和短片段（S）形成的双股线状DNA。能在多种细胞中增殖，常用原代兔肾、人胚肾、人羊膜、地鼠肾等细胞分离培养，感染细胞很快发生细胞肿胀、变圆，出现核内嗜酸性包涵体。HSV有两个主要血清型：HSV-Ⅰ型和HSV-Ⅱ型，两种病毒的核苷酸序列有50%的同源性。

（二）致病性与免疫性

HSV在人群中感染很普遍，传染源多为患者和病毒携带者。病毒常存在于疱疹病灶或病毒携带者的唾液中，主要通过密切接触与性接触传播，也可经飞沫传播。病毒经口腔、呼吸道、生殖道黏膜、破损皮肤、眼角膜等侵入人体引起感染。

1.原发感染　多发生于半岁以后的婴儿，HSV-Ⅰ的原发感染可引起牙龈炎、疱疹性角膜炎、疱疹性脑膜炎等；HSV-Ⅱ则主要引起生殖器疱疹。

2.潜伏感染与再发感染　是HSV的一个重要特征。机体原发感染了HSV后，迅速产生特异性免疫将大部分病毒清除，少数病毒则长期潜伏于宿主体内，不引起临床症状。HSV-Ⅰ潜伏于三叉神经节和颈上神经节，HSV-Ⅱ潜伏于骶神经节。当机体受到情绪紧张、劳累、日晒、寒冷、月经、感冒、其他微生物感染等非特异性刺激时，潜伏的病毒被激活转为增殖性感染，引起复发性局部疱疹。

3.先天性新生儿感染　妊娠期妇女因HSV-Ⅰ原发感染或潜伏感染的病毒被激活后，可通过胎盘或生殖道上行，引起胎儿宫内感染，诱发胎儿流产、早产、死胎、畸形。患生殖道疱疹的孕妇，HSV也可于分娩时通过产道传染给新生儿，引起新生儿疱疹，此种感染最为常见。

近年来研究认为，HSV-Ⅱ与宫颈癌的发生有较密切的关系。

（三）实验室检查

取患者疱疹液、唾液、脑脊液、结膜及角膜刮取物、阴道拭子等标本，接种于兔肾、人胚肾、人羊膜等易感细胞，可分离单纯疱疹病毒。用荧光素和酶标记单克隆抗体染色，可检查细胞内的疱疹病毒抗原。应用核酸杂交法和PCR技术可检测疱疹病毒的DNA。

（四）防治原则

目前对于HSV的感染尚无特异性预防方法。亚单位疫苗较为理想，正在研究中。应注意避免有害因素对机体的刺激，避免和患者接触而减少感染机会。孕妇产道有HSV-Ⅱ感染，可行剖宫产或给新生儿注射丙种球蛋白做紧急预防。

抗疱疹病毒的化学药物有碘苷、阿糖胞苷等滴眼，对疱疹性角膜炎有较好的疗效。阿昔洛韦对HSV有抑制作用，对生殖器疱疹、疱疹性脑炎、复发性疱疹有较好的疗效。

二、水痘—带状疱疹病毒

水痘—带状疱疹病毒（varicella-zoster virus, VZV）感染后，在不同时期引起不同的临床表现。儿童期初次感染表现为水痘，病愈后潜伏在体内，少数人在青春期或成年后，潜伏病毒复发感染引起带状疱疹。

VZV只有一个血清型，其基本特性与HSV相似。在人胚成纤维细胞中缓慢增殖，受感染细胞出现嗜酸性核内包涵体和多核巨细胞，人是唯一的自然宿主。

水痘病人是唯一的传染源。VZV的传染性极强，主要经呼吸道传播。幼儿在初次感染（原发感染）后，约经2周的潜伏期，在全身皮肤引起斑丘疹、水疱疹，呈向心性分布，以躯干较多，可在一周内痊愈，如抓破水痘继发感染，可形成脓疱疹。水痘消退后不遗留疤痕，病情一般较轻，偶有并发病毒性脑炎或肺炎。若患儿免疫缺陷或免疫功能低下，易患重症水痘。成人若初次感染VZV，常发生病毒性肺炎，病情一般较重。孕妇患水痘后，表现也较严重，可导致胎儿畸形、流产或死胎。

带状疱疹仅发生于过去有水痘病史的人，成人和老人多发。儿童在水痘病愈后，病毒没有被完全清除，长期潜伏于脊髓后根神经节和脑神经的感觉神经节中。中年以后，当机体免疫功能下降、接受放射治疗、器官或骨髓移植、患白血病等，潜伏在神经节中的VZV被激活，沿感觉神经轴索下行，到达所支配的胸腹或脸部皮肤内增殖，引起复发。由于疱疹沿感觉神经支配的皮肤分布，串联成带状，故称带状疱疹。

水痘—带状疱疹临床症状典型，一般不需实验室检查。必要时可以从疱疹基底部取标本进行涂片染色，查找抗原或嗜酸性包涵体，也可用单克隆抗体荧光免疫法检查VZV抗原，有助于快速诊断。

健康未感染VZV的1岁以上儿童接种VZV减毒活疫苗，可有效防止水痘感染和流行。使用阿昔洛韦、泛昔洛韦、大剂量干扰素可限制病情发展，缓解局部症状。

■ 第四节　狂犬病病毒

狂犬病病毒（rabies virus）是狂犬病的病原体，是弹状病毒科、狂犬病病毒属的一种嗜神经性病毒。许多动物（如狼、狐狸、臭鼬、浣熊、蝙蝠、犬、猫等）既是储存宿主又是传播媒介。人被病畜或带狂犬病病毒的动物咬伤而引起感染。

一、生物学特性

狂犬病病毒形态呈子弹状（图22-3），大小约75 nm×180 nm。核衣壳呈螺旋对称，核心是单负链RNA和核蛋白，外层为包膜，包膜有许多糖蛋白刺突，与病毒的感染性和毒力有关。

狂犬病病毒的动物感染范围广，在易感动物或人的中枢神经细胞（主要是大脑海马回的锥体细胞）中增殖时，在细胞质中形成嗜酸性包涵体，称内基小体，有很大的诊断价值。

狂犬病病毒不耐热，50 ℃ 1小时，100 ℃ 2分钟即可灭活；对酸、碱、新洁尔灭、福尔马林等消毒药物敏感；70%酒精、0.01%碘液和1%～2%的肥皂水亦能使病毒灭活。在室温下病毒的传染性可保持1～2周。

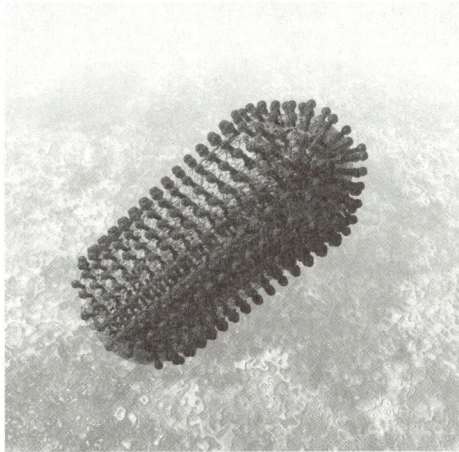

图 22-3　狂犬病病毒的形态与结构

二、致病性与免疫性

狂犬病的主要传染源是病犬，其次是猫和狼。人被患病动物咬伤、抓伤和舔伤皮肤黏膜后，其唾液中的病毒通过伤口进入体内。潜伏期一般为1～3个月，但也有短至1周或长达数年才出现症状者，其长短与被咬伤的部位距头部的远近及伤口内感染的病毒量等因素有关。病毒自咬伤部位皮肤或黏膜侵入后，首先在局部伤口的肌细胞内小量繁殖，然后随血液或感觉神经纤维上行至中枢神经系统，在神经细胞中增殖后，侵犯脊髓、脑干、小脑等部位的神经元，最后又随传出神经到达各组织与器官，尤以涎腺、舌部味蕾、嗅神经上皮等处病毒最多。人发病时，临床表现首先是伤口处有蚁行感，接着出现头痛、乏力、流涎、流泪、恶心呕吐等症状，继而出现兴奋性增高，吞咽或饮水时喉肌痉挛，见水或闻水声喉痉挛更严重，故称"恐水症"。发病3～5天后，患者转入麻痹期，最后因昏迷、呼吸肌麻痹和循环衰竭而死亡，病死率几乎达100%。

动物实验表明：机体感染狂犬病病毒后，能产生中和抗体和细胞免疫，在狂犬病疫苗接种后的特异性抗感染免疫机制中起重要作用。

三、防治原则

捕杀野犬、病犬，加强家犬管理，注射犬用疫苗是主要的预防措施。

人被动物咬伤后，应就地及时（最好是在咬伤后几分钟内）对伤口进行清洗消毒。伤口不宜包扎、缝口，开放性伤口应尽可能暴露，先用20%肥皂水或0.1%苯扎溴铵或清水反复充分洗涤；对较深的伤口，用注射器伸入伤口深部进行灌注清洗，做到全面彻底。再用70%乙醇消毒，继而用浓碘酊涂擦。应用高效价抗狂犬病病毒血清于伤口周围及底部进行浸润注射及肌内注射。由于狂犬病潜伏期较长，人被动物咬伤后应及早接种疫苗，以预防发病，可于第1、3、7、14、28天各肌注1 mL，可诱导机体产生高滴度抗体，不良反应小，免疫效果好。

学习检测

一、选择题

1. 艾滋病的病原是（   ）。

A. 人类 T 淋巴细胞性白血病病毒 I 型   B. 人类 T 淋巴细胞性白血病病毒 II 型

C. 人类免疫缺陷病毒   D. 巨细胞病毒

E. 以上都不是

2. AIDS 的主要传播途径是（   ）。

A. 性传播＋血液传播   B. 阴道分泌物

C. 乳汁   D. 经产道

E. 器官移植

3. 乙脑的主要传播媒介是（   ）。

A. 蜱   B. 三带喙库蚊

C. 螨   D. 蠓蠓

E. 蚤

4. 水痘—带状疱疹病毒的潜伏部位是（   ）。

A. 三叉神经节   B. 脊髓后根神经节

C. 颈上神经节   D. 腰神经节

E. 骶神经节

5. 被犬咬伤防止发生狂犬病采取措施错误的是（   ）。

A. 捕杀犬开颅找包涵体   B. 咬伤后用肥皂水清洗

C. 接种狂犬疫苗   D. 注射抗血清

E. 疫苗与血清并用

二、简答题

1. 简述 HIV 感染的临床表现和防治原则。

2. 简述狂犬病病毒的致病及特异性防治。

第三篇　人体寄生虫学基础

第二十三章
人体寄生虫学概述

1. 掌握人体寄生虫、宿主、生活史、感染阶段的概念。

2. 熟悉寄生虫对宿主的损害作用和宿主的免疫作用。

3. 了解寄生虫的病原学诊断方法及人体寄生虫病的防治原则。

学习导入

孕妇，28 岁，农民，家里养猫、犬等宠物。第一胎妊娠，孕期常有"伤风感冒"，未经药物治疗。妊娠 7 个月时行产前检查，B 超提示"无脑儿可能"。实验室检查：孕妇血清弓形虫抗体（IHA）1：80（＋）；（IFA）1：50（＋）。其丈夫血清学实验阴性。病原分离：取羊水沉淀物接种小白鼠，传代 3 次，小鼠出现症状，部分死亡。剖杀小白鼠取腹腔液涂片镜检，见有大量典型的弓形虫速殖子。虫体大小为（6.24±0.8）μm×（2.32±0.3）μm。孕妇入院引产。死胎血涂片、羊水涂片及肝、肺、脾印片镜检未查见弓形虫。

尸检报告：① 无脑儿伴双侧外耳畸形。② 肝、肺、肾淤血浊肿，部分坏死。③ 颅骨缺损未见脑组织。④ 绒毛间纤维素渗出，部分钙化。

思考

1. 诊断为何种疾病？

2. 胎儿无脑畸形的原因是什么？从中应吸取什么教训？

人体寄生虫学是一门研究与人体医学有关的寄生虫及其与宿主关系的学科。主要研究人体寄生虫和传播媒介的形态、生活史、致病性、实验诊断、流行规律与防治原则等内容，以达到预防、控制和消灭寄生虫病的目。人体寄生虫学作为病原生物学的重要组成部分，与免疫学、药理学、病理学、传染病学、临床医学及预防医学等学科有密切关系，是一门重要的基础医学课程，其内容由医学蠕虫、医学原虫和医学节肢动物三部分组成。

一、寄生现象、寄生虫、宿主及生活史

（一）寄生现象

在自然界各种生物之间存在着密切关系，根据获利与受害程度，可分为共栖、共生和寄生三种关系。

1.共栖 是指两种生物共同生活，对一方有利，对另一方也无害，或者对双方都有利，两者分开以后都能够独立生活。如人与结肠内阿米巴，结肠内阿米巴在人结肠中以细菌为食物，但不侵犯组织，对人无损害。

2.共生 两种生物共同生活，双方相互依赖，相互受益。如白蚁与寄生于其消化道中的鞭毛虫。鞭毛虫依靠白蚁消化道的木屑作为食物营养来源，而鞭毛虫合成和分泌的酶可将纤维素分解成可被白蚁利用的复合物，两者均得益，相互依赖，白蚁为鞭毛虫提供食物和庇护，鞭毛虫为白蚁提供必需的、自身不能合成的酶。

3.寄生 两种生物生活在一起，一方受益，而另一方受害，前者提供营养物质和居住场所。如寄生于人和动、植物的病毒、细菌、寄生虫等。通常，受害的一方称宿主，受益的一方称为寄生物；寄生物为动物者称为寄生虫。寄生虫是指长期或暂时生活在其他生物体内或体表，获取营养和（或）居住场所，并使对方受损害的低等动物。如蛔虫、蚤等。

（二）寄生虫和宿主的种类

1.寄生虫的种类

（1）根据寄生部位分为：体内寄生虫，如钩虫；体外寄生虫，如虱，蚤。

（2）根据寄生时间分为：长期性寄生虫，如蛔虫，其成虫期必须过寄生生活；暂时性寄生虫，如蚊、蚤吸血时暂时侵袭宿主。

（3）根据寄生性质分为：①专性寄生虫，生活史中至少有一个发育阶段营寄生生活，是人体寄生虫重要组成部分。②兼性寄生虫，可寄生，也可不寄生而营自生生活，如粪类圆线虫。③偶然寄生虫，因偶然机会侵入正常宿主体内的寄生虫，如某些蝇蛆进入人体腔道而偶然寄生。④机会致病寄生虫，通常处于隐形感染状态，当宿主免疫力低下时，如HIV感染、免疫抑制剂的使用和重度感染等使免疫功能受损，而在宿主体内出现异常增殖并致病，如刚地弓形虫。寄生虫也可在常见寄生部位外的器官或组织内寄生，造成异位寄生。

2.宿主的种类　寄生虫需要有适宜宿主，才能完成其生长、发育和繁殖的过程。被寄生虫寄生的人或动物称宿主。有些寄生虫只需1个宿主，有些需要2个以上的宿主。根据寄生虫不同发育阶段所寄生的宿主不同，可将宿主分为以下类别。

（1）终宿主：寄生虫成虫或有性生殖阶段所寄生的宿主。如人是华支睾吸虫的终宿主。

（2）中间宿主：寄生虫幼虫或无性生殖阶段所寄生的宿主。若有2个以上的中间宿主，按发育先后顺序分为：第一中间宿主、第二中间宿主等。

（3）保虫宿主：受染脊椎动物可作为人体寄生虫病传染来源。如华支睾吸虫成虫寄生于人体，还可寄生于猫、狗体内，故猫、狗是华支睾吸虫的保虫宿主。在流行病学上保虫宿主是重要的传染源。

（三）寄生虫的生活史

寄生虫的生活史是指寄生虫完成一代的生长、发育和繁殖的全过程，及其所需的外界环境条件。按照生活史过程是否需要转换宿主，大致可分为2种类型：即直接型和间接型，前者完成生活史不需要中间宿主，如蛔虫、钩虫，后者完成生活史需要中间宿主，如华支睾吸虫、血吸虫等。

寄生虫的生活史中具有感染人体能力的发育阶段成为感染阶段。例如，受精蛔虫必须发育到感染性虫卵（含蚴卵），被人误食后才能在人体内发育为成虫；华支睾吸虫生活史中有虫卵、毛蚴、胞蚴、雷蚴、尾蚴、囊蚴、童虫及成虫阶段，只有囊蚴阶段能使人感染，故囊蚴是华支睾吸虫的感染阶段。

二、寄生虫与宿主的相互关系

寄生虫在入侵、移行及定居于宿主体内（或体表）过程中，对宿主可产生不同程度的损害，而宿主对寄生虫的抗损害则是产生一系列免疫应答反应，以杀伤或清除入侵的寄生虫，这种损害与抗损害的斗争，贯穿于寄生虫感染的始终，常常是综合地作用于对方。寄生虫侵入人体并能生活或长或短一段时间，这种现象称为寄生虫感染。有临床表现的寄生虫感染称寄生虫病。人体感染寄生虫后，若没有明显的临床表现，但病原体还在，这些感染者能传播病原体，称为带虫者。带虫者是隐形的最危险且难以控制的传染源。

（一）寄生虫对宿主的作用

1.夺取营养　寄生虫在宿主体内生长、发育和繁殖所需的营养物质来源于宿主，寄生虫的数量越多，被夺取的营养也就越多。这些营养还包括宿主不易获得而又必需的物质，如维生素B_{12}。如蛔虫和绦虫寄生于肠道，以宿主半消化的食物为食，使宿主失去大量养料，并影响肠道的消化吸收功能，引起宿主营养不良。

2.机械性损伤　寄生虫在侵入宿主及在宿主体内移动、定居等现象，均可对宿主造成局部的损伤、阻塞和压迫等机械性损伤。如并殖吸虫幼虫移行至肝脏引起肝损害；猪囊尾蚴压迫脑组织引起癫痫；蛔虫阻塞胆管等。

3.毒性和免疫损伤　寄生虫的排泄物、分泌物、虫卵或虫体死亡后的裂解产物可对宿主产生化学刺激或诱发过敏反应。如血吸虫卵内毛蚴分泌的可溶性抗原物质，可引起肉芽肿，导致肝、肠病变，是其最基本的病变，也是主要致病因素。

（二）宿主对寄生虫的作用

宿主的免疫系统会对寄生虫感染会产生一系列的防御反应，其作用结果主要有3种：①宿主清除全部寄生虫，并产生抵御再感染的能力。②宿主清除部分寄生虫，宿主也具有部分抵御再感染能力，多数属于此类。③宿主不能有效清除寄生虫，并且在体内发育甚至大量繁殖，引起寄生虫病，甚至导致死亡。

（三）寄生虫感染的免疫

包括特异性免疫和非特异性免疫，两者相互协作，共同抑制、杀伤或消灭感染的寄生虫。

1.特异性免疫　即由寄生虫抗原刺激宿主免疫系统诱发免疫应答所产生的针对该抗原的免疫反应，表现为体液免疫和细胞免疫。特异性免疫的类型包括：

（1）消除性免疫：宿主能消除寄生虫，并对再感染产生完全的抵抗力。如皮肤黑热病原虫产生的免疫。

（2）非消除性免疫：是寄生虫感染中常见的免疫类型。当体内有活虫寄生时，宿主对该寄生虫的再感染具有一定的免疫力，若活虫消失，免疫力也随之消失，这种免疫现象称带虫免疫。如抗疟原虫免疫。当宿主感染血吸虫后，所产生的免疫功能对体内活的成虫无明显杀伤效应，但可杀伤再次侵袭的童虫，这种免疫状态称伴随免疫。

（3）寄生虫性超敏反应：是指处于致敏状态的机体再次接触相同抗原时出现的异常免疫应答，常导致组织损伤和（或）生理功能的紊乱而免疫病理反应。按其发病机制常分为四型：Ⅰ型超敏反应，此型多见于对蠕虫的感染，如血吸虫尾蚴引起的尾蚴性皮炎。Ⅱ型超敏反应，如疟原虫引起的贫血。Ⅲ型超敏反应，如血吸虫病和疟疾患者出现的肾小球肾炎。Ⅳ型超敏反应，如血吸虫卵引起的肉芽肿。在寄生虫感染过程中，同一寄生虫抗原，可引起不同类型的超敏反应，不同的寄生虫抗原可引起同一型超敏反应。

2.非特异性免疫　主要表现为宿主的皮肤、黏膜、胎盘和血脑屏障作用，单核吞噬细胞系统的吞噬作用，补体系统的防御作用。

三、寄生虫病的流行与防治原则

（一）寄生虫病的流行

寄生虫病作为病原生物所致的一类疾病，能在一个地方流行，必须具备三个基本环节，即传染源，传播途径和易感人群。

1.**传染源**　是指被人体寄生虫感染的人和动物（家畜及野生动物）。包括患者、带虫者、保虫宿主。

2.**传播途径**　是指寄生虫从传染源传播到易感宿主的过程。有的寄生虫除在人体间直接接触传播外，多数寄生虫的传播须包括离开宿主、外界发育、进入新宿主3个阶段。

人体感染寄生虫病的途径和方式主要有下列几种：

（1）经口感染：多数寄生虫的感染阶段可以通过食物、饮水、污染手指等方式经口进入人体。如蛔虫感染期卵，华支睾吸虫囊蚴。

（2）经皮肤感染：感染阶段寄生虫经皮肤侵入人体，如钩虫丝状蚴。

（3）经媒介昆虫感染：有些寄生虫必须在媒介昆虫体内发育至感染阶段，再通过吸血的节肢动物媒介的叮刺经皮肤进入人体。如蚊媒对疟原虫的传播。

（4）经接触感染：某些寄生虫通过直接或间接的接触方式侵入人体。如阴道滴虫和疥螨。

（5）胎盘感染：当母体在妊娠时感染某些寄生虫，可经胎盘将病原体传递给胎儿。如弓形虫。

3.**易感人群**　是指对寄生虫缺乏免疫功能或免疫功能低下的人群。这类人群容易感染寄生虫。

寄生虫病的流行除上述三个基本环节外，还受自然因素（如环境、阳光、温度、雨量等）、生物因素（如中间宿主、媒介等）和社会因素（政治、经济、文化、卫生、人们的生活方式和生活习惯等）三个因素的影响。故寄生虫病流行具有地方性、季节性、自然疫源性的特点。有的寄生虫病在脊椎动物和人之间自然传播称为人兽共患寄生虫病。

（二）寄生虫病的防治原则

寄生虫生活史因虫种不同而异，影响其流行的因素多种多样，因此要达到有效的防治目的，需要根据寄生虫病流行的三个基本环节，三个因素和三个特点，采取以下几项措施，从而控制或消灭寄生虫病。

1.**控制或消灭传染源**　在流行区，通过普治带虫者和患者，查治或处理保虫宿主；在非流行区，检测和控制来自流行区的流动人口，从而达到控制和消灭传染源。

2.**切断传播途径**　针对不同传播途径的寄生虫病，采取综合措施，加强粪便和水源的管理，注意环境和个人卫生，控制或杀灭媒介节肢动物和中间宿主。

3.**保护易感人群**　加强集体和个人防护，包括预防服药等，广泛进行健康教育，改变不良饮食习惯和生产方式，提高身体素质，加强防保意识。

【知识拓展】◆┊

我国寄生虫病概况

目前我国已知引起人体感染和致病的寄生虫有229种，人群总感染率为75%，主要流行于偏远农村和牧区。我国1956年提出限期消灭的"五大寄生虫病"（即疟疾、血吸虫病、丝虫病、黑热病及钩虫病），经过40多年的努力，取得了卓著的成就，使丝虫病和黑热病基本消灭，钩虫病和疟疾流行得到有效控制的效果，259县（市）的血吸虫病达到传播阻断标准。近年来由于艾滋病病毒感染蔓延及免疫抑制剂大量运用等原因，使寄生虫病发生与流行出现新的变化，而且还有可能形成新的格局。因此，在未来一段较长时间内，我们应继续加强对血吸虫病、肺吸虫病、肝吸虫病、带绦虫病、棘球蚴病、旋毛虫病、蛔虫病、钩虫病、阿米巴病、阴道毛滴虫病等病的防治；注意对丝虫病和黑热病的流行监测；防止机会致病寄生虫病发生；警惕动物源性寄生虫感染。

学习检测

一、选择题

寄生虫成虫或有性生殖阶段所寄生的宿主称为（　　　）。

A. 终宿主　　　　　　　　　　　B. 第一中间宿主
C. 中间宿主　　　　　　　　　　D. 保虫宿主
E. 转续宿主

二、填空题

1. 寄生虫病流行的特点是 ＿＿＿＿＿＿、＿＿＿＿＿＿、＿＿＿＿＿＿。
2. 寄生虫病流行的三环节是 ＿＿＿＿＿＿、＿＿＿＿＿＿、＿＿＿＿＿＿。

三、简答题

1. 按照生物学系统分类，人类寄生虫分为哪些？
2. 寄生虫危害宿主的方式有哪些？
3. 寄生虫感染人体的途径和方式有哪些？举例说明。
4. 简述寄生虫病的防治原则。

第二十四章
医学蠕虫

1. 熟悉医学线虫的一般形态、结构特点，生活史规律及国内流行的主要种类。

2. 掌握蛔虫、钩虫、蛲虫、鞭虫、丝虫及旋毛虫生活史要点，致病机制及其所致疾病。

3. 熟悉肠道寄生线虫和组织寄生线虫常用的实验室诊断方法及意义。

学习导入

患者，女，27岁，因畏寒，低烧1个月，排米汤样尿3天而入院。患者反复间歇发烧数年，双下肢水肿，尿液浑浊度（+）。患者入院后，第1天排乳糜尿3400 mL，第2天又排乳糜尿1500 mL。患者随即出现疲乏、神萎、恶心、呕吐2次，面色苍白、四肢发冷，体温不升（35℃）；脉搏由70次/分，增至112次/分，甚至扪不清，血压60/37 mmHg（8/5 kPa），双下肢时有抽搐。经给予抗休克处理，休克基本纠正，乳糜尿量减少，每日尿量保持在800～1000 mL。问题：

思考 ⋯⋯⋯⋯⋯⋯⋯⋯⋯⋯⋯⋯⋯⋯⋯⋯⋯⋯⋯⋯

1. 根据病例提供信息该患者感染哪种寄生虫病（根据病例提供信息请你写出诊断）？

2. 本患者排乳糜尿，是由于哪部分淋巴管道阻塞？

蠕虫（Helminth）是一类软体的多细胞无脊椎动物，因借肌肉的伸缩做蠕形运动，故称蠕虫。寄生在人体的蠕虫称为医学蠕虫，包括线形动物门、扁形动物门和棘头动物门所属的各种低等动物，与人类关系密切的蠕虫种类几乎都属于前两门。

■ 第一节 线虫纲

线虫医学蠕虫中的线虫动物门线虫纲，是动物界中数量最丰者之一，寄生于动植物，或自由生活于土壤、淡水和海水环境中，绝大多数营自生生活，也可营寄生生活中。

一、似蚓蛔线虫

似蚓蛔线虫，俗称蛔虫，是人体最常见的寄生虫之一。成虫寄生于小肠，引起蛔虫病。

（一）成虫

虫体长圆柱形，头端稍钝，尾端较尖。活时呈淡红色，死后灰白色。体表有均匀的细横纹，两侧有明显的纵线，形似蚯蚓。口孔位于虫体顶端，周围表皮突出形成"品"字形唇瓣，唇瓣内缘靠近口孔有锯齿形细齿，侧缘有感觉乳突。雌虫长20～35 cm，最长者可达49 cm，尾直而钝圆，肛门位于末端，生殖系统为双管型，阴门位于虫体前、中1/3交界处的腹面；雄虫长15～31 cm，尾端向腹面弯曲，有1对象牙状的交合刺，生殖系统为单管型。

（二）虫卵

似蚓蛔线虫自虫体排出的蛔虫卵有受精卵、未受精卵两种。其中受精卵呈宽椭圆形，大小（45～75）μm×（35～50）μm。卵壳厚而透明，显微镜下仅可见厚而均匀的壳质层。卵内含一大而圆的卵细胞，卵细胞与卵壳两端常见新月形空隙。卵细胞进一步发育成幼虫，即称为含蚴卵或感染期卵。受精卵和未受精卵的蛋白质膜均可以脱落，成为无色透明的脱蛋白膜卵。

（三）生活史

似蚓蛔线虫的生活史中，是不需要中间宿主的。其成虫寄生于人体小肠，主要是在空肠，雌、雄成虫交配后，雌虫产卵，卵随粪便排出体外。在荫蔽、潮湿、温暖（21℃～30℃）、氧气充足的泥土中，约经2周左右的时间，卵细胞发育成第一期幼虫，再经1周，卵内幼虫第一次蜕皮发育为感染期卵。感染期卵被人食入后，在小肠内幼虫孵出，幼虫侵入小肠黏膜和黏膜下层，钻入肠壁小静脉或淋巴管，经静脉系统入肝，再经右心到肺，穿破毛细血管进入肺泡，在此进行第2次和第3次蜕皮，然后，沿支气管、气管移行至咽喉部，被宿主吞咽，经食管、胃到达小肠进行第

蛔虫生活史

4次蜕皮，经数周发育为成虫，以肠内的半消化食物为营养。

（四）致病性

幼虫在肠、肝、肺的移行过程中，因机械损伤和代谢产物的刺激，可引起上述器官的组织损伤以及局部或全身性过敏反应。成虫直接掠夺肠内的半消化食物并损伤肠黏膜，导致消化吸收功能障碍，可致宿主营养不良，儿童可出现发育障碍。

（五）实验室诊断

一般采用0.9%氯化钠溶液直接涂片法，对于涂片检查阴性者，还可采用定量透明法（改量加藤法）、饱和盐水浮聚法、水洗沉淀法等提高检出率。对粪便中查不到虫卵的疑似患者，可通过试验性驱虫来确诊。

（六）流行与防治

加强粪便管理：改善环境卫生，使用无害化处理的粪便施肥，切断蛔虫传播途径。药物治疗：对患者及带虫者进行驱虫治疗，常用驱虫药物有阿苯达唑、甲苯达唑、噻嘧啶等。对有并发症的患者，应及时送医院诊治，以免耽误病情。

二、毛首鞭形线虫

毛首鞭形线虫，简称鞭虫。是人体常见的寄生线虫之一。成虫寄生于人体盲肠，可以引起鞭虫病。

（一）成虫

鞭虫的成虫虫体前3/5细长，后2/5粗短，形似马鞭。口腔小，咽管细长，其外由串珠状排列的杆细胞包绕。雌虫长3.5～5 cm，尾端钝圆而直。雄虫长3～4.5 cm，尾部向腹面呈螺旋状卷曲，末端有1根交合刺，外有可伸缩的交合刺鞘。两性成虫的生殖系统均为单管型。

（二）虫卵

鞭虫卵呈纺锤形或腰鼓形、黄褐色，大小（50～54）μm×（22～23）μm，壳厚，两端各有一透明栓，内含一卵细胞。

（三）生活史

成虫主要寄生于人体盲肠，感染虫数多时，亦可见于结肠、直肠及回肠下段。虫体前端钻入肠壁，吸取组织液和血液为营养。雌、雄交配后，雌虫产卵，卵随粪便排出体外，在适宜的温度（30℃左右）和湿度下，约经3～5周即可发育为感染期卵，被人食入后，幼虫在小肠内孵出，钻入肠黏膜，摄取营养、发育，约经10天，幼虫返回肠腔内，移行至盲肠发育为成虫。自食入感染期卵至雌虫开始产卵需1～3个月。成虫寿命一般为3～5年左右。

（四）致病性

由于机械损伤及分泌物的刺激作用，可引起肠壁组织充血、水肿、出血等慢性炎症反应，甚至引起细胞增生，肠壁增厚，形成肉芽肿病变。轻度感染者多无明显症状，重度感染患者可出现头晕、消瘦、贫血、腹痛、腹泻、大便潜血或带鲜血，可致慢性失血。少数患者可出现发热、荨麻疹、嗜酸性粒细胞增多、四肢浮肿等。儿童重度感染可致直肠脱垂。

（五）实验室诊断

采用生理盐水直接涂片法从粪便中查虫卵，也可用定量透明法（改良的加藤法）、饱和盐水浮聚法、水洗沉淀法，提高检出率。

（六）流行与防治

鞭虫的分布及流行与蛔虫相似，温暖、潮湿的环境有利于鞭虫卵的发育和传播。因虫卵对干燥、低温的抵抗力不如蛔虫卵，故鞭虫的感染率比蛔虫低。感染率南方高于北方，农村高于城市，儿童高于成人。患者是唯一的传染源。因此要注意个人卫生，加强水源管理和粪便管理。查治患者及带虫者，消除传染源。常用药物有阿苯达唑和甲苯咪唑，均有较好的驱虫效果。

三、蠕形住肠线虫

蠕形住肠线虫简称蛲虫。成虫寄生于人体回肠、盲肠部位，引起蛲虫病。

（一）成虫

虫体乳白色。角皮具横纹，头端角皮膨大形成头翼。顶端口孔周围有3片唇瓣。咽管末端膨大呈球形，称咽管球。雌虫长8～13 mm，宽0.3～0.5 mm，虫体前端较细，中部膨大，尾端长而尖细，生殖系统为双管型。阴门位于虫体前1/3处的腹面，肛门位于虫体后1/3的处。雄虫长2～5 mm，宽0.1～0.2 mm，尾端向腹面卷曲，有1根交合刺，生殖系统为单管型。

（二）虫卵

虫卵一般为无色透明，大小（50～60）μm×（20～30）μm。呈不对称椭圆形，一侧稍突出，一侧较平，形似柿核。卵壳厚，由一层脂层和两层壳质层构成，外有光滑的蛋白质膜。虫卵自虫体排出时，其内卵细胞已发育至蝌蚪期胚胎，数小时后即可发育为幼虫。

（三）生活史

成虫通常寄生于人体盲肠、阑尾、结肠及回肠下段。雌、雄成虫交配后，雄虫很快死亡。子宫内充满虫卵的雌虫脱离肠壁向肠腔下段移行至结肠，在肠内温度及低氧压的环境中，一般不排卵或仅排少量的虫卵。宿主入睡后，肛门括约肌松弛，部分雌虫移行至肛门外，受温度、湿度的改变及空气的刺激，大量排卵，黏附于肛周皮肤上。排卵后雌虫大多死亡，少数雌虫可逆行返回肠腔，偶可进入阴道、尿道等处引起异位寄生。

（四）致病性

雌虫在肛周产卵刺激肛门及会阴部皮肤，引起皮肤瘙痒，为蛲虫病的主要症状。搔抓患处常引起继发感染。患者可出现烦躁不安、失眠、食欲减退，消瘦、夜间磨牙及夜惊等症状。长期反复感染，可影响儿童的身心健康。虫体附着可致肠黏膜轻度损伤，出现小出血点、轻微溃疡等，影响消化吸收功能。钻入阑尾可引起阑尾炎。

（五）实验室诊断

根据蛲虫的雌虫常在夜间爬出肛门周围产卵的特点，可用透明胶纸法、棉拭子法等清晨从患者肛门周围采样查虫卵。也可从粪便中查找蛲虫的成虫或待患儿入睡后，查看肛周有无成虫进行确诊。

（六）流行与防治

蛲虫病呈世界性分布，国内人群感染也较普遍，感染率城市高于农村，儿童高于成人，集体生活的儿童尤其高。

防治：加强卫生宣传，注意个人卫生、公共卫生及家庭卫生。勤剪指甲，勤洗肛门，勤换内裤，勤晒被褥；饭前、便后要洗手。患儿夜间睡眠应穿封裆裤，避免手指接触肛门。玩具和用具定期消毒。对集体生活的儿童应有计划地普查、普治。药物常用阿苯达唑、甲苯达唑。

四、十二指肠钩口线虫和美洲板口线虫

十二指肠钩口线虫简称十二指肠钩虫。美洲板口线虫简称美洲钩虫。两者均寄生于人体小肠，引起钩虫病，是我国严重危害人体健康的重要寄生虫之一。

（一）形态

一般钩虫的成虫虫体长约1 cm左右，活时为肉红色，死后为灰白色。两种钩虫的虫卵很相似，一般呈椭圆形，新鲜粪便中的虫卵内含2～8个卵细胞。若因患者便秘或粪便放置1～2天后，卵内的卵细胞可发育为更多的细胞甚至是幼虫。

（二）生活史

钩虫成虫寄生于人体小肠上段，以钩齿或板齿咬附在宿主肠壁上，摄取血液或肠黏膜为食，并常更换叮咬部位。雌、雄交配后，雌虫产卵。虫卵随粪便排出体外，在荫蔽、温暖、潮湿且富含有机物的土壤中经5～6天发育成具有感染性的丝状蚴。钩虫主要经皮肤感染人体，但十二指肠钩虫也可经口感染，如食入的丝状蚴不被胃酸杀死，直接在小肠内发育为成虫。偶可通过母乳和胎盘感染。钩虫的丝状蚴还可感染猪、小牛、兔等动物，移行到这些动物的肌肉中保持滞育状态，人若食用了这些未煮熟的转续宿主的肉而被感染。美洲钩虫仅能经皮肤感染。

（三）致病性

人体感染钩虫后是否出现临床症状，取决于寄生的虫数、宿主的营养状况及免疫力等因素。成虫引起慢性失血而导致贫血是钩虫对人体最主要的危害。患者表现为怠倦乏力、神经衰弱、反应迟钝、毛发干燥无光泽。体检可发现黏膜、结膜和皮肤苍白，足和踝部出现凹陷性浮肿，严重时可出现心慌、气短、心脏扩大等贫血性心脏病体征。少数严重感染的患者喜食生米、生豆、泥土、瓦片、煤炭等，称异嗜症。多数患者补充铁剂后，症状可消失。

（四）实验室诊断

粪便标本的直接涂片法检验简便易行，容易操作，但轻度感染者容易漏诊，反复检查可提高阳性率。饱和盐水浮聚法可提高检出率。

（五）流行与防治

钩虫病的查、治应集中在冬、春季节，避免重复感染。治疗药物有阿苯达唑（400 mg/次，一天2次，连服3天）和甲苯咪唑（100 mg/次，一天2次，连服3天）。对钩虫患者并适当补充铁剂和维生素。

五、丝虫

丝虫是由吸血节肢动物传播的一类寄生性线虫。我国仅有班氏吴策线虫（班氏丝虫）和马来布鲁线虫（马来丝虫）两种，引起人体的丝虫病。近年来，国内也有回国人员感染其他丝虫的病例报道。

（一）形态

两种丝虫的形态结构相似，虫体细丝状，乳白色，体表光滑。雌虫尾端略向腹面弯曲，雄虫尾端向腹面卷曲2～3圈。虫体微小、细长，直径近似于红细胞大小，在新鲜血片中虫体做蛇样运动。染色后，可见虫体头端钝圆，尾端尖细，外被鞘膜。体内有很多圆形或椭圆形的体核，头端无核区称为头间隙。

（二）生活史

两种丝虫生活史基本相同，都需经两个阶段的发育，即幼虫在中间宿主蚊体内的发育和成虫在人体内的发育。

1.在蚊体内的发育　当雌蚊叮咬感染者吸血时，微丝蚴随血进入蚊胃内，经1～7小时，脱去鞘膜，穿过胃壁，经血腔侵入胸肌；幼虫活动减弱，缩短变粗，约3～4天发育为形似腊肠的腊肠幼。其后虫体蜕皮2次发育为体形细长的丝状蚴，即感染期幼虫。丝状蚴活动力增强，离开蚊的胸肌，进入血腔，其中大部分到达蚊下唇，当蚊再次叮人吸血时，丝状蚴从蚊下唇逸出，经吸血伤口或正常皮肤侵入人体。

2.在人体内的发育　丝状蚴侵入人体后的移行途径至今还不很清楚。一般认为，幼虫可迅速进入皮下附近的淋巴管，再移行至大的淋巴管及淋巴结内寄生，经2次蜕皮发育为成虫。成虫常相互缠绕在一起，以淋巴液为食。雌雄虫交配后，雌虫产出微丝蚴，多数微丝蚴随淋巴液进入血循环。成虫寿命一般为4～10年，最长可达40年，微丝蚴寿命一般为2～3个月。

（三）致病性

丝虫幼虫的致病作用较为微弱，丝虫的成虫是致病的主要原因。

1.急性期丝虫病　主要表现为急性淋巴管炎、淋巴结炎及丹毒样皮炎。淋巴管炎常先于淋巴结炎，发作时可见皮肤表面有一条离心性发展的红线，称为逆行性淋巴管炎，俗称"流火"；上下肢均可发生，以下肢多见。

2.慢性期丝虫病　因阻塞部位不同，可有不同表现，一般在感染后10～15年才出现。

象皮肿是晚期丝虫病最常见的体征；睾丸鞘膜积液多由班氏丝虫引起；乳糜尿是班氏丝虫病的常见症状。患者常间歇性排出乳白色"米汤样"或"牛奶样"尿液。如与淋巴管伴行的肾毛细血管破裂可出现粉红色血性乳糜尿。乳糜尿中含有大量的蛋白及脂肪，在体外放置后易凝结成胶胨状；静止后分为三层，沉淀物中有时可找到微丝蚴。

（四）实验室诊断

从受检者血液、乳糜尿、抽出液或活检物中检出微丝蚴是确诊丝虫病的依据。有淋巴结肿大的患者，可用注射器从可疑淋巴结中抽吸虫体，或手术切除结节，剥离组织检查成虫，检获的虫体固定、透明后，显微镜镜检定种。

（五）流行与防治

防蚊灭蚊：消灭传播媒介，阻断传播途径。杀灭蚊虫的同时还要清除蚊虫滋生地。对原患者的复查复治，对既往未检查者补查补治，加强流动人口管理，发现患者及时治疗；对血检阳性户进行蚊媒检测，发现感染蚊，应积极灭蚊并扩大对周围人群的血检，以清除疫点。

六、旋毛形线虫

旋毛形线虫简称旋毛虫。除人以外，许多种哺乳动物，如猪、犬、鼠、猫及熊、野猪、狼、狐等野生动物，均可作为本虫的宿主。

（一）成虫

细小呈线状，乳白色，雄虫（1.40～1.60）mm×0.04 mm，尾端有一对叶状交配附器，无交合刺出。雌虫（3～4）mm×0.06 mm，尾端钝圆。

（二）囊包

为旋毛虫幼虫在宿主横纹肌内形成的包囊样结构，梭形，其纵轴与肌纤维平行，大小（0.25～0.50）mm×（0.21～0.42）mm，通常内含1～2条幼虫，也可有多条。幼虫长约1 mm，卷曲于囊包中。

（三）生活史

成虫寄生在人、猪、鼠、猫、犬及多种野生动物的小肠上段，幼虫寄生于同一宿主的横纹肌内；但完成生活史必须转换宿主。宿主食入含活囊包的肉类后，在消化液的作用下，经数小时囊包内的幼虫便可脱囊而出，并立即侵入十二指肠及空肠上段黏膜内，在肠绒毛基部和腺隐窝的上皮细胞内经24小时发育后，返回肠腔，48小时内经4次蜕皮后发育为成虫。

（四）致病性

旋毛虫的致病与食入囊包的数量、活力、幼虫侵犯部位以及宿主的免疫力有关。成虫和幼虫均可致病。临床表现多样，轻者可无明显症状，重者可于发病后3～7周死亡。据病程的进展及临床表现的不同可将旋毛虫病分为三期：

1. 肠型期（侵入期）　因肠黏膜损伤，临床表现主要为胃肠不适、恶心、呕吐、腹痛及腹泻等，可同时伴有畏寒、低热及乏力等全身症状。病程约1周。

2. 肌型期（幼虫移行期）　幼虫移行到达肌肉并寄居于此，引发炎症。此期症状是全身肌肉酸痛、压痛，尤以腓肠肌、肱二头肌、肱三头肌为著。同时可伴有发热、眼睑及面部浮肿、呼吸困难、皮疹等。患者可因广泛的心肌炎导致心力衰竭、毒血症以及呼吸道并发症等死亡。此期病程约3周。

3. 恢复期（囊包形成期）　为急性症状消退，组织逐渐修复的过程。全身症状逐渐减轻或消失，但肌痛仍可持续数月。重者者可出现恶病质、虚脱、心肌炎、心力衰竭，也可并发肺炎和脑炎。

（五）实验室诊断

常用于轻度感染或早期诊断。方法包括皮内试验（ID）、间接血凝试验（IHA）、间接荧光抗体试验（IFA）、酶联免疫吸附试验（ELISA）等，其中以IFA和ELISA法敏感性、特异性较好。

（六）流行与防治

旋毛形线虫为世界性分布，主要流行于欧美。风干、腌制、熏制及涮食等方法常不能完全杀死幼虫，但加热70℃时幼虫很快死亡。

开展饮食卫生宣传，不吃生的或未熟的肉类及其制品。加强肉类检疫及肉制品卫生制度检查。改变养猪方法，提倡圈养及熟饲料饲养，以防猪的感染。大力灭鼠以减少传播源。治疗常用药有甲苯达唑、阿苯达唑及噻苯达唑等。

■ 第二节　吸虫纲

吸虫（trematode）属扁形动物门吸虫纲。种类繁多。我国寄生于人体的吸虫主要有华支睾吸虫、布氏姜片吸虫、卫氏并殖吸虫、斯氏狸殖吸虫和日本血吸虫。

一、日本血吸虫

血吸虫属于扁形动物。血吸虫，即血管内寄生的吸虫。与其他吸虫不同的是，血吸虫虫体呈线形，雌雄异体。寄生于人体的血吸虫有日本血吸虫、埃及血吸虫、曼氏血吸虫、间插血吸虫、湄公血吸虫和马来血吸虫等。

（一）成虫

虫体呈线形或圆柱状。口吸盘位于虫体前端，腹吸盘处于离口吸盘不远的虫体腹面。消化道有口、食道和肠管，无咽。食道被食道腺围绕，肠管在腹吸盘之前分成两支，至虫体中部之后又合并为单一的盲管，最后终止于虫体末端。雌雄异体，常呈雌雄合抱。

（二）虫卵

椭圆形，淡黄色，大小（74～106）μm×（50～80）μm，卵壳较薄而均匀，无卵盖，表面常附有宿主组织残留物，卵壳一侧常见一小棘。成熟卵内含有一梨形毛蚴，毛蚴与卵壳的空隙中常可见一些折光性强呈油滴状的毛蚴头腺分泌物，为可溶性虫卵抗原（soluble egg antigen，SEA）。未成熟虫卵比成熟虫卵小，内含卵细胞和卵黄颗粒。

（三）生活史

成虫寄生于人及多种哺乳动物的门脉—肠系膜静脉系统，以宿主血液为食。雌雄交配，雌虫于肠系膜下层的静脉末梢中产卵，虫卵大部分沉积于结肠壁的小静脉中，虫卵随粪便入水孵出毛蚴遇上中间宿主钉螺，侵入螺体最后发育成大量尾蚴。一个毛蚴在钉螺内可增殖形成约10万条尾蚴。尾蚴在螺体内不断成熟，陆续逸出，倒悬或游动于近岸水面下。当与人或动物的皮肤、黏膜接触时，借其虫体的伸缩，尾部的摆动，以及穿刺腺分泌物的溶组织作用，数秒至数分钟可侵入人或动物的体内，脱去尾部，发育为童虫。童虫在皮下组织停留数小时，侵入局部小血管或淋巴管，随血流经右心到肺部，再通过肺毛细血管，由左心进入体循环。经肠系膜动脉、毛细血管网、肠系膜静脉，顺血流停留于肝门静脉，发育到一定程度，雌雄虫体分化，雌雄合抱，然后逆血流至肠系膜静脉定居发育为成虫。

（四）致病性

日本血吸虫的尾蚴、童虫、成虫以及虫卵均可使人致病，其中以虫卵的致病作用最为严重。除了机械刺激外，免疫病理损伤为其最重要的致病原因。

接触疫水后数小时，局部皮肤出现粟粒至黄豆大小的丘疹或荨麻疹，伴瘙痒，即尾蚴性皮炎，1～3日内消失。经15～75天的潜伏期，可出现高热，伴腹泻、腹痛、黏液血便，肝脾肿大，肌肉关节疼痛，嗜酸性粒细胞增多等。粪检虫卵阳性。严重者可见消瘦、贫血、水肿、黄疸、腹水甚至死亡。

（五）实验诊断

以直接涂片法、改良加藤厚涂片法或尼龙绢集卵法等从粪便中查虫卵。

（六）流行与防治

日本血吸虫病为人兽共患病，患者及病牛是最重要的传染源。钉螺是日本血吸虫的唯一中间宿主。积极开展健康教育，改变不良卫生习惯和生产、生活方式，减少与疫水接触的机会，或做好个人防护，下水时穿防护裤，或在皮肤上涂防蚴宁、氯硝柳胺脂剂等可防止尾蚴的感染。采取综合灭螺措施，切断传播途径。不用新鲜粪便施肥，加强家畜管理，防止粪便污染水源。查治患者、病畜。治疗首选药物为吡喹酮。

二、华支睾吸虫

华支睾吸虫俗称肝吸虫，成虫寄生于人体的肝胆管内，引起肝吸虫病。华支睾吸虫又称"华肝蛭"。近年因吃生鱼、虾，导致某些地方的肝吸虫感染率增高。

（一）成虫形态

虫体前端较窄，后端钝圆，形似葵花籽仁，背腹扁平，菲薄而透明。活时淡红色，死后灰白色，大小（15～25）mm×（3～5）mm。口吸盘稍大于腹吸盘。前者位于虫体前端，后者位于虫体腹面前1/5处。

（二）虫卵形态

低倍镜下形似芝麻，高倍镜下如电灯泡，黄褐色，大小（27～35）μm×（12～20）μm，是蠕虫卵中的最小者。卵前端略窄并有一小盖，与卵盖相接处的卵壳略增厚形成肩峰，其后端钝圆，有一小突起。卵内含有一毛蚴。

（三）生活史

1.成虫寄生部位　人及多种哺乳动物（犬、猫、猪等）的肝胆管。人与上述动物均为肝吸虫的终宿主，同时，这些动物又为肝吸虫的保虫宿主。

2.离体阶段　虫卵随粪便排出宿主体外，需要进入水中才能继续发育。

3.中间宿主　第一中间宿主为沼螺、豆螺等淡水螺类。第二中间宿主为淡水鱼、虾。

4.感染阶段　囊蚴。

5.感染方式　人因食入生的或未煮熟的含囊蚴的鱼、虾而感染。

（四）致病性

肝吸虫病的病变程度及临床表现因感染虫数的多少、时间长短及个体的免疫力强弱而异。多数人为轻度感染，感染的的虫数少，病变和症状不明显或很轻微。若感染的虫数多时，患者有腹部不适、肝区疼痛，消化不良、食欲不振、乏力、消瘦、肝肿大等。晚期有腹水、脾肿大，腹壁静脉曲张，阻塞性黄疸等临床表现。

儿童感染可导致发育障碍，侏儒症，重者可引起肝性脑病，消化道出血而致死亡。

（五）实验诊断

直接涂片法操作简便，但由于所用粪便量少，虫卵小，检出率不高，尤其是虫卵少时，容易漏检，故一般需要连查三遍。

（六）流行与防治

生食淡水鱼、虾是感染的关键因素。如广东一带居民喜食"鱼生""鱼生粥"及"烫鱼片"，东北朝鲜族居民嗜生鱼佐酒。所以，这些地方的人群肝吸虫感染率较高。加强宣传教育，提高人群防范意识。提倡卫生的烹调方法和食鱼习惯，不生食或半生食鱼、虾，并注意将切生、熟食的砧板和刀具分开。加强粪便管理，防止虫卵下水。积极查治患者和带虫者。治疗肝吸虫的首选药物为吡喹酮。其次，也可用阿苯达唑，两者均有好的疗效。

第三节　绦虫纲

绦虫属于扁形动物门的绦虫纲。该纲成虫体背腹扁平、左右对称、大多分节，长如带状，无口和消化道，缺体腔，除极少数外，均为雌雄同体。

一、链状带绦虫

链状带绦虫也称猪带绦虫、猪肉绦虫或有钩绦虫。成虫寄生于人体小肠，引起猪带绦虫病；幼虫寄生于人体或猪等动物组织内，引起囊尾蚴病。链状带绦虫在古代医籍中称之为寸白虫或白虫。

（一）成虫

乳白色，背腹扁平，带状，长2～4 m，前段较细，后渐扁阔，由700～1000个节片组成，节片薄，略透明。头节近似球形，直径0.6～1 mm，上有4个吸盘，顶部中央隆起形成顶突，其上有25～50个小钩，排列成内外两圈，内圈的钩较大，外圈的钩稍小。颈部纤细，直径约为头节的一半，长5～10 mm，不分节。链体由幼节、成节、孕节组成。

（二）猪囊尾蚴

猪囊尾蚴又称囊虫，卵圆形，大小（8～10）mm × 5 mm，为白色半透明的囊状物，囊内充满透明囊液。头节凹入囊内呈白色点状，其形态结构与成虫头节相同。

（三）虫卵

球形或近似球形，卵壳薄而透明，易脱落，内为胚膜，较厚，棕黄色，由许多棱柱体组成，光镜下呈放射状条纹。卵内含1个球形、有3对小钩的幼虫，称六钩蚴。虫卵自孕节散出后，卵壳多已脱落而形成不完整虫卵。

（四）生活史

人既是猪带绦虫的终宿主，也可成为其中间宿主。有以下三种情况，人体可以成为猪带绦虫的中间宿主，而患上猪囊尾蚴病：①自体体内感染：绦虫病患者在剧烈恶心、呕吐时，肠道逆蠕动将虫卵或脱落的孕节反入胃中，经消化液作用，六钩蚴逸出，经血循环或淋巴系统到达全身各组织器官发育为囊尾蚴。此种方式危害最为严重。②自体体外感染：绦虫病患者误食自身排出的虫卵而引起的感染。③异体感染：误食他人排出的虫卵而引起的感染。据报告有16%～25%的猪带绦虫病患者伴有囊尾蚴病，而囊尾蚴病患者中约55.6%伴有猪带绦虫寄生。

（五）致病性

1.猪带绦虫病　成虫寄生人体小肠，一般多为1条，在某地方性流行区患者平均感染的成虫多至2.3～3.8条，国内报道一例最多感染19条。猪带绦虫病临床症状一般轻微。粪便中发现节片是最患者常见的求医原因。

少数有上腹或全腹隐痛、消化不良、腹泻、体重减轻等症状。偶有因头节固着肠壁而致损伤者，少数穿破肠壁或引起肠梗阻。

2.猪囊尾蚴病　俗称囊虫病，危害程度因囊尾蚴寄生的部位、数量和时间而不同。在人体寄生的囊尾蚴可由1个至上千个不等；寄生部位很广，依次好发于人体的皮下组织、肌肉、脑和眼，其次为心、舌、口、肝、肺、腹膜、骨等。人体囊尾蚴病主要可分为三类：皮下及肌肉囊尾蚴病、脑囊尾蚴病、眼囊尾蚴病。

（六）诊断

1.猪带绦虫病的诊断　猪带绦虫病是由于吃了生的或未煮熟的"米猪肉"所致，故询问上述吃肉习惯对发现患者有一定意义。收集患者全部粪便，用水淘洗检查头节和孕节可确定虫种和明确疗效。

米猪肉

2.囊尾蚴病的诊断　一般比较困难，询问病史有一定意义，但主要根据发现皮下囊尾蚴结节，手术摘除结节后检查。眼囊尾蚴病用眼病显微镜镜检查易于发现。对于脑和深部组织的囊尾蚴可用X线、B超、CT、磁共振等检查并可结合其他临床症状如癫痫、颅压增高和精神症状等确定。

（七）流行与防治

由于猪带绦虫寄生在肠道，常可导致囊尾蚴病，故须尽早并彻底驱虫。

驱绦药物多采用中药制剂（槟榔和南瓜子合剂）。此外，西药制剂如阿的平、吡喹酮、阿苯达唑等都取得较好治疗效果。

临床上，一般治疗囊尾蚴病的方法是手术摘除，吡喹酮、丙硫咪唑和甲苯咪唑可使囊尾蚴变性和死亡，但均有不同程度的毒副作用。

猪带绦虫病的预防措施是控制人畜互相感染，厕所猪圈分开。革除不良习惯，不吃生肉，饭前便后洗手，以防误食虫卵。切生熟肉刀和砧板要分开。搞好城乡肉制品的卫生检查。

二、肥胖带绦虫

肥胖带绦虫又称牛带绦虫、牛肉绦虫或无钩绦虫，在我国古籍中也被称作白虫或寸白虫。与猪带绦虫同属于带科、带属。造成牛带绦虫病地方性流行的主要因素是患者和带虫者粪便污染牧草和水源以及居民食用牛肉的方法不当。在上述流行区里牛的放牧很普遍。而当地农牧民常在牧场及野外排便，致使人粪便污染牧场、水源和地面。

（一）形态

外形与猪带绦虫相似。但虫体大小和结构有差异。

（二）生活史

与猪带绦虫生活史相似，最大的区别在于人只被成虫寄生，而无囊尾蚴寄生。人是牛带绦虫的唯一终宿主。成虫寄生在人小肠上段，头节常固着在十二指肠壁，孕节多逐节脱离链体，随宿主粪便排出。通常每天排出6～12节，最多40节。每一孕节含虫卵8～10万个。从链体脱下的孕节仍具有活动力，当孕节沿地面蠕动时可将虫卵从子宫前端排出，或由于孕节的破裂，虫卵得以散播。当中间宿主牛吞食到虫卵或孕节后，虫卵内的六钩蚴即在其小肠内孵出，然后钻入肠壁，随血循环到周身各处，尤其是到运动较多的股、肩、心、舌和颈部等肌肉内，经60～70天发育为牛囊尾蚴。除牛之外，羊、美洲驼、长颈鹿、羚羊等也可被牛囊尾蚴寄生。

人若吃到生的或未煮熟的含有囊尾蚴的牛肉，经肠消化液的作用，囊尾蚴的头节即可翻出并吸附于肠壁，经8～10周发育为成虫。成虫寿命可达20～30年，甚至更长。

（三）致病性

寄生人体的牛带绦虫成虫多为1条；但在地方性流行区，患者平均感染成虫2.7～8条，最多的一例竟达31条。患者一般无明显症状，仅时有腹部不适，消化不良、腹泻或体重减轻等症状。但由于牛带绦虫孕节活动力较强，几乎所有患者都能发现自己排出节片，多数有孕节自动从肛门逸出和肛门瘙痒的症状。脱落的孕节在肠内移动受回盲瓣阻挡时，可加强活动而引起回盲部剧痛，另外，偶然还可引致阑尾炎、肠腔阻塞等并发症和节片在其他部位的异位寄生，人体几乎没有牛囊尾蚴寄生，显示人对牛带绦虫的六钩蚴具有自然免疫功能。

（四）实验室检查

询问病史对发现牛带绦虫患者比猪带绦虫更有价值，患者常自带孕节前来求诊。观察孕节的方法与猪带绦虫相同，根据子宫分支的数目特征可将两者区别。若节片已干硬，可用0.9%氯化钠溶液浸软后再观察。通过粪检可查到虫卵甚至孕节，但采用肛门拭子法查到虫卵的机会更多。还可采用粪便淘洗法寻找孕节和头节，以判定虫种和明确疗效。

（五）流行与防治

在流行区应进行普查普治（驱虫方法同猪带绦虫），以消灭传染源。注意牧场清洁，管理好人粪便。勿使污染牧场和水源，避免牛受感染。加强卫生宣教，注意饮食卫生，改变不良饮食习惯，不吃生肉和不熟的牛肉。加强肉类检查，禁止出售含囊尾蚴的牛肉。

三、细粒棘球绦虫

细粒棘球绦虫俗称包生绦虫，成虫寄生在犬科食肉动物小肠内，幼虫（棘球蚴）寄生于人和多种食草类家畜，以及其他动物，引起一种严重的人畜共患病，称棘球蚴病或包虫病。人感染包虫病的主要原因是接触狗，或处理狗、狼、狐皮而误食虫卵引起。棘球蚴病分布地域广泛，随着世界畜牧业的发展而不断扩散，现已成为全球性重要的公共卫生和经济问题。

（一）形态

细粒棘球绦虫的成虫，是绦虫中最小的虫种之一，体长2～7 mm，平均仅3.6 mm，除头颈节外，整个虫体只有幼节、成节和孕节各一节，偶或多一节。头节略呈梨形，有顶突和4个吸盘。顶突富含肌肉组织，伸缩力强，其上有两圈大小相间的小钩共28～48个，放射状排列。顶突顶端有顶突腺。各节片均为扁长形。成节生殖孔位于节片一侧的中部偏后。睾丸45～65个，分布于生殖孔前后方。孕节子宫具不规则的分支和侧囊，含虫卵200～800个。

（二）生活史

细粒棘球绦虫的终宿主是犬、狼和豺等食肉动物；中间宿主是羊、牛、骆驼、猪和鹿等偶蹄类，偶可感染马、袋鼠，某些啮齿类、灵长类和人。成虫寄生在终宿主的小肠上段，以顶突上小钩和吸盘固着在肠绒毛基部隐窝内，孕节或虫卵随宿主粪便排出。致使虫卵污染动物皮毛和周围环境，包括牧场、畜舍、蔬菜、土壤及水源等。棘球蚴对人体的危害以机械损害为主。原发的棘球蚴感染多为单个；继发感染常为多发，可同时累及几个器官。

（三）实验室检查

询问病史，了解患者是否来自流行区，以及与犬、羊等动物和皮毛接触史对诊断有一定参考价值。确诊应以病原学结果为依据，即手术取出棘球蚴，或从痰、胸膜积液、腹水或尿等检出棘球蚴碎片或原头蚴等。免疫学试验是重要的辅助诊断方法。

（四）流行与防治

加强宣传，普及棘球蚴病知识，提高全民的防病意识，在生产和生活中加强个人防护，杜绝虫卵感染。结合必要的法规强化人的卫生行为规范，主要是根除以病畜内脏喂犬和乱抛的陋习；加强对屠宰场和个体屠宰的检疫，及时处理病畜内脏。定期为家犬、牧犬驱虫，捕杀牧场周围野生食肉动物。棘球蚴病的治疗，首选方法是外科手术，术中应注意务将虫囊取尽并避免囊液外溢或继发性腹腔感染。对早期的小棘球蚴，可使用丙硫咪唑、吡喹酮、甲苯咪唑等。

学习检测

一、选择题

1. 常见蠕虫卵的形态结构中有卵盖的有（　　　）。

A. 蛔虫卵　　　　　　　　　B. 钩虫卵　　　　　　　　C. 肝吸虫卵

D. 日本血吸虫卵　　　　　　E. 蛲虫

2. 生活史需要两个中间宿主的寄生虫是（　　　）。

A. 蛔虫　　　　B. 肝吸虫　　　C. 日本血吸虫　　D. 猪肉绦虫　　　E. 鞭虫

3. 能损伤眼部的寄生虫是（　　　）。

A. 蛲虫　　　　B. 钩虫　　　　C. 日本血吸虫　　D. 猪囊尾蚴　　　E. 鞭虫

4. 可破坏肠壁组织的寄生虫有（　　　）。

A. 蛔虫　　　　　B. 钩虫　　　　C. 丝虫　　　　D. 牛带绦虫　　　E. 日本血吸虫

5. 能在人肌肉组织内寄生的寄生虫是（　　　）。

A. 肥胖带绦虫囊尾蚴　　　　　B. 旋毛虫幼虫　　　　　　C. 卫氏并殖吸虫成虫

D. 班氏丝虫成虫　　　　　　　E. 鞭虫

6. 线虫成虫（　　　）。

A. 大多雌雄同体　　　　　　　B. 均雌雄同体　　　　　　C. 大多雌雄异体

D. 均雌雄异体　　　　　　　　E. 以上均不对

7. 吸虫生活史中第一中间宿主可以是（　　　）。

A. 人　　　　　　　　　　　　B. 其他哺乳动物　　　　　C. 淡水螺

D. 其他水生动物　　　　　　　E. 其他水生植物

8. 下列吸虫的生活史特点中错误的是（　　　）。

A. 生活史都比较复杂　　　　　　　B. 需要中间宿主

C. 首选中间宿主多数是淡水螺　　　D. 发育过程均须经过体内移行

E. 与水关系密切

9. 关于吸虫的描述错误的是（　　　）。

A. 成虫都是雌雄同体的　　　　　　B. 成虫都具口、腹吸盘

C. 生活史中需要中间宿主　　　　　D. 生活史中需要经过水域环境发育

E. 防治原则都需要加强粪便管理

10. 下列哪项不是吸虫的形态结构特点（　　　）。

A. 体扁 　　　　　　　　　　　B. 多为叶状或长舌状 　　　　C. 多为雌雄同体

D. 有吸盘 　　　　　　　　　　E. 消化道不完整

11. 关于蛔虫的描述哪一项是错误的？（　　　）

A. 成虫寄生于人体小肠

B. 口孔周围有三个呈品字形排列的唇瓣

C. 雄虫尾端直而钝，雌虫尾端向腹面弯曲

D. 虫卵呈椭圆形，外有蛋白质膜

E. 是人体肠寄生线虫中最大的

12. 蛔虫卵的形态与其他线虫虫卵主要不同是（　　　）。

A. 卵壳透明 　　　　　　　　B. 卵内含幼虫 　　　　C. 呈棕黄色

D. 有明显的凹凸不平的蛋白膜 　　E. 卵壳与卵细胞之间有空隙

13. 在人体内可移行至肺部的寄生虫是（　　　）。

A. 肝吸虫 　　　B. 疟原虫 　　　C. 蛔虫 　　　D. 蛲虫 　　　E. 绦虫

14. 蛔虫成虫的食物来源为（　　　）。

A. 血液 　　　　　　　　　　B. 肠内半消化食物 　　　C. 组织液、体液

D. 肠内容物、组织或血液 　　　E. 淋巴液

15. 蛔虫产卵量很多，每一雌虫每天排卵约（　　　）。

A. 1 万余个 　　　B. 10 万余个 　　C. 20 万余个 　　D. 40 万余个 　　E. 50 万余个

二、问答题

1. 简述寄生虫对人体的致病作用。

2. 请写出蛔虫的生活史过程，并比较蛔虫与钩虫生活史的异同。

3. 请写出日本血吸虫的生活史过程及致病作用。

4. 请写出疟原虫的生活史过程，比较疟原虫和钩虫引起贫血的原因。

5. 粪检能查出的寄生虫有哪些？各能检出何虫的什么阶段？

6. 血液检查能证实的寄生虫病有哪些，各能检出何虫的什么阶段？

7. 经口食入感染人体的寄生虫有哪些，感染阶段各是什么？

8. 经皮肤钻入感染人体的寄生虫有哪些，感染阶段各是什么？

9. 能引起人肠道病变的寄生虫有哪些，其致病阶段各是什么？

第二十五章
医学原虫

学习目标

1. 掌握间日疟原虫形态、生活史、致病性、诊断、防治原则及首选药物。

2. 熟悉间日疟原虫的流行病学特点。

3. 了解间日疟原虫的实验室检查。

学习导入

患者，男，37岁，广东省阳西县农民。2015年10月上旬每天发冷，发热、伴头痛、全身酸痛，当地社区服务中心拟诊"感冒"，给予服速效伤风胶囊、银翘解毒片、肌内注射青霉素等3天，无效，随转至县医院收治入院。入院后体检：体温39.5℃，贫血貌，RBC 2.1×10^{12}/L（正常值4.0～5.0×10^{12}/L），脾肋下3 cm，血涂片镜检查到红细胞内有恶性疟原虫环状及配子体，氯喹＋伯喹治疗，症状很快消失，患者自我感觉良好，治疗3天后患者要求出院。11月下旬，患者又出现前述症状，并有恶心、呕吐、剧烈疼痛，连续6天后，因昏迷、神志不清、抽搐而送往县医院抢救。体温40℃，贫血貌，瞳孔对光反射迟钝，颈强直，RBC 1.5×10^{12}/L，WBC 3.6×10^{12}/L 血涂片查见红细胞内有某种寄生虫。经抗寄生虫治疗及连续抢救2天无效，在送县医院途中死亡。

思考

1. 诊断为何种疾病？每天发热发冷是什么原因引起的？

2. 患者死亡的原因是什么？从中应吸取什么教训？

医学原虫是一类能寄生于人体的由单细胞构成的，并能独立完成维持生命活动的全部生理功能（运动、摄食、代谢及生殖等）的真核细胞低等动物。原虫大小、形态因虫种不同而异，其基本结构由胞膜、胞质和胞核三部分构成。原虫根据运动细胞器（伪足、鞭毛、纤毛）的有无和类型，分为根足虫纲（如溶组织内阿米巴）、鞭毛虫纲（如阴道毛滴虫）、孢子虫纲（如疟原虫）和纤毛虫（如结肠小袋纤毛虫）四大类。

医学原虫的生活史类型，按传播特点可分为三种：

1.人际传播型 在生活史中只需一种宿主。原虫在人与人之间直接或间接接触而传播，如阴道毛滴虫等。

2.循环传播型 完成生活史需一种以上的脊椎动物宿主。在两种宿主体内分别进行有性和无性生殖，呈世代交替现象，如弓形虫。

3.虫媒传播型 完成生活史需经吸血昆虫体内无性和（或）有性生殖，再经吸血感染人体或动物，如疟原虫。

■ 第一节　孢子虫纲

寄生于人体的疟原虫主要有四种，分别为恶性疟原虫、间日疟原虫、三日疟原虫和卵形疟原虫。我国常见的为间日疟原虫，恶性疟原虫次之，其他两种目前已罕见。四种疟原虫在红细胞内的各期形态特征不尽相同，是诊断鉴别各种疟原虫的依据。经瑞氏或吉氏染色后，疟原虫的细胞质呈蓝色，细胞核呈红色，疟色素呈棕黄色。现将常见的以经吉氏染色后的间日疟原虫的各期形态描述如下：

一、形态

1.早期滋养体 是疟原虫侵入红细胞发育的最早时期。虫体小，占红细胞直径的三分之一左右。细胞质为蓝色，呈环形。细胞核为红色，呈点状，位于细胞质较少的一边，颇似一个带有红宝石的蓝色指环，故又称环状体（图25-1）。

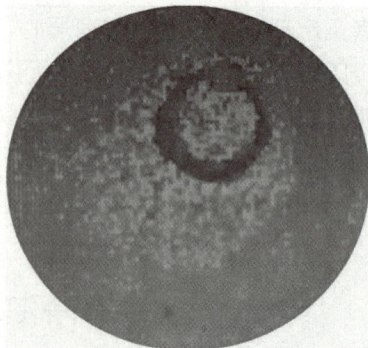

图 25-1　早期滋养体（环状体）

2.晚期滋养体 由环状体发育而来，核变大，胞质增多，有伪足伸出，形状不规则常含有空泡，又称阿米巴滋养体或大滋养体。

3.裂殖体 晚期滋养体继续发育，疟色素增多并集中。细胞核分裂2～10个。

二、生活史

四种疟原虫生活史基本相同，现以间日疟原虫为例，简述如下：

1.在人体内发育 疟原虫在人体内发育有3个时期，即在肝细胞内寄生的阶段称红细胞外期，在红细胞内寄生的无性生殖阶段称红细胞内期，在红细胞内寄生的有性生殖阶段的开始期称配子体形成期（图25-2）。

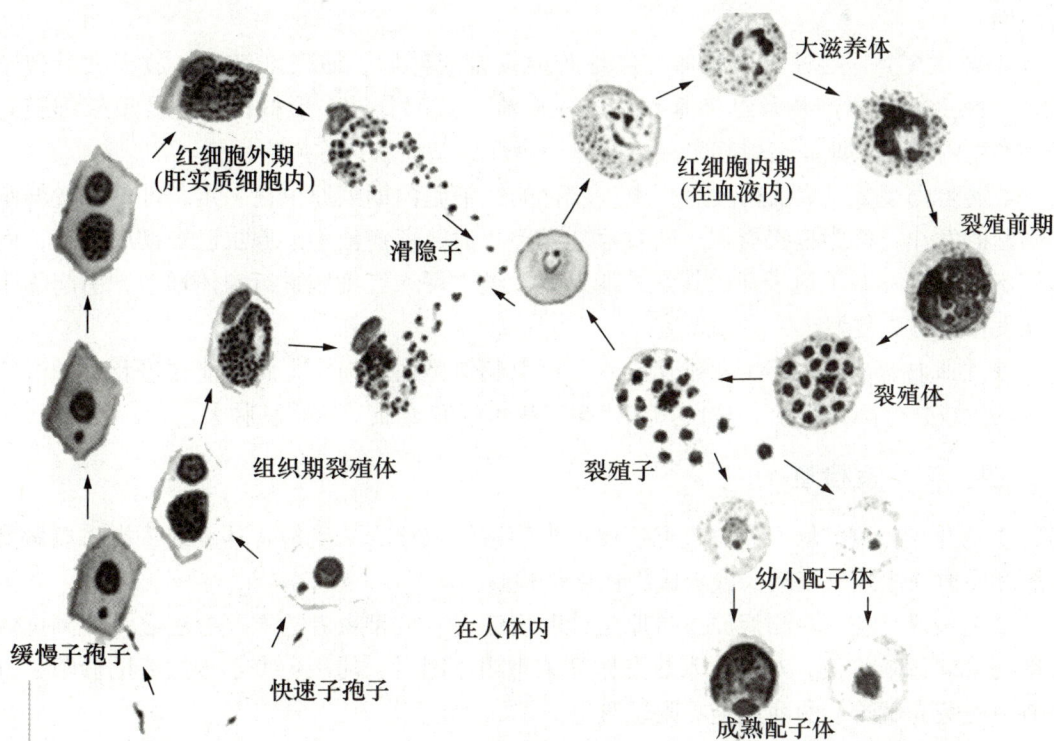

图 25-2 疟原虫生活史

（1）红细胞外期（红外期）：当唾腺内有感染性子孢子的雌性按蚊叮刺人体时，子孢子随蚊的唾液进入人体。约30分钟后随血流进入肝细胞，转变为滋养体。随后，进行无性多分裂的裂体增殖，发育为裂殖体。当裂殖体内的原虫达到一定数量时，肝细胞胀破，释放大量裂殖子。完成红细胞外期发育时间：间日疟原虫约为8天，恶性疟原虫约为6天。

（2）红细胞内期（红内期）：红外期的裂殖子释入血流后侵入红细胞，先形成环状体，逐渐发育为大滋养体，未成熟裂殖体，成熟裂殖体。裂殖体成熟后细胞破裂，释放出裂殖子，一部分裂殖子被吞噬细胞消灭，另一部分裂殖子进入新的红细胞，进行裂体增殖循环。

（3）配子体形成期：红内期疟原虫经过几次裂体增殖后，部分裂殖子进入红细胞直接发育为雌、雄配子体。

2.在蚊体内发育　当雌性按蚊刺吸疟疾患者血液时，疟原虫被吸入蚊胃，之后形成子孢子，称孢子增殖。子孢子可逸出，也可因囊合子破裂子孢子释出，经血腔进入蚊唾液腺。子孢子是疟原虫的感染阶段，当含有子孢子的按蚊再次叮人吸血时，子孢子即随唾液进入人体，重新开始在人体内的发育。

三、致病性

疟原虫的致病阶段是红细胞内期，疟原虫子孢子进入人体到出现疟疾症状的时间为潜伏期。

1.疟疾发作　疟原虫裂殖体在红细胞内发育成熟后，胀破红细胞，放出大量裂殖子，疟原虫的代谢产物及红细胞碎片进入血流，其部分被多形核白细胞及单核细胞吞噬，产生内源性热原质，引起寒战、发热、出汗典型症状，称疟疾发作。

2.再燃与复发　疟疾初发后，由于残存的红细胞内期疟原虫在一定条件下大量增殖而引起的发作，称为疟疾再燃。间日疟初发停止后，若血液中疟原虫已被彻底清除，而肝细胞内的迟发型子孢子开始其红外期发育，继之侵入红细胞进行裂体增殖，引起临床症状发作，称为复发。

3.贫血与脾肿大　疟疾发作几次后，可引起免疫病理损伤、脾功能亢进及骨髓中红细胞的生成发生障碍，引起贫血。其代谢产物可使脾充血，致脾脏肿大。

四、实验室检查

1.病原学检查　从外周血查见疟原虫为确诊的依据。从受检者耳垂或手指采血做薄血膜和厚血膜涂片，以瑞氏或吉氏染色后镜检。

2.免疫学检查　检测疟原虫抗原是诊断现症患者或带虫者的重要方法之一。测抗体一般无早期诊断价值，对多次寒热发作又未查明原因者，使用免疫学方法有助诊断，方法有免疫荧光试验、酶联免疫吸附试验等。

五、防治原则

（1）治疗现症患者和休止期抗复发治疗常用抗疟药物有氯喹（杀灭红内期疟原虫，控制疟疾发作），伯喹（杀灭红外期裂殖体及休眠体，抗复发。杀灭配子体，切断传播途径），乙胺嘧啶（杀灭孢子增殖期，阻断疟原虫在蚊体内增殖发育）。

（2）灭蚊防蚊可有效地切断传播途径，蚊媒防制是预防的重要环节，防滋生，灭幼虫和灭成蚊。

■ 第二节　根足虫纲

溶组织内阿米巴又称痢疾阿米巴，主要寄生于人体结肠内，引起阿米巴痢疾和肠外阿米巴病。溶组织内阿米巴虫为世界性分布，我国各地均有分布，农村高于城市。患阿米巴的高危人群，包括有旅游者、同性恋者，而严重感染发生在小儿、孕妇、免疫功能低下患者，长期应用肾上腺皮质激素的患者。另外阿米巴病亦是AIDS的常见合并症。

一、形态

1.滋养体　根据虫体形态、大小、寄生部位和生理特点，分为大滋养体及小滋养体。大滋养体又称组织型滋养体，具致病力。寄生于结肠黏膜，黏膜下层及肠外器官组织中。小滋养体虫体内外质分界不明显，但含有被吞噬的细菌。两种滋养体区别见表25-1。

表 25-1　大滋养体、小滋养体的鉴别要点

种类	大小	内外质	运动	伪足	吞噬物	寄生部位
大滋养体（组织型）	20～40 μm	界线清楚	活泼	较大	红细胞	组织、器官
小滋养体（肠腔型）	12～30 μm	界线不清楚	缓慢	短小	细菌	肠腔

2.包囊　呈圆球形，经碘液染色后，包囊呈淡黄色。可见到核及核仁。单核和双核包囊是未成熟包囊，囊内可见棕色的糖原泡和透明棒状的拟染色体。四核包囊为成熟包囊，是痢疾阿米巴的感染阶段。

二、生活史

溶组织内阿米巴生活史简单，基本过程是：包囊→小滋养体→四核包囊。四核包囊经口侵入人体，经至小肠，在肠液作用下滋养体逸出并分裂成四个小滋养体，进行二分裂增殖，并逐渐发育为成熟的四核包囊随粪便排出体外。通过污染饮水或食物而感染新的宿主（图25-3）。当宿主的肠道功能紊乱或肠壁受损、免疫功能下降时，小滋养体可侵入肠壁组织，吞噬红细胞，进而虫体增大变为大滋养体，并且可在肠壁组织中大量繁殖，致使局部肠黏膜和组织坏死，形成溃疡。

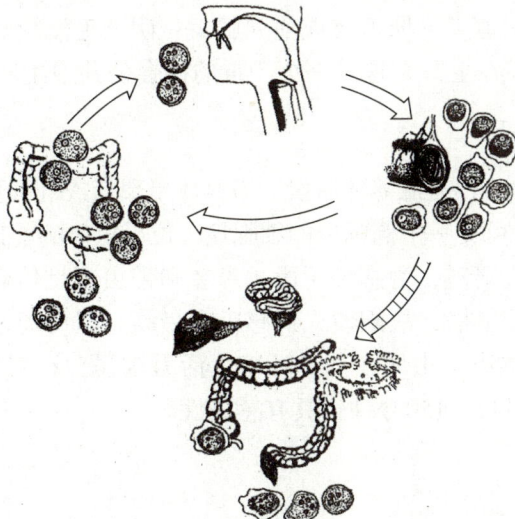

图 25-3　溶组织内阿米巴生活史

三、致病性

人体感染后多数表现为无症状携带者，少数表现为肠内阿米巴病（阿米巴痢疾）和肠外阿米巴病。溶组织内阿米巴的感染阶段是四核包囊，小滋养体无致病作用，致病阶段是大滋养体，大滋养体借助于伪足运动及溶组织酶的作用，在肠壁组织中繁殖扩散，引起液化性坏死，形成烧瓶样溃疡灶，患者出现腹痛、腹泻、粪便呈褐色果酱状的脓血黏液便，有腥臭味，即阿米巴痢疾。侵入肠黏膜下的大滋养体可随血流扩散至肝、肺、脑、心包、皮下及泌尿生殖系统引起相应部位的脓肿或溃疡，即肠外阿米巴病。

四、实验室检查

从粪便中检出大滋养体、小滋养体和包囊，或痰液、肝穿刺液检出大滋养体均可确诊。常用检查方法有0.9%氯化钠溶液直接涂片法、碘液染色法及包囊浓集法。

五、防治原则

1.查治患者和带虫者，控制传染源　尤其是对从事饮食行业工作的人员定期进行体检，常用药物有甲硝唑。

2.加强粪便管理及水源保护　对粪便进行无害化处理，防止粪便污染水源。

3.注意个人卫生　饮食卫生和环境卫生，消灭苍蝇和蟑螂等。

■ 第三节　鞭毛虫纲

一、阴道毛滴虫

阴道毛滴虫是一种常见的泌尿生殖道寄生虫，侵犯女性阴道和尿道，以及男性尿道和前列腺。引起滴虫性阴道炎，尿道炎或前列腺炎：阴道毛滴虫病主要通过性传播方式传播。我国近年来发病率在上升，这是一个严重的社会公共卫生问题。

（一）形态与生活史

阴道滴虫生活史简单，仅有滋养体阶段。滋养体呈梨形或椭圆形，无色透明，有折光性。经铁苏木素染色后，可见一个椭圆形的细胞核，位于虫体的前1/3处（图25-4）。

滋养体以二分裂方式繁殖，为感染阶段。患者和带虫者是传染源，通过两种方式传播：①主要通过性交直接传播，故娼妓人群感染率最高；②可通过公共浴池、浴具、坐式马桶、公用游泳裤而感染。虫体在外界环境生活力较强，在浴池水温中可存活100小时左右，在普通肥皂水中45～150分钟仍具有感染性。

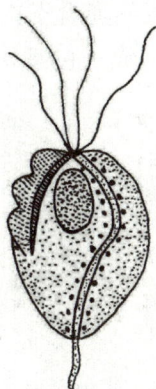

图 25-4　阴道毛滴虫滋养体

（二）致病性

滴虫性阴道炎是一种常见的性传播疾病。当滴虫寄生后，可阻碍阴道内具有保护作用的乳酸杆菌的酵解作用，使阴道内pH转为中性或碱性，有利于致病原体和滴虫的繁殖，从而引起滴虫性阴道炎，常见症状为外阴瘙痒、腰痛、阴道分泌物增多，分泌物多呈泡沫状。泌尿道感染可出现尿频、尿急等尿道刺激症状。

（三）实验室检查

实验室检查方法是取阴道后穹隆分泌物、尿液沉淀物或前列腺液，用0.9%氯化钠溶液涂片，检出滋养体即可确诊。用培养法可提高检出率。

（四）防治原则

大力开展宣教，查治传染源，改善公共设施，注意个人卫生，尤其月经期卫生，提倡淋浴，不共用游泳衣及浴具，采用蹲式公厕。治疗可口服或局部同时用甲硝唑，夫妇双方均应同时用药根治。

二、刚地弓形虫

刚地弓形虫又称弓形虫，是广泛寄生于人和许多动物有核细胞内的原虫，引起人兽共患的弓形虫病。人类对弓形虫普遍易感，尤其是胎儿、婴幼儿、肿瘤和艾滋病患者等。职业、生活方式、饮食习惯与弓形虫感染率有密切关系。

（一）形态

弓形虫的发育过程中有5种形态：即滋养体、包囊、裂殖体、配子体及囊合子（卵囊）。在终宿主体内5种形态均可存在，在中间宿主体内仅有滋养体和包囊（图25-5）。

（1）滋养体又称速殖子。呈香蕉形，核位于中央。存在急性感染期中间宿主的有核细胞内或体液内，也可以数个至十多个的数目寄生于宿主细胞内，形成假包囊。

（2）包囊呈椭圆形，外有一层弹性囊壁内含大量的缓殖子。形态与滋养体相似，多见于有一定免疫力患者的细胞内。

（3）囊合子（卵囊）卵圆形，成熟囊合子内含2个孢子囊，每个孢子囊内有4个新月形子孢子。常见于猫类中。上述假包囊、包囊和卵囊均为弓形虫的感染阶段。

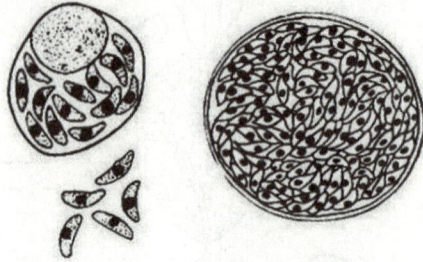

图 25-5　刚地弓形虫滋养体

（二）生活史

弓形虫生活史复杂，包括在猫及猫科动物体内进行无性、有性生殖，以及在人、哺乳动物、鸟类、鱼类及爬行动物体内进行的无性生殖过程（图25-6）。

终宿主（猫等）食入成熟卵囊或动物肉中包囊及假包囊后，子孢子、缓殖子、速殖子侵入猫小肠绒毛上皮细胞内发育为裂殖体，进行裂体增殖。重复数次裂体增殖后，再发育为卵囊。卵囊入肠腔随粪便排出体外，通过食物感染中间宿主，或再感染终宿主。

猫类中的卵囊，或动物肉中的包囊或假包囊，经口感染人体，侵入肠壁随血流或淋巴循环扩散至全身，在有核细胞内发育繁殖，形成假包囊。在免疫功能正常的机体，滋养体在宿主细胞内增殖减慢，形成包囊，包囊常见于脑和骨骼肌等组织中，可存活数年，甚至终生，是慢性期的主要形式。包囊是中间宿主之间、中间宿主与终宿主之间相互传播的主要形式。当孕妇在妊娠期感染弓形虫时，其血液中的滋养体可通过胎盘感染胎儿。

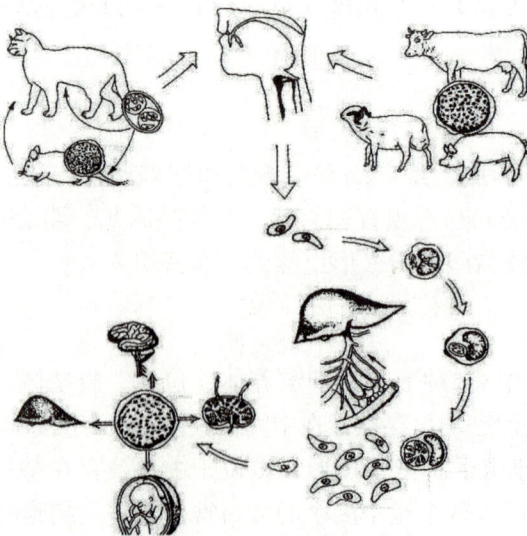

图 25-6　刚地弓形虫生活史

（三）致病性

弓形虫病有先天性和后天获得性两种类型。先天性弓形虫病为妊娠妇女感染弓形虫后，虫体经胎盘传给胎儿，多数影响胎儿发育，重者致畸，甚至死亡；还可发生流产、死产、早产。获得性弓形虫病为食入卵囊污染的水或食物，或食入含包囊、假包囊的未熟肉食类感染。有症状者最常见的是淋巴结炎，伴发热和虚弱乏力。

（四）实验室检查

病原学检查检出率低，多用免疫学检查，常用的有间接血凝试验，酶联免疫吸附试验等。近年来聚合酶链反应（PCR）技术检测已试用于该病的诊断，具有敏感性高，特异性强的优点。

（五）防治原则

加强卫生宣传，防止猫粪污染手指、食物及水源，不吃未熟的肉类及乳品，定期对孕妇作弓形虫常规检查。乙胺嘧啶、磺胺类联合用药治疗。

学习检测

一、选择题

1.原虫生活史类型中的人际传播型不包括以下哪项特点？（　　　）

A.生活史简单

B.生活史阶段必有滋养体期

C.人与人可直接传播

D.有些种类缺包囊期或包囊不进行核分裂

E.多数可引起人畜共患寄生虫病

2.原虫的基本构造除表膜和细胞核外，还有（　　　）。

A.基质　　　　　B.细胞器　　　C.细胞质　　　D.内含物　　　E.表被

3.最可能查到溶组织内阿米巴大滋养体的检验物是（　　　）。

A.水样稀便　　　　　　　　　B.黏液脓血便

C.成形粪便　　　　　　　　　D.糊状粪便

E.以上都不是

4.防止痢疾阿米巴的传播，以下哪一项措施是错误的？（　　　）

A.治疗患者和带虫者　　　　　B.保护水源

C.消灭媒介昆虫　　　　　　　D.粪便管理

E.控制和处理保虫宿主

5. 疟原虫的感染方式为（　　　）。

A. 配子体经输血感染

B. 子孢子直接钻皮肤

C. 雌按蚊叮咬时子孢子主动钻入皮肤

D. 雌按蚊叮咬时子孢子随唾液一起注入人体

E. 雌按蚊叮咬人时卵囊进入人体

6. 疟疾患者可产生（　　　）。

A. 伴随免疫　　　B. 带虫免疫　　　C. 终生免疫　　　D. 先天性免疫　　E. 以上都不是

7. 获得性弓形虫病的发生主要是由于患者（　　　）。

A. 妊娠　　　　　　　　　　　　B. 脏器移植

C. 皮肤受损　　　　　　　　　　D. 输血

E. 食入未煮熟含有包囊的肉

8. 人类感染隐孢子虫的传染源主要来自（　　　）。

A. 保虫宿主　　　B. 患者　　　C. 带虫者　　　D. 环境污染物　　E. 以上都不是

9. 阴道毛滴虫的感染方式是（　　　）。

A. 经口　　　　B. 经皮肤　　　C. 经接触　　　D. 经胎盘　　　E. 经昆虫媒介

二、问答题

1. 医学原虫对人体的致病有哪些特点？

2. 为什么疟疾会出现周期性发作？

3. 叙述阴道毛滴虫对宿主的致病机制。

第二十六章
医学节肢动物

学习目标

1. 掌握常见医学节肢动物的种类及其所传播的疾病。

2. 熟悉医学节肢动物的概念、主要特征、生态及对人体的危害方式。

3. 了解医学节肢动物的流行特点与防治原则。

学习导入

2016年夏季，日本一名50多岁的女性在将衰弱的野猫送往动物医院治疗时，被咬伤了手，随后发病，约10天后死亡。尸检后确定是"发热伴血小板减少综合征"（SFTS）。SFTS是在日本、中国和韩国等地发现的新感染性疾病，过去被认为是由栖息在森林和草地里的蚊虫直接叮咬人类而传染的，由于该名女性事前没有罹患重大疾病，身上也没有被蚊虫叮咬的痕迹，日本厚生劳动省判断是野猫遭蚊虫叮咬后感染了病毒，再传染给了该名女性。

思考

1. 哪些属于医学节肢动物？

2. 常见的由医学节肢动物引起的疾病有哪些？

节肢动物（Arthropod）分布广泛，种类繁多，占世界上动物种类总数的87%。通过骚扰、蜇刺、吸血、寄生和传播病原体等方式危害人畜健康的节肢动物，称为医学节肢动物（Medical arthropod）。

■ 第一节　医学节肢动物概述

一、医学节肢动物的形态特征及分类

（一）形态结构

节肢动物的主要结构特点：①虫体左右对称，体壁由坚硬的外骨骼组成。②躯体与附肢结构（足、触角、触须）既分支，又对称。③开放式循环系统。体腔即为血腔，内充满血淋巴循环于各器官和组织间。④大多雌雄异体，繁殖方式多样，如卵生、卵胎生等。⑤发育过程大都有蜕皮与变态。

（二）分类

与医学有关的节肢动物分为六个纲。①昆虫纲。虫体分头、胸、腹三部，头部具眼、触角及口器，胸部三节、腹面有腿三对。②蛛形纲。虫体分头胸部及腹部，头胸部具六对附肢，如蜘蛛、蝎、蜱、螨。③甲壳纲。多水栖，用鳃呼吸。头胸融合成为一个头胸部，有触角两对，如石蟹、剑水蚤等。④唇虫纲。体长而扁形、多节、可分头与躯体两部分，头部有触角一对，有腿一对，第一体节上的附肢成为毒爪，如钱串子、蜈蚣。⑤倍足纲。体长形，头部有触角一对，以气门呼吸，如马陆。⑥蠕形纲。体长形，呈蠕虫样，口器简单，两侧各有两个锯钩的爪，如舌形虫。节肢动物种类繁多，约70余万种，其中昆虫纲和蛛形纲最重要。

二、医学节肢动物的发育与变态

变态（metamorphosis）是指节肢动物发育过程中，从卵、幼虫到成虫各期的形态、结构及生活习性等发生的一系列变化。

根据生活史中有无蛹期，分为完全变态和不完全变态。

1.完全变态（全变态）　节肢动物从卵、幼虫、蛹到成虫的4个发育期中，各期的形态、生理及生活习性完全不同，如蚊、蝇。

2.不完全变态（半变态）　生活史分为卵、幼虫、若虫和成虫4个发育期，其中幼虫、若虫和成虫的形态及生活习性基本相似，如虱、蜚蠊。

三、医学节肢动物对人体的危害方式

医学节肢动物对人类的危害包括直接危害和间接危害。

（一）直接危害

1.骚扰和吸血 多种节肢动物，如蚊、蚤、白蛉等侵袭人体叮咬，造成骚扰，影响工作和睡眠，同时导致皮炎、红斑、皮疹、水疱，甚至导致全身症状。

2.螫刺和毒害 部分节肢动物具有毒腺、毒毛或有毒体液，螫刺时常将分泌的毒液注入人体，可导致局部红肿、疼痛，重者可引起全身症状，甚至死亡。比如松毛虫可引起皮炎，同时导致关节疼痛。

3.超敏反应 节肢动物的分泌物、代谢产物等均是异源性蛋白质，可导致超敏反应。比如尘螨导致的过敏性鼻炎和过敏性哮喘。

4.寄生 部分节肢动物可寄生于人体表或体内引起疾病。比如蝇类幼虫寄生于人体表或体内器官可引起蝇蛆病。

（二）间接危害

医学节肢动物携带病原体，造成疾病在人和动物间的相互传播。这类疾病成为虫媒病，而节肢动物被称为媒介节肢动物，也称为虫媒。

表26-1 我国常见的传病媒介与重要的虫媒病

传播媒介	虫媒病
蚊	疟疾、班氏丝虫病与马来丝虫病、流行性乙型脑炎、登革热
蝇	结膜吸吮线虫病，消化道、呼吸道、眼部和皮肤传染病（细菌、病毒、寄生虫）
蟑螂	东方毛圆线虫病，美丽筒线虫病，缩小膜壳绦虫病，机械性传播消化道疾病（细菌、病毒、寄生虫）
蚤	鼠疫、鼠型斑疹伤寒、微小膜壳绦虫病、缩小膜壳绦虫病、犬复孔绦虫病
虱	虱媒回归热、流行性斑疹伤寒、莱姆病、蜱媒回归热、Q热
蜱	森林脑炎、新疆出血热等
革螨	流行性出血热、森林脑炎
恙螨	恙虫病

1.机械性传播 医学节肢动物仅对病原体仅起携带和输送的作用。如蝇、蟑螂等。

2.生物性传播 病原体在节肢动物体内发育和繁殖后传播给人。比如蚊传播的疟疾、丝虫病等。依据病原体在节肢动物的发育和繁殖情况，可以分为四种传播方式：

（1）发育式传播：病原体在节肢动物体内只有发育，形态的改变，而没有数量的增加，比如丝虫幼虫在蚊体内的发育。

（2）繁殖式传播：病原体在节肢动物体内只有繁殖而无发育，比如登革热病毒在蚊体内的繁殖。

（3）发育繁殖式传播：病原体在节肢动物体内不但发育而且繁殖，形态和数量均有变化，比如疟原虫在蚊体内发育繁殖为子孢子。

（4）经卵传递式传播：经卵传递到下一代幼虫并使之具有感染性，比如蚊体内的乙型脑炎病毒。

四、医学节肢动物的防治原则

医学节肢动物的防治措施是预防和控制虫媒病感染及流行的一项重要措施。综合性防治，即从病媒节肢动物与生态环境和社会条件的整体观出发，坚持安全有效、经济和简便的原则，因时因地制宜，对防治的对象，综合采用合理的手段和有效方法（环境治理、化学防治、生物防治、物理、遗传及法规防治措施）组成一套系统的防治措施，把防治对象的种群数量控制到不足以传播疾病的水平。

医学节肢动物的
综合防制原则

▎第二节　常见医学节肢动物

列表简述。

表 26-2　我国常见的医学节肢动物

种类	生活史	滋生地	栖息场所	危害	防制
昆虫纲					
蚊	全变态	河水、稻田、芦苇塘、污水坑、树洞积水等水体中	阴暗、潮湿及不通风的地方；树洞、花丛、家具背面等处	吸血、骚扰；传播丝虫病、疟疾、乙型脑炎、登革热、黄热病	控制消除滋生地、杀灭幼虫，防制成蚊
白蛉	全变态	洞穴、人房、厕所、畜舍等墙缝中	阴暗无风处：墙边、洞穴、畜舍、土洞、人房等	吸血、骚扰；传播黑热病、皮肤利什曼病、皮肤黏膜利什曼病	控制消除滋生地、药物杀灭成虫、幼虫
蝇	全变态	粪便、垃圾、植物及动物的腐烂物	天花板、电线、悬挂空中的绳索	骚扰，引起蝇蛆病；传播多种寄生虫病、细菌性疾病、病毒性疾病等	控制消除滋生地，消灭蝇蛆，冬季灭蛹、杀灭成蝇
人头虱	半变态	毛发丛内；内衣缝、皱褶；	与滋生地相同	吸血、骚扰	注意个人卫生，煮沸内衣，药物灭虱
人体虱	半变态	人类躯干和四肢；内衣缝、皱褶；	与滋生地相同	吸血、骚扰；传播流行性斑疹伤寒、战壕热	同人头虱
耻阴虱	半变态	阴部、会阴毛丛内	与滋生地相同	吸血、骚扰	同人头虱
蚤	全变态	动物巢穴、屋角、墙缝、土坑尘土中	宿主的毛丛内、巢穴和居室内	吸血、骚扰，引起潜蚤病，传播鼠疫、鼠型斑疹伤寒、绦虫病（犬复孔绦虫、缩小膜壳绦虫及微小膜壳绦虫）	消灭滋生地，保持环境卫生，灭鼠，药物灭蚤
臭虫	半变态	室内墙壁、地板缝隙中、草垫、床上各种缝隙等	与滋生地相同	吸血、骚扰；可能传播Q热、乙型肝炎等	水煮、日光曝晒灭虫，杀虫剂杀虫

续表

种类	生活史	滋生地	栖息场所	危害	防制
蜚蠊	半变态	多栖居野外，少数隐藏于室内如厨房、壁橱、食品柜、灶墙等处隙缝中。	与滋生地相同	携带多种病原体，机械性传播细菌、病毒、寄生虫，还可作为美丽筒线虫、缩小膜壳绦虫等的中间宿主	保持室内卫生，药物杀虫
蛛形纲					
硬蜱与软蜱	半变态	草丛和灌木丛、牧场、动物窝巢、洞穴、住房、畜舍等	与滋生地相同	叮咬、吸血：局部炎症、蜱瘫痪；传播森林脑炎、新疆出血热、鼠疫、布氏杆菌病等	消除滋生地、牧场隔离或轮牧，清理性畜圈舍，药物杀虫，个人防护
恙螨	半变态	潮湿、多草荫蔽处；小溪旁、水塘、树林、草地	与滋生地相同	幼虫叮刺：皮炎；传播恙虫病	消除滋生地、搞好环境卫生，灭鼠、药物杀虫，个人防护
革螨	半变态	枯枝烂叶下、草丛和土壤中、禽类粪堆，仓库贮品中	多数在宿主体表，少数寄生于体内；体外分：巢栖型、毛栖型	革螨性皮炎；传播流行性出血热，森林脑炎，地方性斑疹伤寒Q热，立克次体痘	灭鼠、清理鸽巢和禽舍、药物杀虫、个人防护
疥螨	半变态	寄生于人和哺乳动物皮内	与滋生地相同	引起疥疮	药物治疗，沸水烫洗衣物、卧具，不直接接触患者，不使用其衣服、卧具等
蠕形螨	半变态	寄生于人、哺乳动物的毛囊和皮脂腺	与滋生地相同	引起毛囊炎，与酒糟鼻、痤疮、脂溢性皮炎等皮肤病有关	药物治疗、避免直接接触，不使用患者毛巾、枕巾等

学习检测

一、选择题

1. 医学节肢动物的防制趋势是（　　　　）。

A. 环境防制　　　　　　　　　　　B. 物理和化学防制

C. 生物和遗传防制　　　　　　　　D. 法规防制

E. 以上都是

2. 医学节肢动物对人类的主要危害是（　　　　）。

A. 骚扰和吸血　　　　　　　　　　B. 刺螯与毒害

C. 过敏反应　　　　　　　　　　　D. 寄生

E. 传播疾病

3. 我国疟疾的主要传播媒介是（　　　　）。

A. 中华按蚊　　　　　　　　　　　B. 微小按蚊

C. 大劣按蚊　　　　　　　　　　　D. 嗜人按蚊

E. 以上都不是

4. 蝇传播疾病的主要方式是（　　　）。

A. 发育式　　　　　　　　　　　　B. 机械性传播

C. 增殖式　　　　　　　　　　　　D. 发育增殖式

E. 经卵传播式

5. 我国森林脑炎的主要传播媒介是（　　　）。

A. 全沟硬蜱　　　　　　　　　　　B. 草原革蜱

C. 乳突钝蜱　　　　　　　　　　　D. 亚东璃眼蜱

E. 以上都是

6. 蠕形螨感染最多的部位是（　　　）。

A. 上皮细胞内　　　　　　　　　　B. 皮肤隧道中

C. 外周血液中　　　　　　　　　　D. 淋巴系统内

E. 毛囊或皮脂腺内

二、简答题

蚊可以传播哪些疾病？

参考文献

[1] 曹雪涛. 医学免疫学[M]. 7版. 北京：人民卫生出版社，2018.

[2] 李凡. 医学微生物学[M]. 9版. 北京：人民卫生出版社，2018.

[3] 诸欣平，苏川. 人体寄生虫学[M]. 9版. 北京：人民卫生出版社，2018.

[4] 韩乐云，熊操. 免疫与病原生物[M]. 上海：复旦大学出版社，2017.

[5] 王承明，胡生梅. 病原生物与免疫学[M]. 北京：人民卫生出版社，2014.

[6] 胡生梅，王承明. 病原生物与免疫学学习与实验指导[M]. 北京：人民卫生出版社，2016.

[7] 杜波，蔡爱玲. 病原生物与免疫[M]. 北京：北京出版社，2014.

[8] 胡野. 病原生物与免疫[M]. 北京：高等教育出版社，2013.

[9] 王岚. 病原生物学与免疫学[M]. 北京：中国协和医科大学出版社，2012.

[10] 肖运本. 医学免疫学与病原生物学[M]. 2版. 上海：上海科学技术出版社，2010.

[11] 黄建林，林芳. 医学免疫学与微生物学[M]. 北京：北京大学医学出版社，2010.

[12] 肖洋. 病原生物与免疫学基础[M]. 2版. 北京：高等教育出版社，2010.

[13] 金伯泉. 医学免疫学[M]. 5版. 北京：人民卫生出版社，2009.

[14] 肖纯凌. 病原生物学与免疫学[M]. 6版. 北京：人民卫生出版社，2009.

[15] 陈育民. 病原生物学与免疫学[M]. 西安：第四军医大学出版社，2008.

[16] 徐纪平. 医学微生物学[M]. 2版. 北京：科学出版社，2008.

[17] 秦旭军. 病原生物与免疫学基础[M]. 南昌：江西科学技术出版社，2008.

[18] 郭积燕. 微生物检验技术[M]. 2版. 北京：人民卫生出版社，2008.

[19] 储以微. 免疫学与病原生物学[M]. 上海：复旦大学出版社，2008.

[20] 刘宗生. 医学微生物学[M]. 2版. 北京：科学出版社，2008.

[21] 曹励民. 寄生虫学检验[M]. 3版. 北京：人民卫生出版社，2011.